Dr. E. G. de Bernabé
S. Ferrándiz • F. Font • L. Serra

Wissen im Bild
ANATOMIE

tosa

Originaltitel „Atlas de Anatomiá" und „ Atlas de Fisiología "

Übersetzung, Redaktion und Satz:
Dr. Jörg Meidenbauer Verlagsbüro, München

Umschlag:
Kraxenberger Kommunikationshaus GmbH, München

Druck: Ueberreuter Print und Digimedia

Einleitung

Dieses Werk ist ein Lehr- und Lernbuch, das leicht verständlich strukturiert wurde. Ergänzt durch einige wichtige Kapitel aus dem Bereich der Physiologie bietet es sowohl Schulkindern zwischen 12 und 18 Jahren als auch allen anderen interessierten Leserinnen und Lesern einen fundierten Überblick.

Übersichtlich und anschaulich wird der Aufbau des menschlichen Körpers dargestellt. Zum besseren Verständnis tragen kurze Erklärungen und zahlreiche Abbildungen bei.

Die Wechselbeziehung zwischen den verschiedenen Abbildungen erlaubt es, sowohl jedes Organ als auch physiologische Zusammenhänge genau zu erforschen.

Der Begleittext vermittelt das anatomische Grundwissen nach den neuesten didaktischen Anforderungen. Sein Inhalt ist klar und verständlich geschrieben, ohne auf die für ein detailliertes Erforschen der menschlichen Anatomie notwendige Dokumentation zu verzichten.

Das Zusammenspiel von Bild und Text bietet Abwechslung und gestaltet Lernen unterhaltsam.

Dieses Buch bietet verschiedene Lektüreebenen, vom systematischen Nachschlagen bis hin zum Lesen in der Klasse, und ist auf die verschiedenen Altersstufen und Interessen der Leserinnen und Leser abgestimmt.

Es ist ein Standardwerk, das einerseits alle Fragen zur menschlichen Anatomie beantwortet und andererseits die Neugier auf diesen faszinierenden Bereich der Naturwissenschaften weckt.

Allgemeines

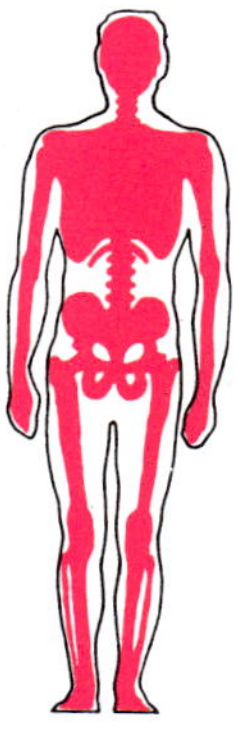

Der Bewegungsapparat erlaubt unserem Körper, Bewegungen jeder Art auszuführen. Zudem erleichtert er uns die Kontaktaufnahme mit anderen Mitgliedern unserer Art. Der Bewegungsapparat veränderte sich im Laufe der Jahrtausende stark. Anfangs benutzte der Mensch, um Bewegungen und Ortsveränderungen durchzuführen, seine vier Gliedmaßen. Mit Entwicklung seiner Intelligenz stellte er allmählich fest, daß er teilweise auf seine Kraft und seinen Widerstand verzichten und statt dessen feine und genaue Bewegungen durchführen konnte. Von da an entwickelten sich Bewegungsapparat und Intelligenz parallel zueinander. Der Mensch wählte als normale Fortbewegungsform den aufrechten Gang. Seine Hände waren von nun an frei, so daß er sie für feine und genaue Bewegungen einsetzen konnte. Diese Veränderung vollzog sich im Laufe vieler Jahrtausende nur langsam. Der Bewegungsapparat veränderte sich bei diesem Prozeß nur allmählich. Dies erklärt uns viele seiner gegenwärtigen Eigenschaften. Um Körperbewegungen zu ermöglichen, bedarf es einer Vielzahl verschiedener Faktoren, die jedoch alle ein und dasselbe Ziel verfolgen. Der Bewegungsapparat läßt sich in ein Knochen- und Muskelsystem sowie in Gelenke aufteilen.

DAS KNOCHENSYSTEM ODER SKELETT

Bei einem erwachsenen Menschen hat das Skelett mehr als 200 Knochen. Es bildet den harten Teil des Bewegungsapparats, bewirkt den Widerstand des Körpers und bestimmt dessen Form und Größe.

DAS MUSKELSYSTEM ODER DIE MUSKULATUR

Hierbei handelt es sich um das Muskelgefüge des Körpers, das den aktiven Teil des Bewegungsapparats bildet. Die Muskeln sind selbst beweglich und erhalten über das Gehirn und die Nerven die entsprechenden Befehle. Das Muskelgefüge bildet einen äußerst wichtigen Teil des menschlichen Körpers. Es stellt ungefähr 35 bis 40 % des Gesamtkörpergewichts dar. Die Anzahl an Muskeln liegt bei mehr als 400, wobei viele von ihnen klein sind und nur wenig Kraft ausüben. Der Körper weist eine solch große Anzahl an Muskeln auf, um viele unterschiedliche Bewegungen mit beträchtlicher Feinheit und Koordination umsetzen zu können.

DIE GELENKE

Die Gelenke sind sehr komplexe, für die Beweglichkeit der Knochen notwendige Strukturen. Sie ermöglichen den miteinander in Kontakt stehenden Knochen eine relativ reibungslose Bewegung ohne größere Knochenabnutzung. Zugleich besitzen sie eine Reihe angrenzender Strukturen, die ebenfalls die Bewegungen bestimmen und immer in engem Kontakt mit der Oberfläche stehen. Die an die Gelenke angrenzenden Körperteile sind:

Die Bänder oder Gelenkbänder. Sie sind aus Fasern bestehende Bänder, die den Knochen in einer bestimmten Position halten.

Die Gelenkkapsel ist eine Fasernmembran, die mit beiden Seiten des Gelenks fest verbunden ist, um es als eine Einheit zu erhalten.

Der Gelenkknorpel ist eine Schicht, der jeweils die Oberfläche der miteinander in Verbindung stehenden Knochen bedeckt. Er weist eine bestimmte Elastizität auf und ermöglicht gleichzeitig ein sanftes Gleiten.

Die Menisken sind Faserstrukturen, die zwischen bestimmten Knochen und deren Gelenken liegen und den Zweck einer besseren Nutzung verfolgen. Im Laufe eines Lebens erfährt der Bewegungsapparat viele Veränderungen. In der Kindheit ist er klein. Die Größe eines Erwachsenen hängt exakt vom Längenwachstum der Knochen ab. Im Alter tritt ein Schwund der Muskulatur und zugleich eine Entkalkung der Knochen ein. An den Gelenken herrscht ständig Reibung, die im Laufe des Lebens eine Abnutzung bewirkt. Sie ist die Ursache für die sogenannte Arthrose, die in einigen Fällen sogar krankhafte Züge annehmen kann. In den meisten Fällen handelt es sich aber um einen Alterungsprozeß.

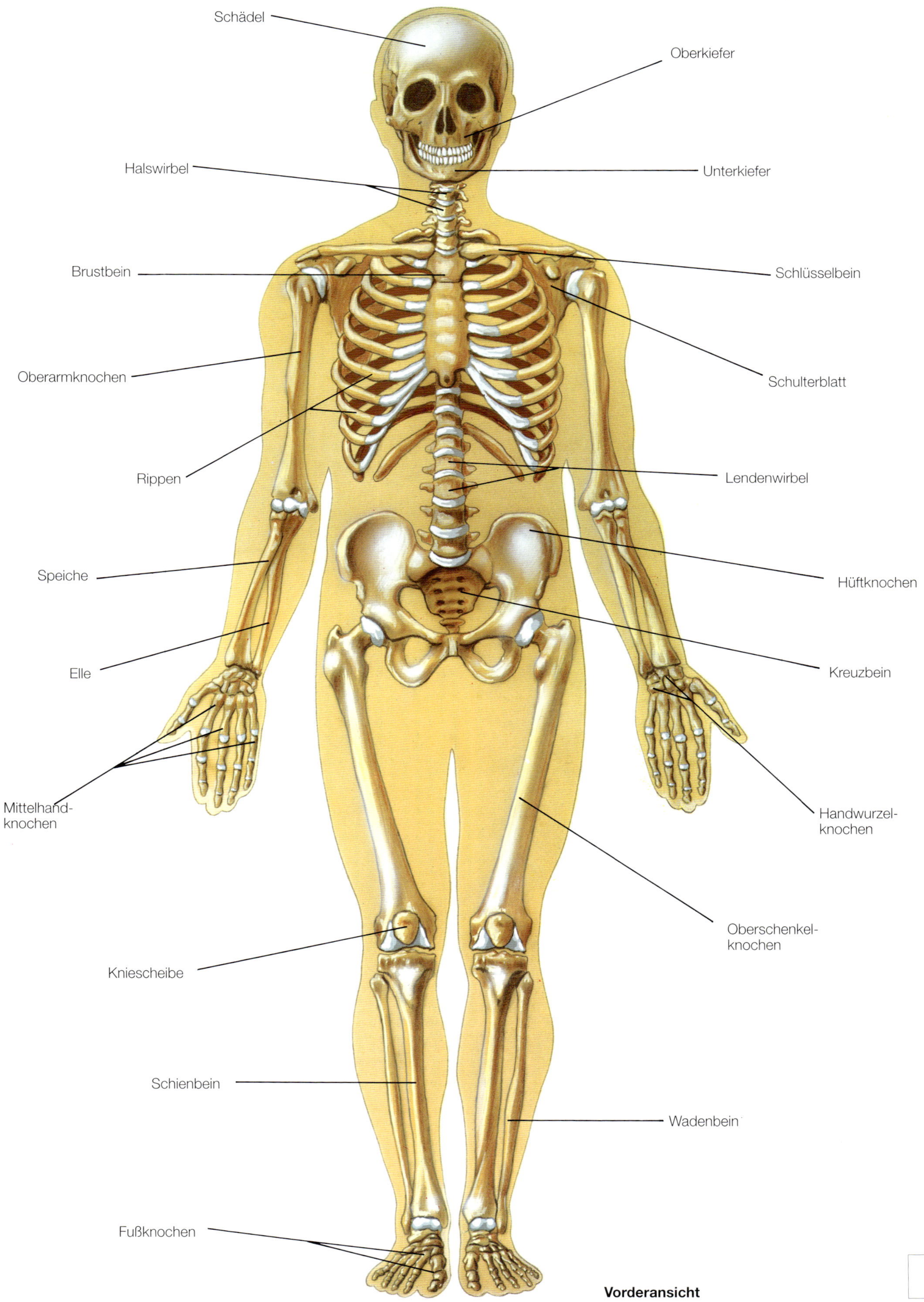

Vorderansicht

Das Skelett

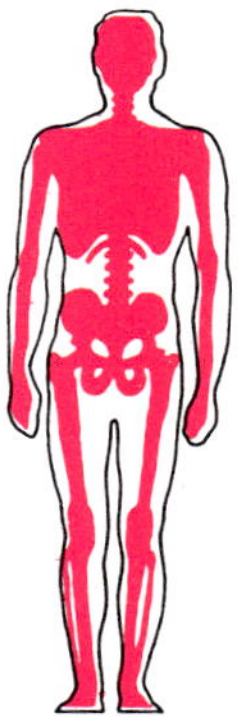

Die Gesamtheit der Knochen eines bestimmten Lebewesens bezeichnen wir als Skelett. Die Anzahl ist von Art zu Art verschieden. Der Mensch besitzt ungefähr 203 Knochen, die Zähne nicht mitgezählt. Diese Anzahl kann von Individuum zu Individuum variieren, denn es gibt eine Reihe kleiner Knöchelchen, die nicht immer vorhanden sind. Nicht alle Lebewesen besitzen ein Innenskelett. Genau dieser Tatbestand führte dazu, das Tierreich in zwei große Gruppen einzuteilen: in die wirbellosen (niedrigen) Tiere und in die (höheren) Wirbeltiere. Betrachten wir die Form des Skeletts, so erkennen wir, daß es eine Zentralachse ist, von der unzählige Verlängerungen abzweigen. Diese Zentralachse besteht oben aus dem Schädel, in der Mitte aus der Wirbelsäule und unten aus den Beckenknochen. Bei den Verlängerungen handelt es sich um die oberen und unteren Gliedmaßen sowie um die Rippen.

DAS KNOCHENWACHSTUM

Während der Wachstumsphasen in der Kindheit und Jugend bestehen die Knochen nicht allein aus Kalk. Nahe an den Enden gibt es einen Bereich aus weicheren, knorpelartigen Geweben. Diesen Bereich bezeichnet man als Wachstumsknorpel, da sich von ihm aus ein neues Knochengewebe bildet, das das Längenwachstum der Knochen bestimmt. Wenn zwischen dem 20. und 25. Lebensjahr die Verknöcherung (Knochenbildung) dieser Zone eintritt, wird das Knochenwachstum beendet. Sowohl das Längenwachstum als auch sein Stillstand hängen von verschiedenen hormonellen Faktoren (Wachstums- und Sexualhormone usw.) ab.

DIE KNOCHENBILDUNG UND ZERSTÖRUNG

Die Knochen wachsen nicht nur in die Länge, sondern auch in die Breite. Sie bilden sich kontinuierlich weiter und haben Zellen in ihrem Inneren, die Osteoblasten genannt werden. Zeitgleich zur Knochenbildung wird der Knochen von einem anderen Zellentyp zerstört, den Osteoklasten. Unter normalen Bedingungen herrscht ein absolutes Gleichgewicht zwischen den Bildungs- und Zerstörungsvorgängen des Knochengewebes. Diese Vorgänge bewirken die Korrektur bestimmter Knochendefekte. So kann zum Beispiel nach einem Bruch der Knochen in einem bestimmten Winkel wieder zusammenwachsen, im Laufe der Zeit wird sich dank der Knochenbildung und -zerstörung in dem betroffenen Bereich eine richtige Position der Knochenteile einstellen. Dieser Prozeß läuft um so schneller ab, je jünger die betroffene Person ist.

VERÄNDERUNGEN DER KNOCHENEIGENSCHAFTEN

Im Erwachsenenalter zeichnen sich die Knochen durch ihre Härte und Widerstandsfähigkeit aus. Sie können jedoch bei bestimmten Krafteinwirkungen brechen. In der Kindheit sind die Knochen viel weicher. In diesem Alter sind Verletzungen häufig, bei denen sich der Knochen verformt, ohne zu brechen, was seine Elastizität beweist. Im Greisenalter werden die Knochen wieder weicher und zerbrechlicher. Dies liegt daran, daß im Laufe der Jahre die Knochen einen großen Teil ihres Kalkgehalts verlieren. Dieser Vorgang ist unter dem Namen Osteoporose bekannt. Der geringste Schlag oder Sturz kann dann einen Bruch herbeiführen.

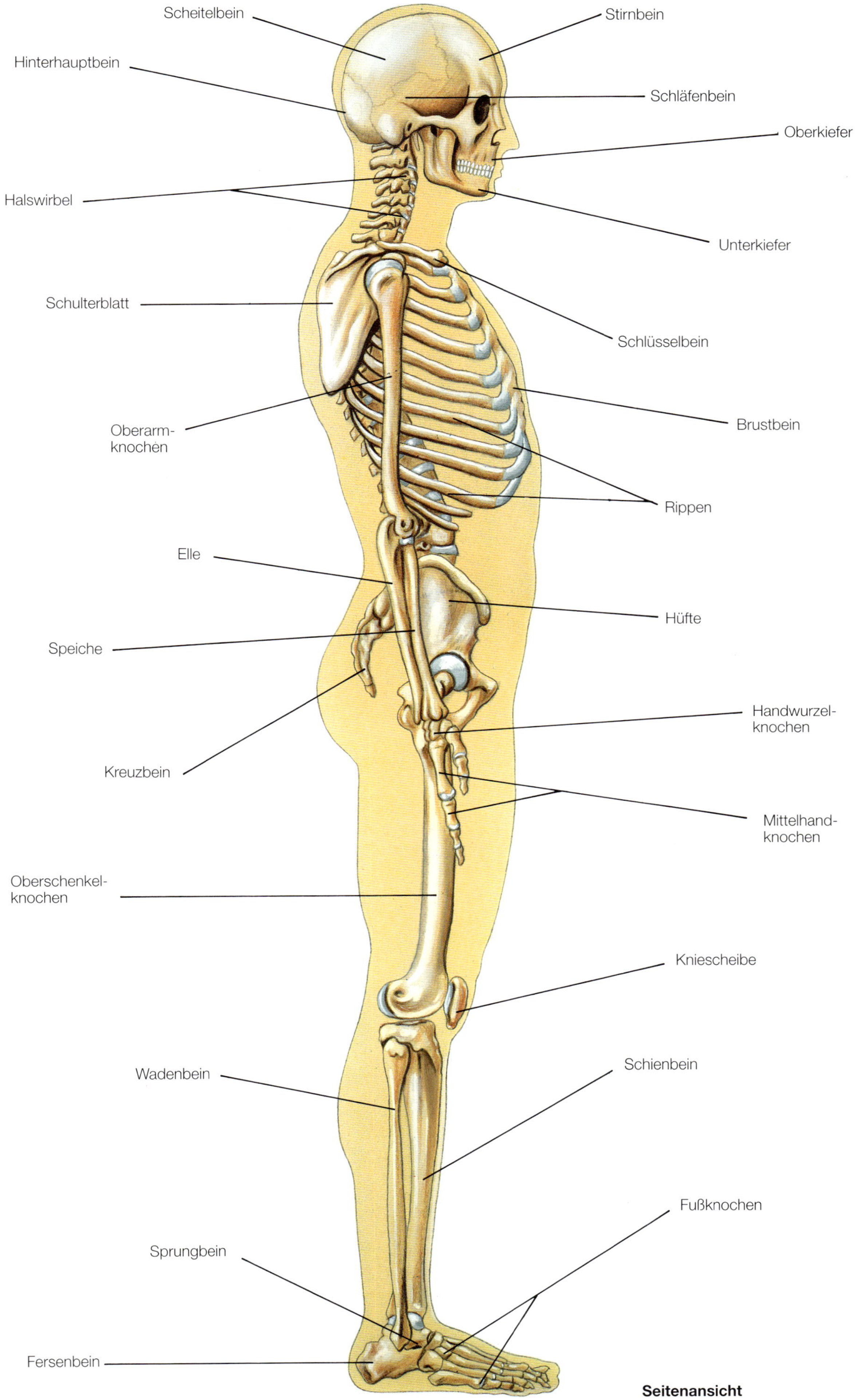

Seitenansicht

Allgemeines über das Knochensystem

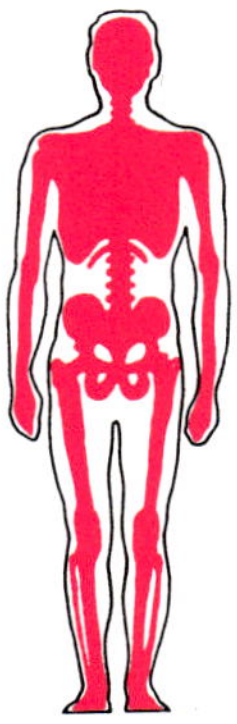

Unter dem Knochensystem verstehen wir die Gesamtheit der Knochen des Organismus. Sie haben die Aufgabe, dem Körper eine feste Struktur zu verleihen, die es ihm erlaubt, sämtliche Bewegungen über Stütz- und Hebelaktionen genau auszuführen. Außerdem erfüllt das Knochensystem zwei weitere Funktionen:

Die Wachstumsfunktion: Das Wachstum der Knochen bestimmt das des gesamten Körpers. Die ersten 20 bis 25 Lebensjahre wachsen die Knochen sowohl in die Länge als auch in die Breite.

Die Schutzfunktion: Die Knochen erfüllen in den jeweiligen Bereichen eine eindeutige Schutzfunktion der Strukturen, die sich in ihrem Inneren befinden. Dies ist der Fall bei der Schädelhöhle, die in ihrem Inneren das Gehirn beherbergt, und beim Brustkorb, der das Herz und die Lungen schützt.

Die Bildung von Blutzellen: Im Knocheninneren befindet sich das Knochenmark. Es handelt sich um ein weiches Gewebe, das die inneren Hohlräume der Knochen ausfüllt und eine wichtige Rolle bei der Bildung der Blutzellen innehat. In den Knochen sind große Mengen an Mineralsalzen gelagert, insbesondere an Kalzium.

DIE KNOCHENSTRUKTUR

Der Knochen besteht aus zwei unterschiedlichen Stoffen: aus der Knochensubstanz und aus dem Knochenmark.

Die Knochensubstanz: Hierbei handelt es sich um den harten Teil des Knochens. In ihm ist reichlich Kalzium vorhanden. Er kann zwei verschiedene Formen annehmen:

Spongiöser Knochen: Er besteht aus einem feinen, netzartigen Geflecht, das viele kleine Aushöhlungen in seinem Inneren hat. Dieser Gewebetyp befindet sich in den Enden der Röhrenknochen und im Inneren anderer Knochen. Andere Bereiche des Organismus verfügen über Knochenlamellen, die einer bestimmten Richtung angeordnet sind und die Aufgabe haben, die Widerstandskraft dieses Bereichs zu erhöhen. Diese Aufteilung ist im oberen Oberschenkelknochen, der beträchtlichen Kräften unterworfen ist, sehr ausgeprägt.

Kompakter Knochen: Hierbei handelt es sich um ein dicht und hart strukturiertes Knochengewebe, das dem Knochen seine Festigkeit verleiht. Es sind konzentrisch angelegte Lamellen, die die Form eines Zylinders annehmen und in ihrem Inneren einen Kanal haben, das Haversscher Kanal genannt wird. Dieses Lamellengefüge, zusammen mit seinem Leitsystem, wird Osteon (Haverssches System) genannt.

Das Knochenmark: Es füllt die kleinen Hohlräume des spongiösen Knochengewebes sowie die Innenhohlräume der Röhrenknochen aus. Deshalb nennt man diese Hohlräume Markräume. Das Knochenmark ist entweder rot oder gelb. Das rote ist von größerer Bedeutung, denn es hat die Aufgabe, aus den Zellen, die sich in seinem Inneren befinden, die Gesamtheit der Blutzellen zu produzieren (die roten und die weißen Blutkörperchen sowie die Blutplättchen). Das Knochenmark Neugeborener ist völlig rot. Im Laufe der Zeit wird das rote durch gelbes Mark ersetzt. Bei Erwachsenen liegt das rote Knochenmark hauptsächlich in den kurzen Knochen und im Schädel vor, wohingegen in den Knochen der Extremitäten das gelbe Knochenmark vorherrscht.

KNOCHENTYPEN

Die Form der Knochen ist sehr unterschiedlich. Man kann drei Typen unterscheiden:

Die platten Knochen: Wie der Name bereits besagt, sind sie flach. Die Schädelknochen gehören diesem Typ an.

Die langen Knochen (Röhrenknochen): Sie haben eine typische längliche Form. Ihr Mittelteil wird Schaft, Diaphyse, genannt, ihre Endstücke Epiphyse. Im Inneren der Epiphysen herrscht die spongiöse Substanz vor, die feste Substanz ist dort nur im geringen Maße anzutreffen. Die Diaphysen bestehen aus festen Geweben und haben einen großen Hohlraum in ihrem Inneren, den die Markhöhle.

Die kurzen Knochen: Auf ihnen kann keine Achse ruhen. Die Handwurzelknochen, die Wirbel usw. sind hierfür Beispiele.

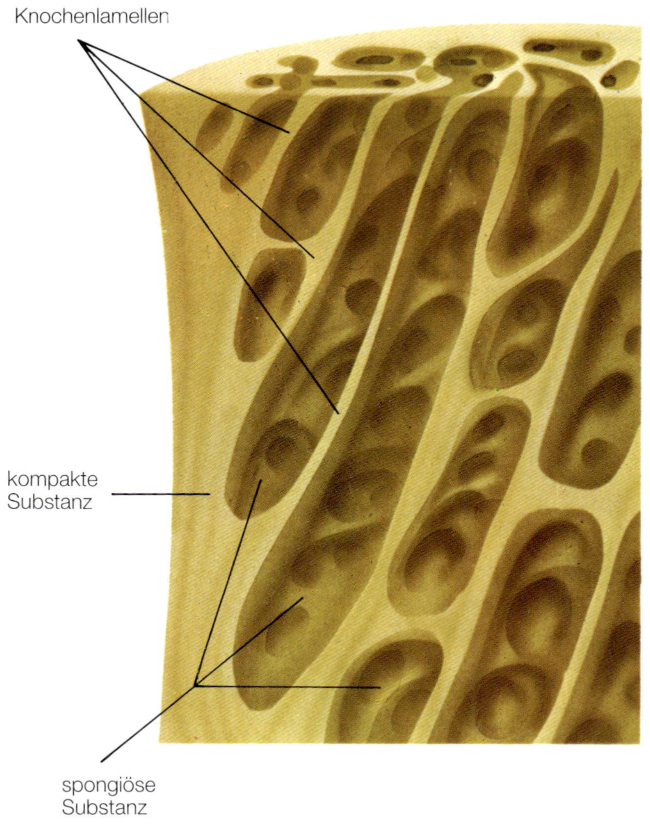

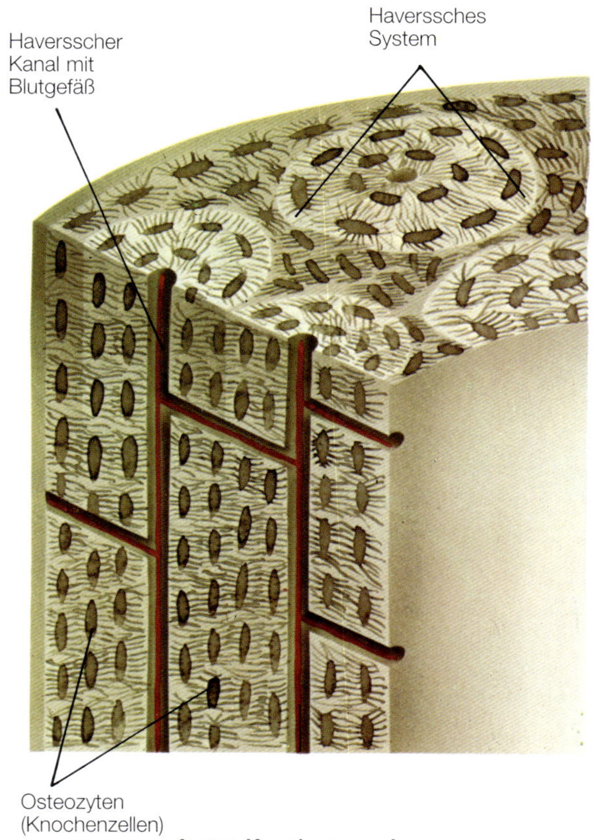

festes Knochengewebe

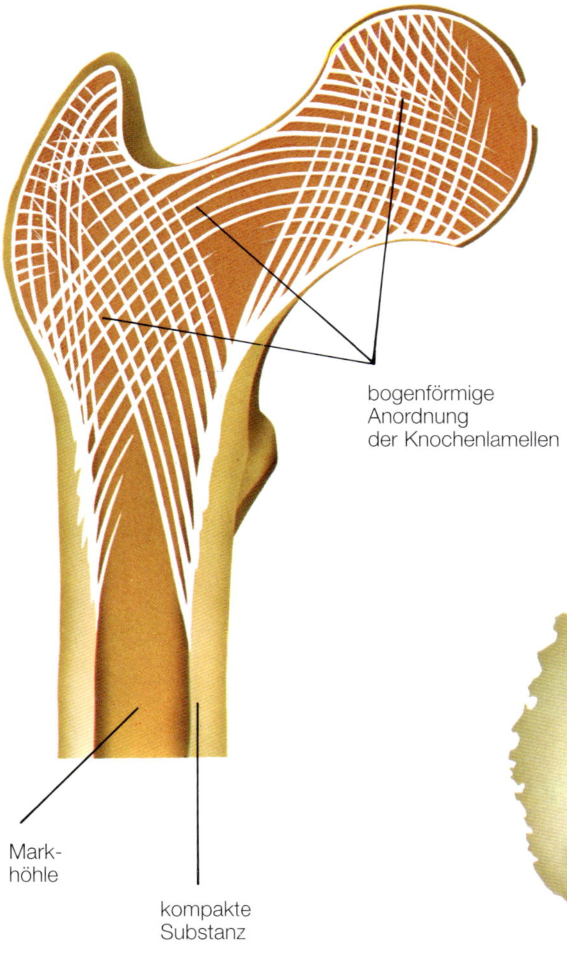

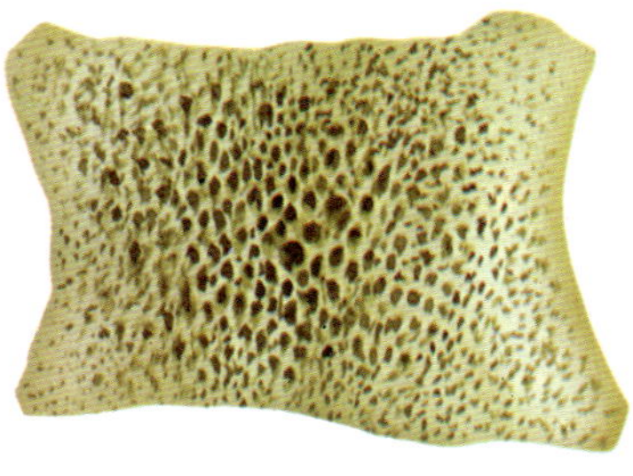

kurzer Knochen

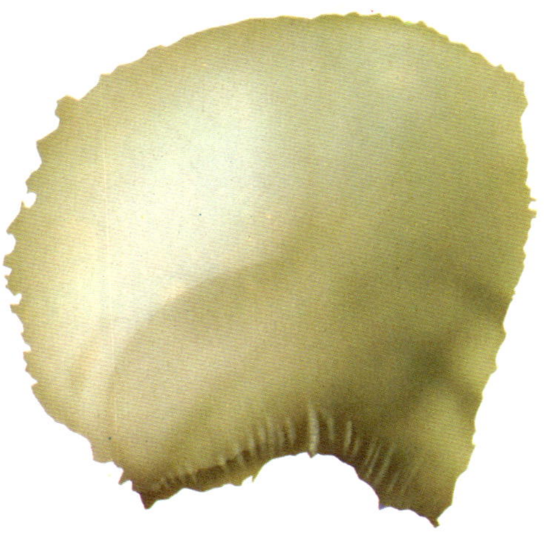

Flachknochen

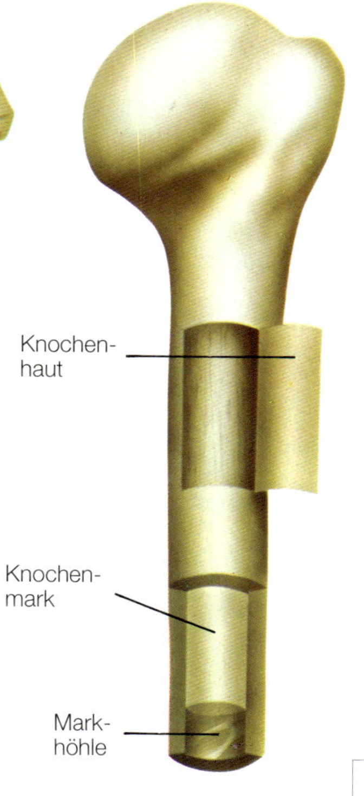

Röhrenknochen

Die Schädelknochen

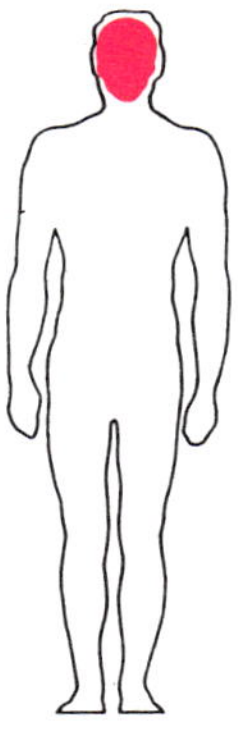

Am Kopf können wir folgende Knochentypen unterscheiden:

Die Schädelknochen formen den oberen Bereich des Kopfes. Sie bilden den Hohlraum, in dem die wichtigsten Organe des zentralen Nervensystems liegen.

Die Gesichtsknochen bilden die Augenhohlräume, die Nasengrube und den Mund.

DIE SCHÄDELKNOCHEN

Der Schädel besteht aus acht miteinander verbundenen Knochen. Sie sind in Form gezackter Linien vorhanden, die Nähte genannt werden. Die Nähte sind ein typisches Beispiel für unbewegliche Knochengelenke. In der frühen Kindheit sind diese Nähte noch nicht vollständig miteinander verbunden. An den Schnittlinien bilden sich Knochenlücken, die Fontanellen. Die Knochenstruktur der Schädelknochen ist typisch für platte Knochen. Sie bestehen aus folgenden Teilen:

- Aus dem äußeren Blatt der knöchernen Schädelkapsel aus kompaktem Gewebe und völlig flacher Oberfläche.

- Aus dem inneren Blatt der knöchernen Schädelkapsel aus ebenfalls kompakten Gewebe, jedoch mit einer rauhen Oberfläche. Diese weist verschiedene Furchen auf, die mit der Form des Gehirns übereinstimmen und von Blutgefäßen durchzogen sind.

- Aus dem spongiösem Gewebe mit rotem Knochenmark im Inneren, das zwischen beiden Blättern liegt.

DAS STIRNBEIN

Hierbei handelt es sich um den oberen vorderen Teil des Schädels im Stirnbereich. Vorne weist er einen harten Wulst mit darunterliegenden Vertiefungen auf. Dieser Bereich bildet den oberen Teil der Augenhöhlen, in denen sich die Augäpfel befinden. Unterhalb des Augenwulstes, zwischen der Knochenverdickung und den beiden Blättern der knöchernen Schädelkapsel, befinden sich zwei Aushöhlungen, jeweils eine auf jeder Seite: die Stirnhöhlen. Sie sind innen mit einer Schleimschicht überzogen und stehen mit der Nasengrube in Verbindung.

DIE SCHEITELBEINKNOCHEN

Es handelt sich um zwei viereckige Knochen, auf jeder Seite einer. Sie bilden den oberen seitlichen Bereich des Schädels.

DIE SCHLÄFENBEINKNOCHEN

Es handelt sich ebenfalls um zwei an beiden Seiten des Schädels befindliche Knochen, die den unteren seitlichen Bereich des Schädels bilden. Sie weisen zwei unterschiedliche Teile auf:

- Einen dicken Bereich, der Felsenbein genannt wird und Teile der Schädelbasis bildet. In seinem Inneren befinden sich die Hör- und die Gleichgewichtsorgane.

- Eine Verlängerung nach oben zum vorderen Bereich hin, mit der typischen Struktur platter Knochen, die den seitlichen und inneren Bereich des Schädelgewölbes bildet.

DER HINTERHAUPTKNOCHEN

Er befindet sich im hinteren Schädelbereich und bildet teilweise die Basis des Hinterhaupts sowie des Schädelgewölbes. Seine wesentliche Eigenschaft ist, daß er in seiner Mitte über eine große Öffnung verfügt, die sogenannte Hinterhauptöffnung. Dieser Knochen ist mit der Wirbelsäule und mit dem ersten Halswirbel (Atlas) verbunden. Durch die Hinterhauptöffnung verläuft das Rückenmark vom Gehirn bis zur Wirbelsäule.

DAS SIEBBEIN

Dieser kleine Knochen befindet sich auf der Mittellinie des Schädels. Durch seine Horizontalstellung bildet er eine kleine Zone der Schädelbasis hinter dem Stirnbein. Er weist Verlängerungen auf, die den unteren Teil der Nasenhöhle bilden.

DAS KEILBEIN

Es befindet sich auf der Mittellinie der Schädelbasis hinter dem Stirn- und Siebbein sowie hinter dem Hinterhauptknochen. Es besteht aus

- einem Mittelteil, der Körper genannt wird. In seinem Inneren befinden sich Hohlräume, die Keilbeinzellen. Sein oberer Teil ist der Schädelbasis zugehörig. In ihr liegt eine Vertiefung, der »Türkensattel«, in der die Hypophyse liegt.

- ein paar »Flügel« genannten Verlängerungen, die zur Schädelbasis und teilweise zum Rand der Augenhöhlen gehören.

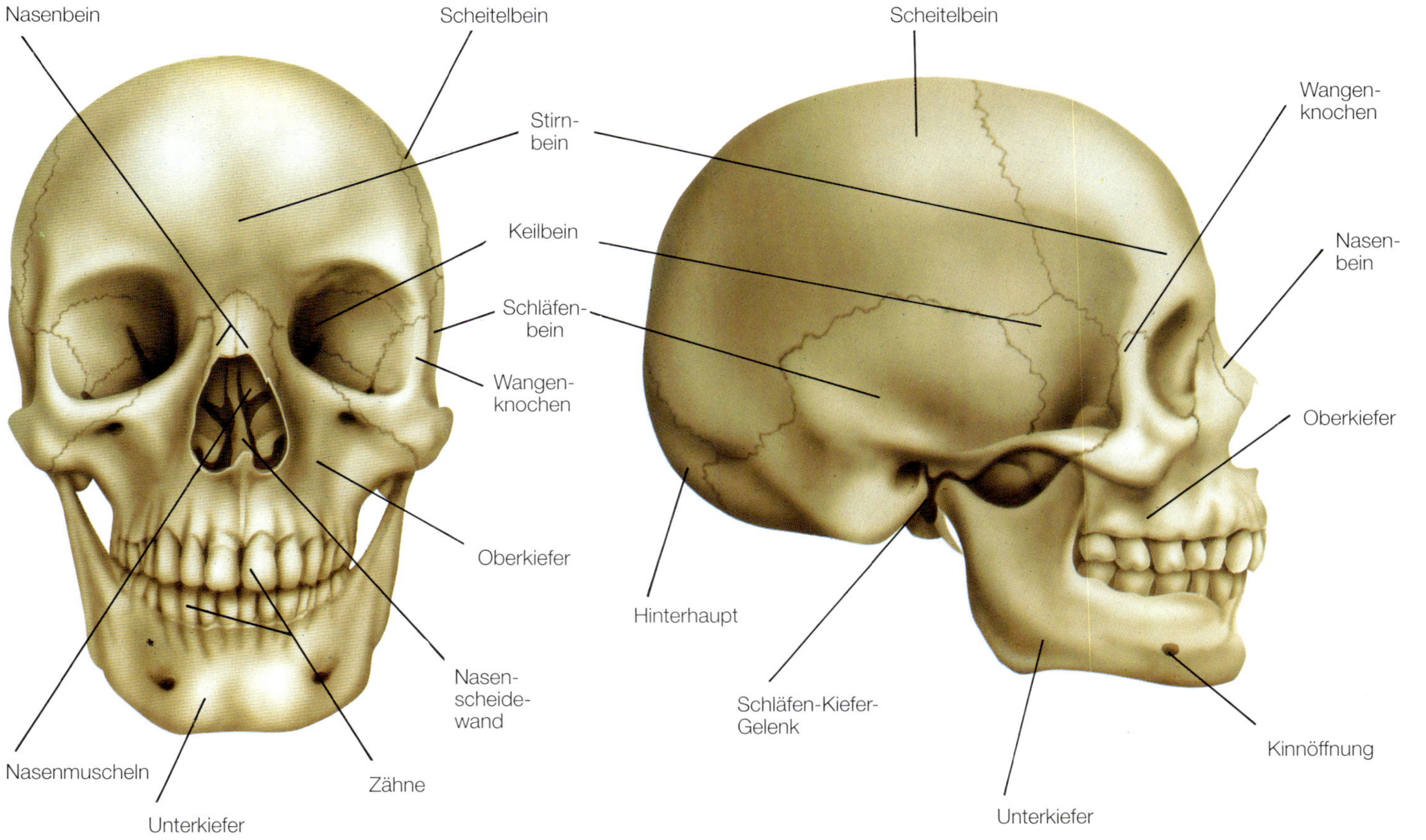

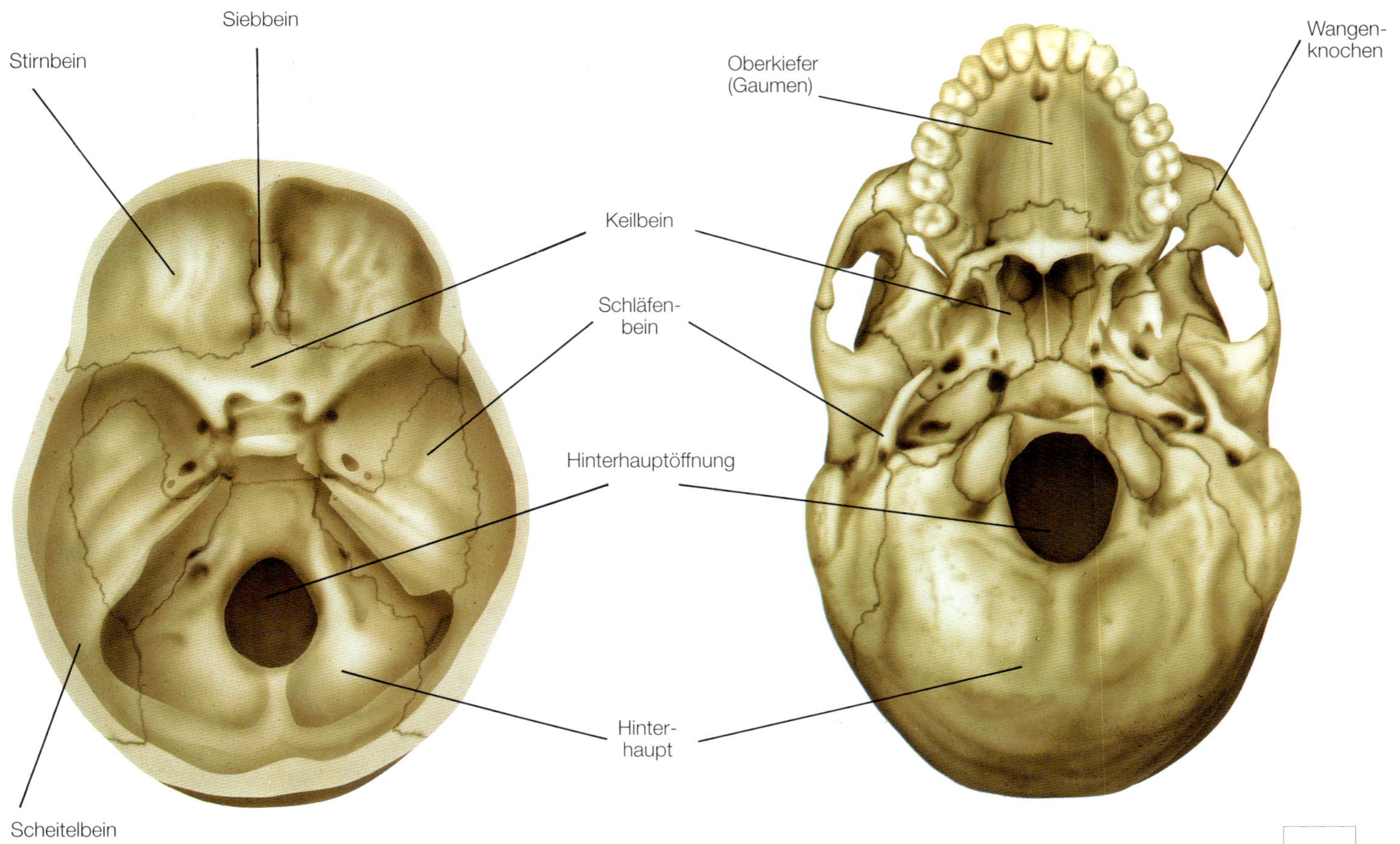

Innenansicht des Schädels

Außenansicht des Schädels

Die Gesichtsknochen

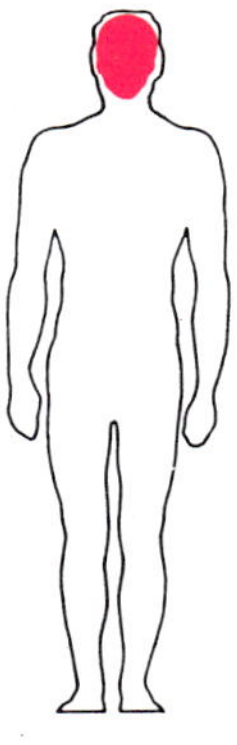

Die wichtigsten Gesichtsknochen sind:

DIE OBERKIEFERKNOCHEN

Es handelt sich um zwei Knochen, von der Mittellinie aus auf jeder Seite einer. Sie sind miteinander verbunden und bilden den Mittelteil der Knochenstruktur im Gesicht. In ihrem Inneren befinden sich Hohlräume, die wie die bereits besprochenen Stirnhöhlen Nebenhöhlen (Kieferhöhlen) genannt werden. Sie sind innen mit einer Schleimschicht überzogen und stehen mit der Nasengrube in Verbindung. Die besondere Form der Oberkieferknochen läßt einen großen Hohlraum entstehen:

– die Nasenhöhle.

– die Mundhöhle. In ihr bilden die Oberkieferknochen den harten Gaumen.

– die Augenhöhlen. Sie bestehen aus dem inneren und unteren Teil der Oberkieferknochen. An diesen Knochen befindet sich die obere Zahnreihe.

DER UNTERKIEFER

Er ist hufeisenförmig und sehr beweglich, denn seine Hauptaufgabe ist das Kauen. Deshalb besitzt er abgerundete Enden (Gelenkhöcker), die mit dem Schläfenbein verbunden sind, so daß er Öffnungs- und Schließbewegungen sowie Seitwärtsbewegungen ausführen kann. Er verfügt über 16 Öffnungen, in denen die Zähne stecken.

DIE NASENBEINKNOCHEN

Hierbei handelt es sich um zwei kleine Knochen, die miteinander an der Mittellinie verbunden sind. Sie hängen mit den Oberkieferknochen und dem Stirnbein zusammen und bilden den Nasenrücken.

DIE WANGENKNOCHEN

Es handelt sich ebenfalls um zwei Knochen. Sie sind mehr oder weniger viereckig und bilden das Wangenbein. Sie stehen mit den Verlängerungen der Schläfenbeinknochen in Verbindung und bilden das sogenannte Jochbein. Auch sind sie der äußere Teil der Augenhöhlen.

DIE NASENHÖHLE

Die Nasenhöhle ist ein Hohlraum, der sich im mittleren Teil des Gesichts befindet. Sie besteht aus einer Knochenstruktur, die durch drei dünne Knochenplatten in verschiedene Teile gegliedert ist, die sie der Länge nach durchziehen. Diese dachförmigen Knochenlamellen heißen Nasenmuscheln (obere, mittlere und untere). Entwicklungsgeschichtlich gehören sie nicht zu den Oberkieferknochen. Eine Wand, die sogenannte Nasenscheidewand, teilt die Nasengrube in der Mitte.

DIE ZÄHNE

Die Zähne sind sehr harte Organe, befinden sich in den Unter- und Oberkieferknochen und bilden zwei Zahnreihen. Jeder Zahn hat einen entsprechenden Hohlraum in den Kiefern. Diese Hohlräume nennt man Alveolen. Aufgabe der Zähne ist es, so gut wie möglich den Kauvorgang durchzuführen. Die richtige Durchführung dieses Vorgangs ist äußerst wichtig, da er der erste Schritt zur Nahrungsverdauung ist. Das erste Gebiß, die Milchzähne, besteht aus zwanzig Zähnen: aus zwei Schneidezähnen, einem Eckzahn und zwei Backenzähnen in jeder Kinnhälfte. Sie wachsen bereits nach wenigen Lebensmonaten. Das zweite und endgültige Gebiß entsteht um das 6. bis 7. Lebensjahr. Seine Entwicklung ist erst zwischen dem 20. und 30. Lebensjahr abgeschlossen, wenn die hintersten Backenzähne, die sogenannten Weisheitszähne, wachsen. Ein Erwachsener hat normalerweise 2 Schneidezähne, einen Eckzahn, zwei Backenzähne und drei Mahlzähne pro Kieferhälfte. Die endgültige Anzahl an Zähnen beträgt 32. Den sichtbaren Teil des Gebisses nennt man Krone, den im Kiefer eingeschlossenen Teil Wurzel. Die Krone der Schneidezähne ist scharf, die der Eckzähne spitz; die der Backenzähne und der Mahlzähne ist flach, um die Zerkleinerung zu erleichtern. Der Zahn besteht im wesentlichen aus einer Substanz, die Zahnbein (Dentin) genannt wird. Das Zahnbein der Krone ist von Zahnschmelz überzogen, das der Wurzel von einer Substanz, die man Zement nennt und mit dem Knochen verbunden ist. Im Inneren des Zahns befinden sich Blutgefäße und Nerven, die in einem Hohlraum enden, der sich im Inneren des Zahnbeins befindet: der Pulpahöhle.

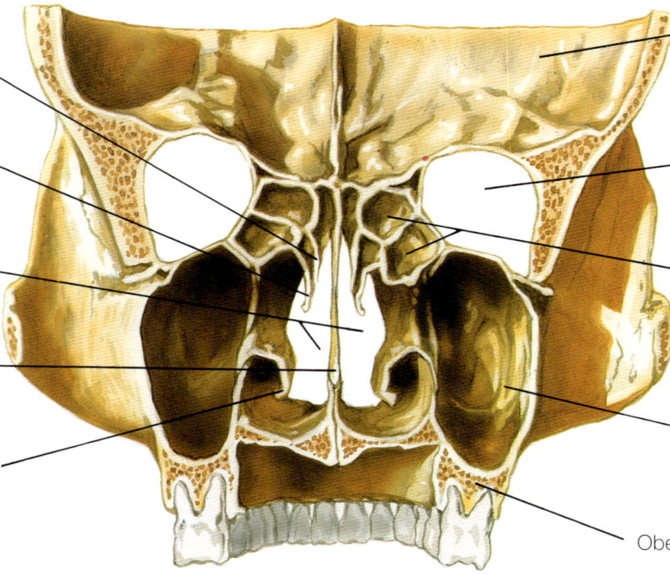

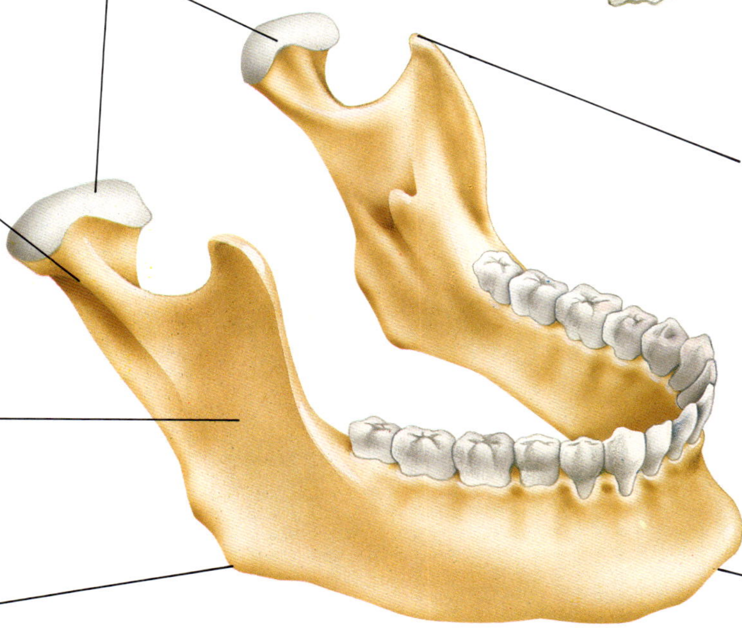

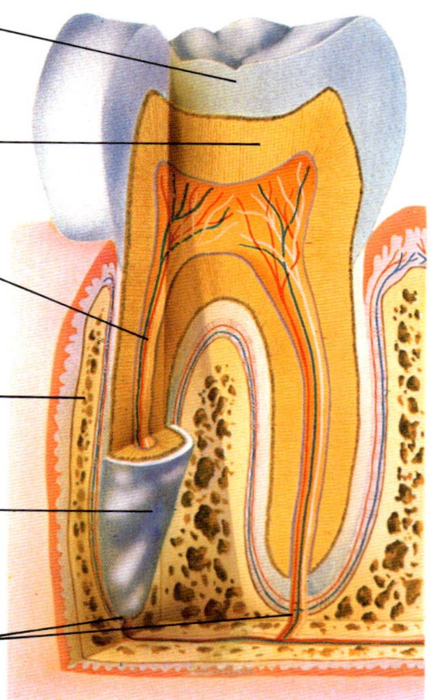

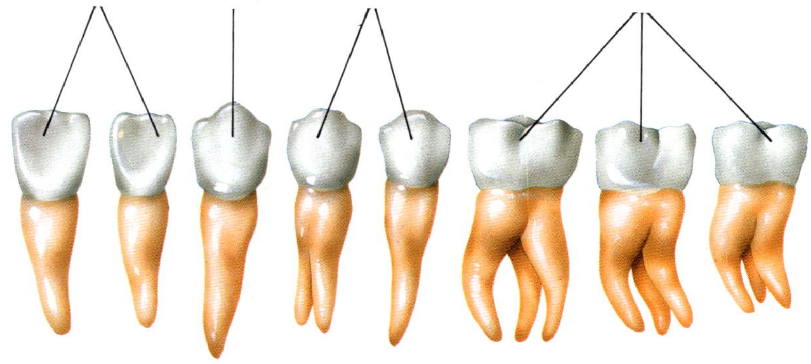

Zahnbestand einer Kieferhälfte beim Erwachsenen

Die Wirbelsäule (I)

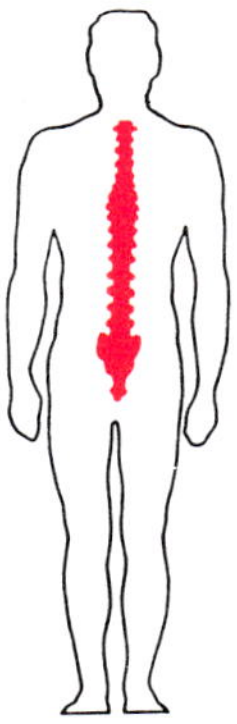

Die Wirbelsäule besteht aus 24 einzelnen Knochen, den Wirbeln. Sie sind geradlinig übereinander angeordnet und über Muskeln und Muskelbänder miteinander verbunden. Der obere Teil der Wirbelsäule steht über das Hinterhauptbein mit der Schädelbasis in Verbindung. Dieser Knochen hat eine Öffnung, die mit den Wirbellöchern in Verbindung steht, die den Rückenmarkskanal bilden, in dem sich das Rückenmark befindet. Der untere Teil der Wirbelsäule ist mit dem Kreuzbein verbunden. Dieser Knochen entsteht durch die Verschmelzung der 5 Kreuzbeinwirbel. Das anschließende Steißbein setzt sich ebenfalls aus der Vereinigung der Steißbeinwirbel zusammen. An der Wirbelsäule unterscheidet man drei unterschiedliche Bereiche:

- **die Halswirbelsäule:** Hierbei handelt es sich um den oberen, aus 7 Wirbeln bestehenden Bereich. Sie sind am kleinsten und zugleich am beweglichsten. Dieser Bereich entspricht der Halszone.

- **die Brustwirbelsäule:** Er ist die Fortsetzung der Halswirbelsäule und besteht aus 12 Wirbeln. Sie sind dicker und weniger beweglich als die Halswirbel. Dieser Bereich entspricht der Rückenzone.

- **die Lendenwirbelsäule:** Sie befindet sich zwischen dem Rückenbereich und dem Kreuzbein und besteht aus 5 Wirbeln. Sie sind am größten, nur bedingt beweglich und befinden sich in der dem Unterleib entsprechenden Zone. Von hinten und vorne betrachtet ist die Wirbelsäule völlig geradlinig. Im Profil hingegen ist sie kurvenförmig. Die hintere konkave Wölbung nennt man Lordose, die hintere konvexe Wölbung nennt man Kyphose (Brustkyphose). Unter normalen Bedingungen befindet sich eine Kyphose in Rückenhöhe, eine Lordose in Hals- und Lendenhöhe. Im folgenden beschreiben wir nun die wesentlichen Eigenschaften der Knochen, die die Wirbelsäule, das Kreuzbein und das Steißbein bilden.

DIE WIRBEL

Die Wirbel haben unterschiedliche Formen, weisen jedoch einige gemeinsame Eigenschaften auf, die wir nun beleuchten. Es handelt sich um kurze Knochen mit spongiösem Knochengewebe im Inneren, die aus zwei Teilen bestehen: aus dem Wirbelkörper und den Wirbelfortsätzen (Apophysen).

Der Wirbelkörper: Hierbei handelt es sich um den dicken Vorderteil, der nicht an der Achse anliegt.

Die Wirbelfortsätze (Apophysen): Hierbei handelt es sich um eine Anzahl von Verlängerungen, die aus dem Wirbelkörper hervorgehen und eine Öffnung hinterlassen, das Wirbelloch. Die Knochenfortsätze, die zur Seite zeigen, nennt man Querwirbel, die, die nach hinten zeigen, Dornfortsätze. Der Wirbelapparat vergrößert sich nach unten hin. Die Wirbel des Brustbereichs zeichnen sich durch Gelenke aus, die mit den Rippen verbunden sind.

DAS KREUZBEIN

Das Kreuzbein ist die untere Fortsetzung der Wirbelsäule. An seinem unteren Teil befindet sich das Steißbein. Seitlich ist es mit den Hüftknochen verbunden, die das Becken bilden. Dieser Knochen weist zwei Reihen mit vier vertikal angeordneten Öffnungen auf, aus denen die Kreuzbeinnerven austreten. Im Profil stellt er eine beachtliche Wölbung nach hinten dar. Bei der Frau hat diese Form große Bedeutung bei der Entbindung, denn der Geburtskanal, durch den das Kind austritt, muß sich an dessen Form anpassen.

DAS STEISSBEIN

Das Steißbein besteht aus 4 oder 5 Rudimentärwirbeln, die miteinander verbunden sind. Es ist die Verlängerung des Kreuzbeins, die das spitze Ende der Wirbelsäule bildet.

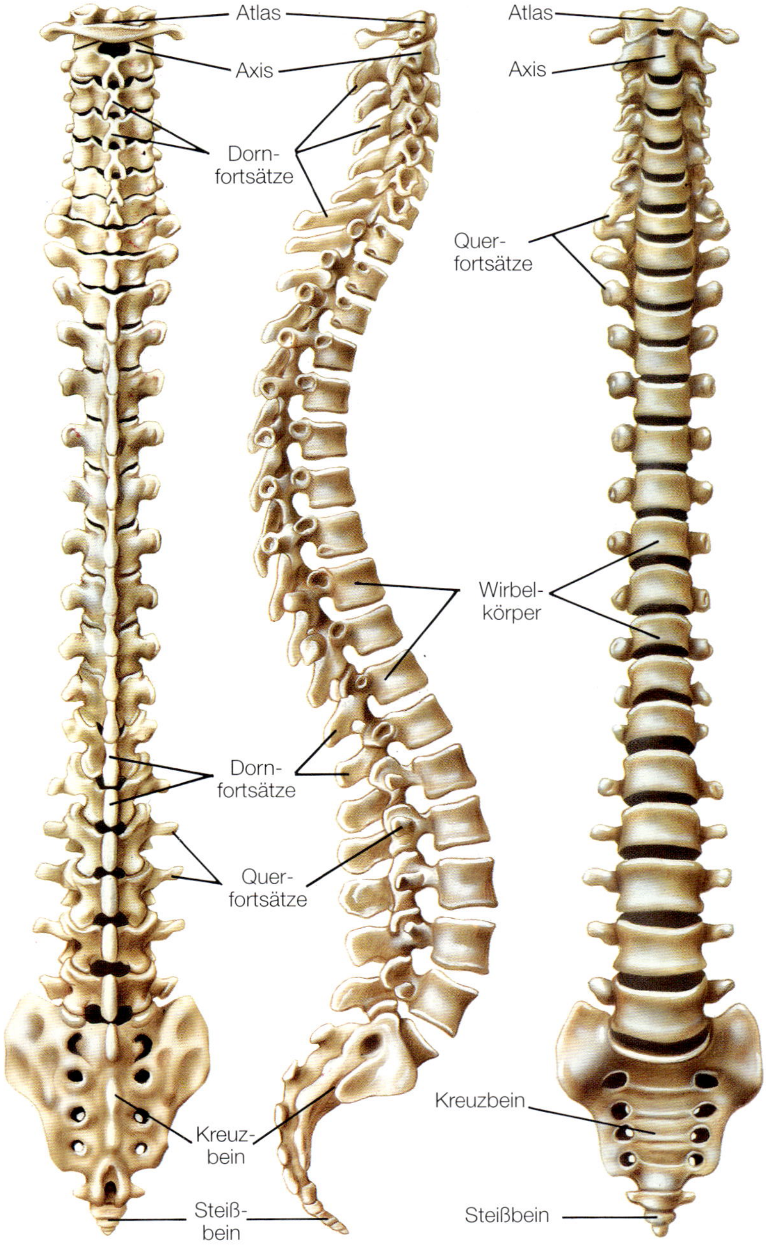

Vorderansicht **Seitenansicht** **Hinteransicht**

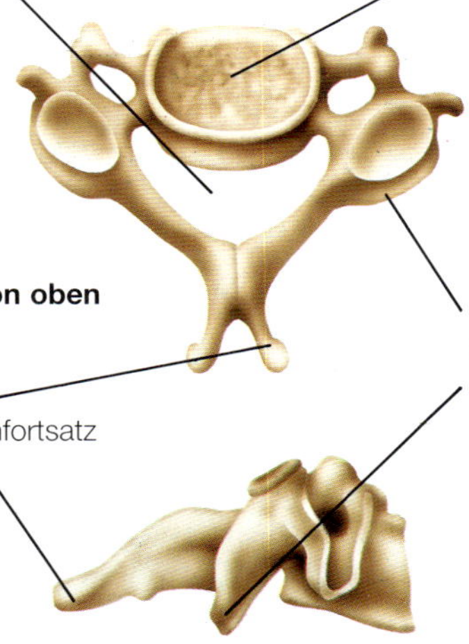

Sicht von oben

Seitenansicht

Lendenwirbel

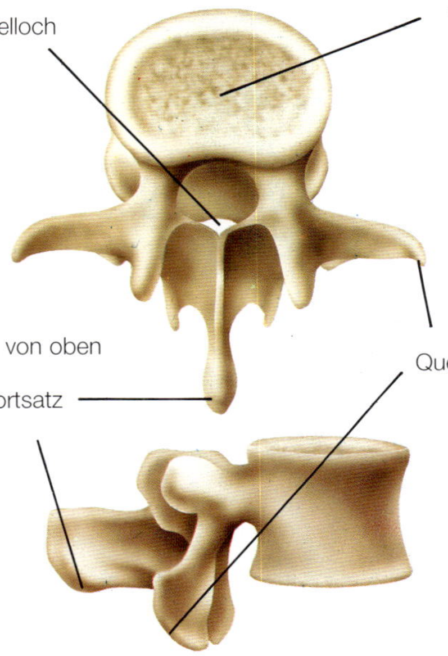

Sicht von oben

Seitenansicht

Brustwirbel

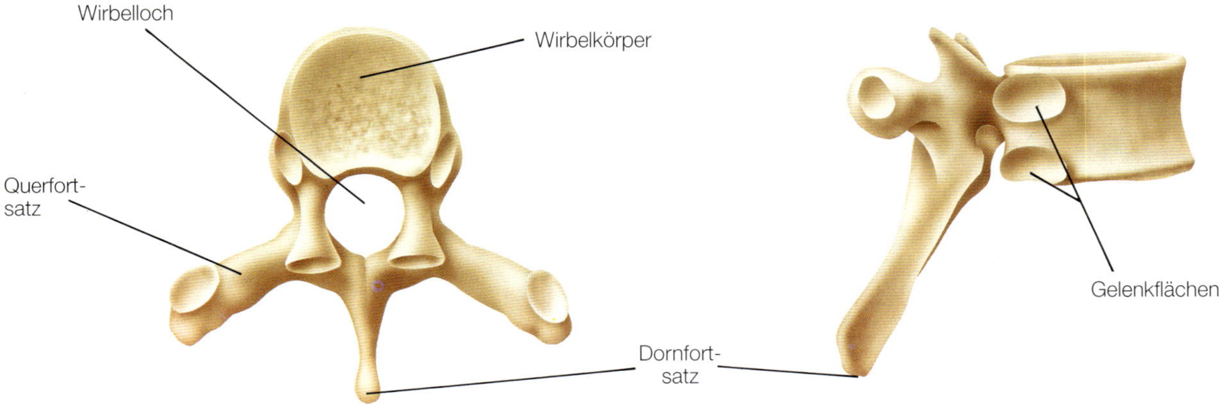

Sicht von oben **Seitenansicht**

Rückenwirbel

Die Wirbelsäule (II)

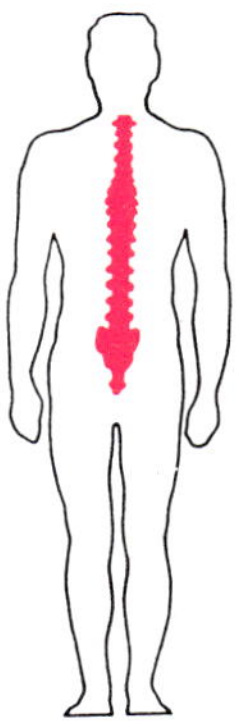

DIE BANDSCHEIBEN

Die Bandscheiben bestehen aus Bindegewebslamellen und Faserknorpel. Sie befinden sich zwischen der unteren Grundplatte des einen und der oberen Deckplatte des anderen Wirbels. Die Form der Bandscheiben entspricht der abgerundeten Form der Wirbelkörper, obwohl ihr Durchmesser etwas größer ist. Im Lendenbereich sind sie am größten. Im Hals- und Lendenbereich ist der hintere Teil der Bandscheibe im Gegensatz zum Brustbereich enger. Diese Eigenschaften der Bandscheiben begünstigen die physiologischen Wölbungen. Die Anzahl der Bandscheiben beträgt 23. Die erste befindet sich zwischen dem 2. und dem 3. Halswirbel. Die letzte zwischen dem 5. Lendenwirbel und dem Kreuzbein.

Die Randbereiche der Bandscheibe bestehen aus Fasern und sind sehr widerstandsfähig. Diesen Bereich nennt man Faserring. Im Zentrum befindet sich ein weicher Kern, auch Gallertkern genannt, der aus sehr lockerem Knorpelgewebe und einer zähen Flüssigkeit besteht. Die Bandscheibe hat folgende Aufgaben:

Sie erlaubt der Wirbelsäule Beuge- und Streck- sowie Seitwärts- und Kreisbewegungen. Sie funktioniert wie ein dehnbares Kissen.

Sie dämpft dank ihrer Verformbarkeit (hauptsächlich des Kerns) sämtliche Krafteinwirkungen der Wirbelsäule ab.

DIE WIRBELGELENKE

Die Wirbelsäule ist stabil und fest (man muß bedenken, daß sie einen Großteil des Körpergewichts tragen muß), da sie über widerstandsfähige und flexible Strukturen verfügt, die die Wirbel zusammenhalten und dabei Verlagerungen verhindern. Im Inneren verläuft das Rückenmark – ein wichtiges, weiches Gewebe. Die Wirbelsäule muß widerstandsfähig genug sein, um viele Krafteinwirkungen abwehren zu können, ohne Verletzungen davonzutragen. Ist die Krafteinwirkung so stark, daß sie der Wirbelsäule Verletzungen zufügt, kann eine nicht mehr rückgängig zu machende Schädigung des Rückenmarks eintreten. Die einzelnen Teile, die die Wirbelsäule stützen, sind im wesentlichen:

- Die Gelenkkapseln: Sie halten die Wirbelgelenksoberflächen zusammen (Gelenkfortsatz).

- Die Bänder zwischen den Dornfortsätzen: Es handelt sich um flache Bänder, die den einen Dornfortsatz mit dem des benachbarten Wirbels verbinden. Im Lendenbereich sind sie dicker.

- Die Bänder zwischen den Querfortsätzen: Es handelt sich um abgerundete Bündel, die in vertikale Richtung zeigen und die Querfortsätze miteinander verbinden. Im Halsbereich sind sie nur wenig entwickelt; im Lendenbereich sind sie sehr widerstandsfähig.

- Das Band entlang der Spitzen der Dornfortsätze: Es handelt sich um ein enges und sehr zähes Bündel, das die gesamte Wirbelsäule durchläuft und die Enden der Dornfortsätze miteinander verbindet.

- Die gelben Bänder: Es handelt sich um breite Bänder, die sehr stark und dehnbar sind. Sie gehen vom vorderen Teil des Wirbelbogens zur selben Zone des benachbarten Wirbels. Im Lendenbereich sind sie zäher als im Halsbereich.

- Das vordere Längsband: Es handelt sich um ein breites und flaches Band, das die Vorderseite der Wirbelkörper bedeckt und mit diesen sowie den zwischen den Wirbeln befindlichen Bandscheiben verbunden ist.

SCHÄDIGUNGEN DER WIRBELSTATIK

Die Wirbelsäule ist nicht gerade. Sie weist physiologische Kurven auf (Kyphosen und Lordosen). Häufig weichen diese Kurven krankhaft von der Norm ab. Eine Skoliose läßt sich zum Beispiel festellen, wenn bei der Wirbelsäule, von hinten betrachtet, eine seitliche Verschiebung bemerkbar ist.

Schädigungen der Wirbelsäule kann durch entsprechende Gymnastik wieder abgeholfen werden.

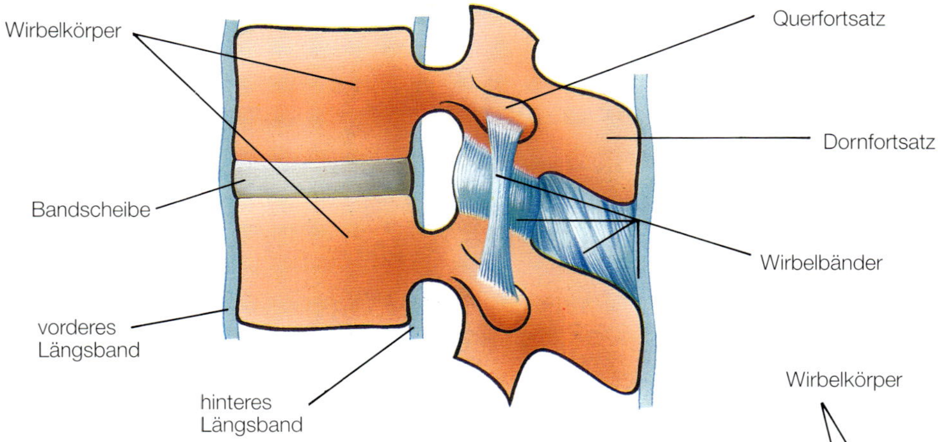

Wirbelgelenke

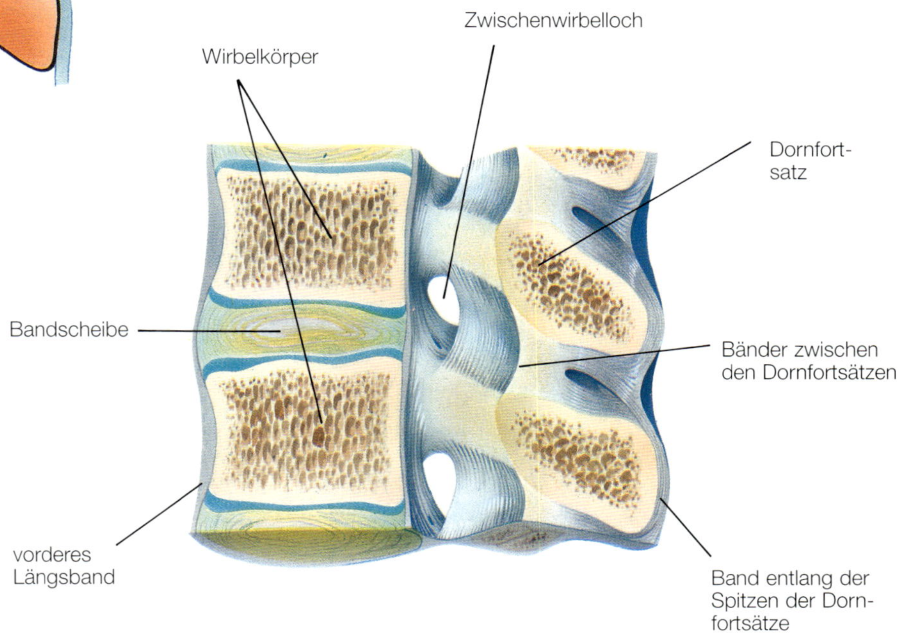

Wirbelgelenke (Ausschnitt)

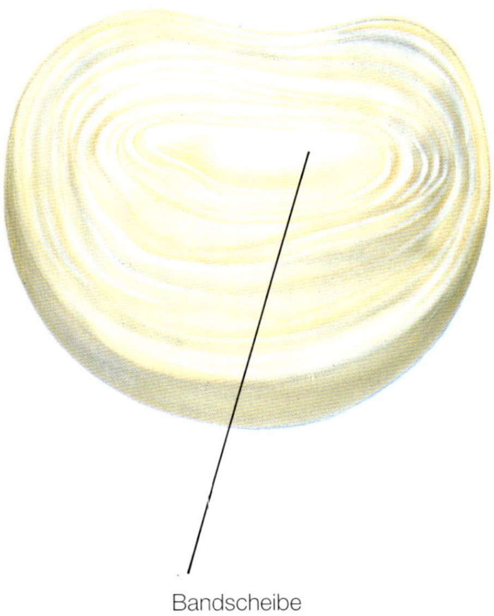

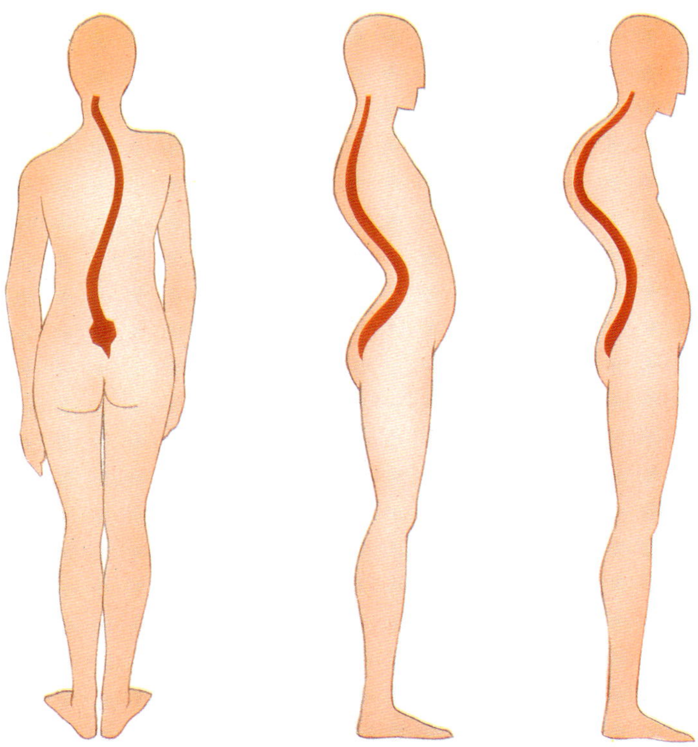

Skoliose **Lendenlordose** **Brustkyphose**

Die Knochen des Brustkorbs

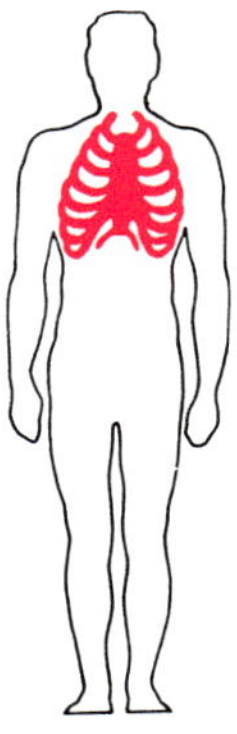

Der Brustkorb besteht aus den Rippen, dem Brustbein und den Rückenwirbeln.

DIE RIPPEN

Bei den Rippen handelt es sich um flache Knochen, die den Brustkorb bilden. Sie beschreiben von ihrem Anfang bis zum Ende an den Rückenwirbeln einen weiten Bogen. Der vordere Teil ist über ein Stück Knorpel mit dem Brustbein verbunden, das die Rippenform fortsetzt. Aus jedem der 12 Rückenwirbel gehen 2 Rippen hervor, auf jeder Seite eine, insgesamt also 24 Rippen. In Einzelfällen kann ein Rippenpaar zu viel vorhanden sein (überzählige Rippe), das dann in Höhe des letzten Halswirbels oder des ersten Lendenwirbels mehr oder weniger verstümmelt ausgebildet ist.

Die ersten 7 Rippen sind über Knorpel direkt mit dem Brustbein verbunden. Man nennt sie echte Rippen. Die 8., 9. und 10. Rippe nennt man falsche Rippen, da sie nicht direkt mit dem Brustbein verbunden sind. Ihre Knorpel sind jeweils untereinander sowie mit der 7. Rippe verbunden. Die 11. und die 12. Rippe sind lose, ihr Vorderende ist frei und beweglich. Unter jeder Rippe liegen Blutgefäße (Arterie und Vene) und Zwischenrippennerven, die die Wand des Brustkorbs mit Reizen und Erregung versorgen.

DAS BRUSTBEIN

Das Brustbein ist ein platter Knochen. Es befindet sich auf der Mittellinie der Brustkorbvorderseite. Die sieben Rippen auf jeder Seite und das Schlüsselbein sind mit ihm verbunden. Den oberen, breiteren Teil des Brustbeins nennt man Handgriff (Manubrium). Der untere, spitz zulaufende Teil heißt Schwertfortsatz. Im Querschnitt sieht man, daß es aus zwei Blättern aus kompaktem Knochengewebe besteht, zwischen denen sich poröses Knochengewebe befindet.

DIE RIPPEN-WIRBEL-GELENKE

Die Rippen-Wirbel-Gelenke liegen, wie der Name bereits verrät, zwischen den Rippen und den Wirbeln und setzen sich aus folgenden Teilen zusammen:

- aus den Gelenkflächen. Sie befinden sich an den Wirbeln und Rippen und haben glatte Oberflächen, die miteinander verbunden sind.

- aus verbindenden Teilen. Unter der Bezeichnung Rippen-Wirbel-Bänder faßt man eine Reihe von bindegewebigen Bändern zusammen, die von den Rippen zu verschiedenen Zonen des Wirbelkörpers und den Wirbelfortsätzen reichen. Diese Bänder müssen widerstandsfähig sein, aber trotzdem den Rippen Bewegungsspielraum (Auf- und Niedergehen) lassen, damit die Atmungsbewegungen möglich sind.

DER BRUSTKORB

Der Brustkorb besteht aus den Knochen und hat folgende Begrenzungen:

Die Vorderseite besteht aus dem Brustbein, den Rippenknorpeln und aus einem Teil der Rippen.

Die Seiten bestehen aus den Rippen.

Die Hinterseite setzt sich aus den Wirbelkörpern und den Rippen zusammen.

Die obere Brustkorböffnung besteht aus der allmählichen Verengung der Rippenbogen, wird vom 1. Brustwirbel, dem 1. Rippenpaar und dem oberen Rand des Brustbeins gebildet.

Die untere Brustkorböffnung ist durch das Zwerchfell begrenzt. Es besteht nicht aus Knochen, sondern aus einem kuppelförmigem Muskel.

Zwischen den Rippen befinden sich die Zwischenrippenmuskeln. Wie kann durch den Brustkorb Luft eindringen, die die Atmung ermöglicht? Dank der Schrägposition von oben nach unten, die die Rippen aufweisen, führt das Zusammenziehen der Muskeln zur Hebung der Rippen und damit zu einer Vergrößerung der Brustkorbkapazität. Durch den Luftdruck dringt Luft ein (Einatmung). Der Austritt der Luft (Ausatmung) erfolgt aufgrund der dehnbaren Burstkorbstrukturen, die in ihre Ausgangsstellung zurückgehen ohne Muskelarbeit.

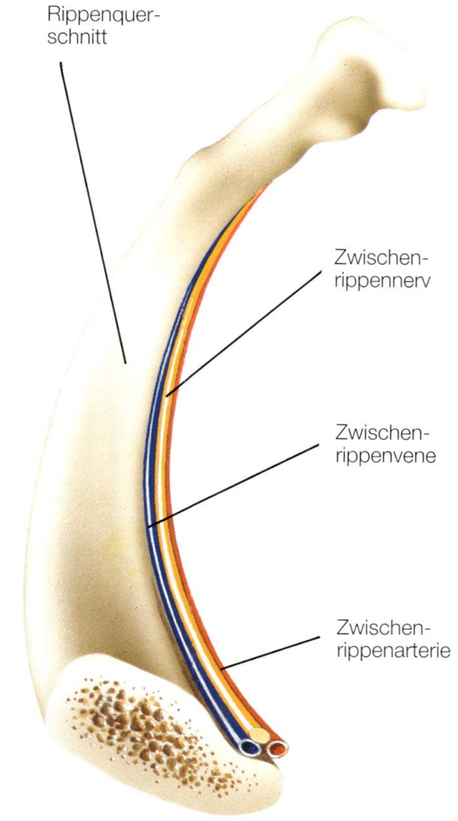

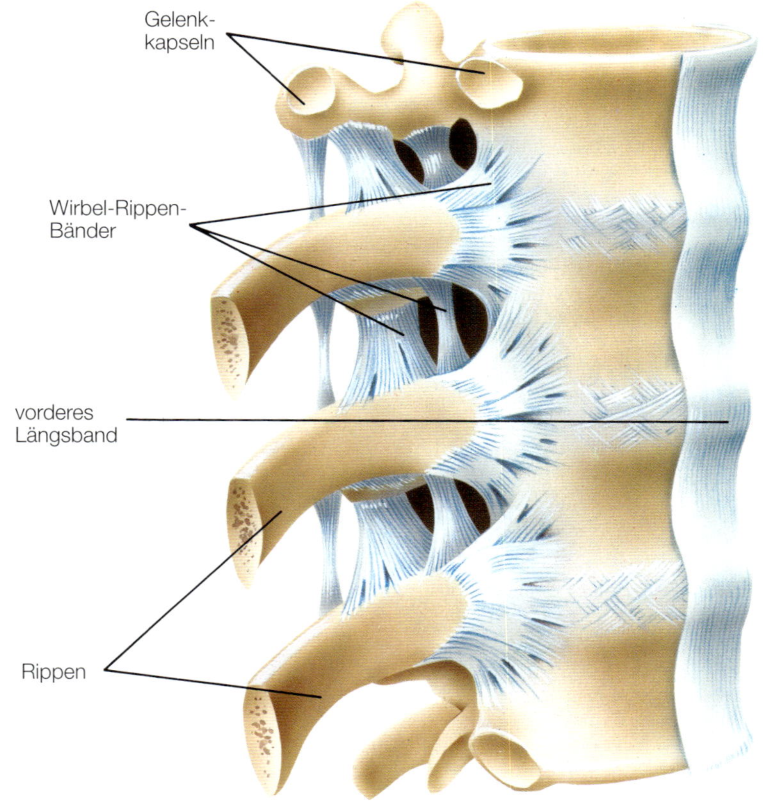

Wirbel-Rippen-Gelenke

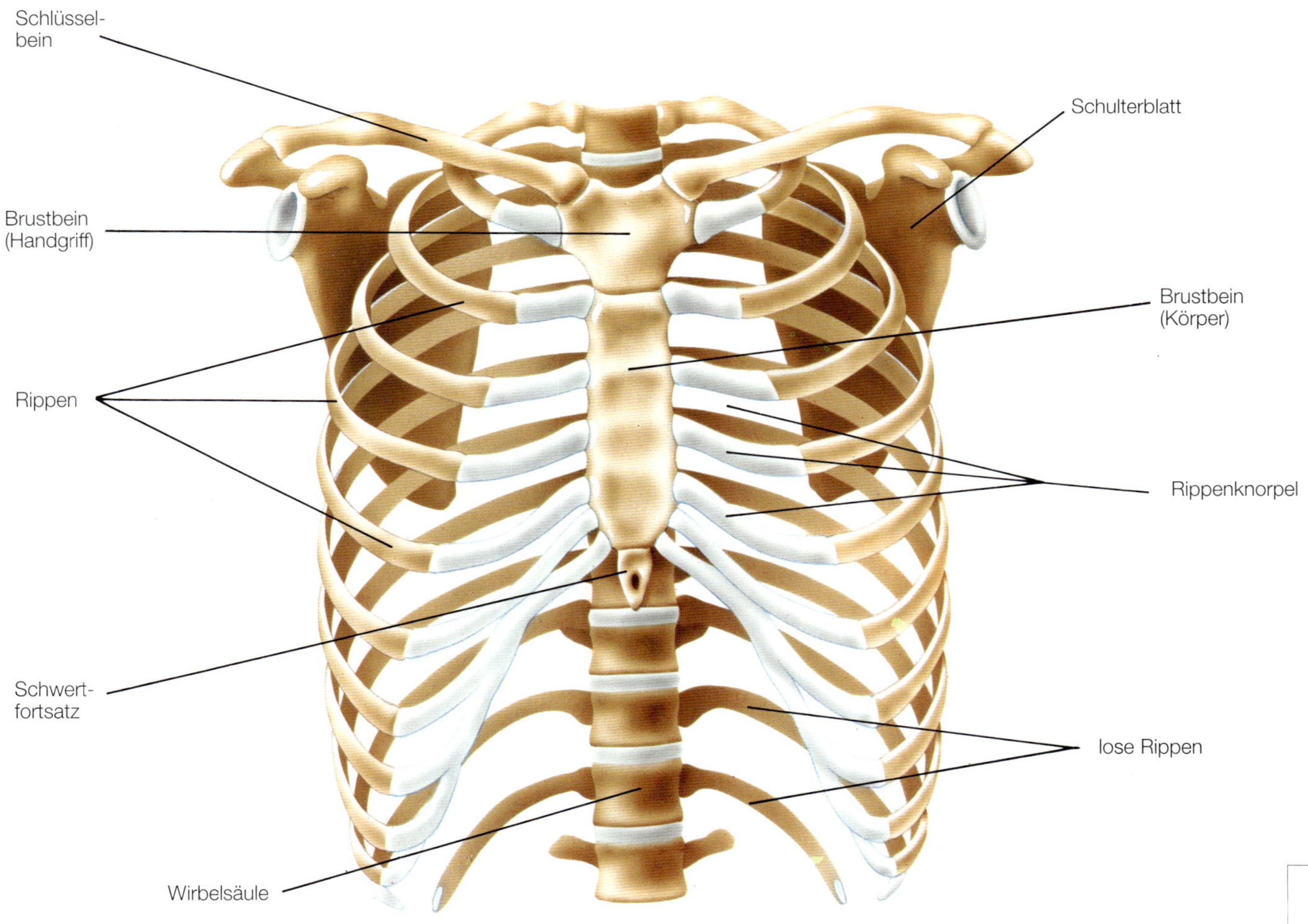

Die Knochen der oberen Gliedmaßen

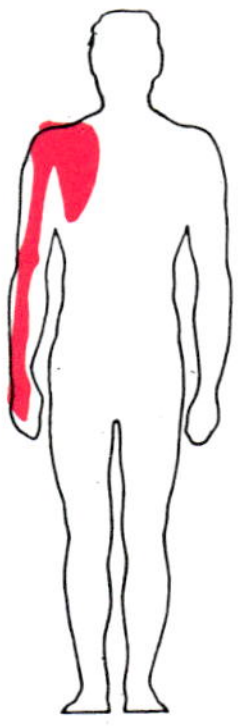

Die oberen Gliedmaßen sind der Oberarm, der Unterarm und die Hand. Diese Körperteile sind untereinander und mit dem Rumpf über die Handwurzelknochen, den Ellenbogen und die Schulter verbunden. Die Knochen der oberen Gliedmaßen sind der Oberarmknochen, die Elle, die Speiche, die Handwurzel- und Mittelhandknochen. Am oberen Teil des Brustkorbs, neben der Schulter, befinden sich das Schulterblatt und das Schlüsselbein. Diese beiden Knochen gehören aber nicht zum Arm.

DAS SCHULTERBLATT

Das Schulterblatt ist ein dreieckiger platter Knochen. Seine Vorderseite liegt dem Brustkorb am hinteren höchsten Punkt an und ist von ihm durch eine Art Muskelkissen getrennt. Es weist zwei Verlängerungen auf: die durch die Haut tastbare Schultergräte auf seiner Rückseite und den Rabenschnabelfortsatz an seinem oberen Rand.

DAS SCHLÜSSELBEIN

Das Schlüsselbein ist ein leicht s-förmiger Knochenstab. Es befindet sich am vorderen höchsten Punkt des Brustkorbs. Sein inneres Ende ist mit dem Brustbein, sein äußeres Ende mit dem Schulterblatt verbunden.

DER OBERARMKNOCHEN

Der Oberarmknochen ist ein Röhrenknochen, der die Basis des Arms darstellt. Als Röhrenknochen besitzt er einen Schaft (Diaphyse) in der Mitte und zwei dickere Epiphysen am Ende. Am oberen Ende befindet sich der Oberarmkopf des Oberarmknochens. Er hat eine halbkugelige, abgerundete Oberfläche, die mit Knorpel bedeckt und über ein Gelenk mit dem Schulterblatt verbunden ist. Am unteren Ende befinden sich zwei Gelenkflächen, die mit den beiden Unterarmknochen verbunden sind. Die abgerundete, köpfchenförmige Oberfläche ist über ein Gelenk mit der Speiche verbunden, die sattelförmige Oberfläche mit der Elle. Auch Elle und Speiche sind über ein Gelenk verbunden, so besteht das Ellenbogengelenk aus drei Teilgelenken.

DIE ELLE

Die Elle ist ein Röhrenknochen. Zusammen mit der Speiche bildet sie die Struktur des Unterarms. Ihr oberes Ende ist mit dem Oberarmknochen über ein Scharniergelenk verbunden. Dieses Gelenk ermöglicht, Beuge- und Streckbewegungen auszuüben. Bei Rotationsbewegungen um die Achse des Armes auszuführen, kreuzt sich die Speiche mit der Elle; beide bilden dabei ein X.

DIE SPEICHE

Die Speiche ist der andere Unterarmknochen. Er verläuft parallel zur Elle. Er ist über ein Gelenk mit dem Oberarmknochen verbunden. Seine Epiphyse ist dicker als die der Elle. Dieser Knochen ist (vor allem bei älteren Menschen) häufig von Brüchen betroffen.

DIE HANDWURZELKNOCHEN

Das Handgelenk besteht aus 8 kurzen Knochen, die in zwei Reihen angelegt sind.

- Die drei Knochen der oberen Reihe sind das pyramidenförmige Dreiecksbein, das halbmondförmige Mondbein und das Kahnbein. Dem Dreiecksbein liegt das kleine Erbsenbein an.

- Die vier Knochen der unteren Reihe bestehen aus zwei trapezförmigen Knochen, dem Kopfbein und dem Hakenbein.

Die obere Reihe ist über Gelenke mit dem unteren Ende von Elle und Speiche verbunden. Die untere Reihe ist über Gelenke an den Mittelhandknochen befestigt. Beide Reihen sind ebenfalls miteinander über Gelenke verbunden.

DIE MITTELHANDKNOCHEN

Es gibt pro Hand fünf Mittelhandknochen. Jeder entspricht einem Finger. Es handelt sich dabei um Röhrenknochen mit einem Schaft (Diaphyse) in der Mitte und zwei Epiphysen an den Enden (die obere bildet den Kopf, die untere die Basis). Der 1. Finger entspricht dem Daumen, der 5. Finger dem kleinen Finger.

DIE FINGERKNOCHEN

Es handelt sich um kleine Röhrenknochen. Jeder Finger besteht aus drei Knochen oder Fingerglieder mit Ausnahme des Daumens, der nur zwei Glieder hat.

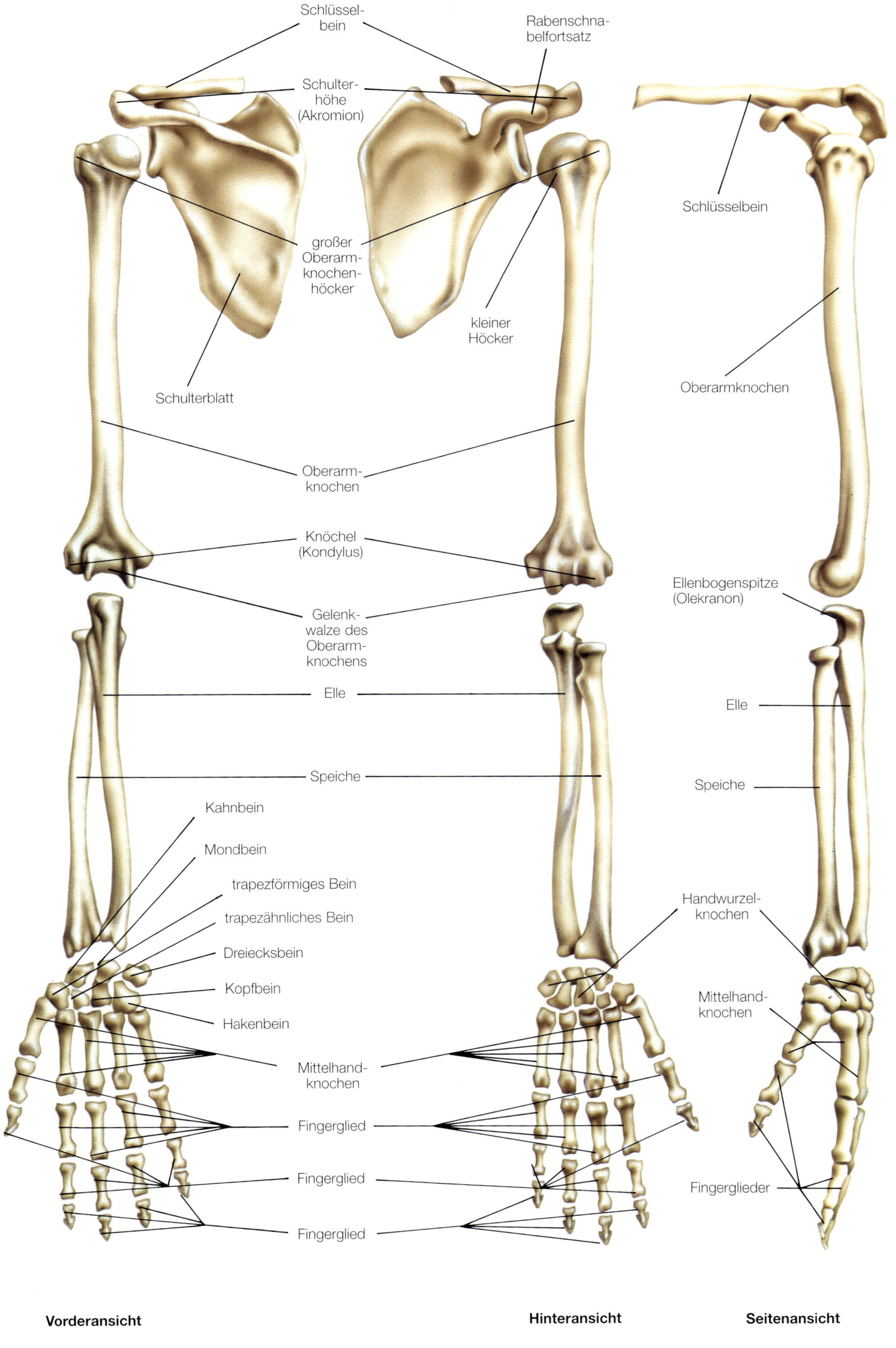
Schlüssel-
bein
Rabenschna-
belfortsatz
Schulter-
höhe
(Akromion)
Schlüsselbein
großer
Oberarm-
knochen-
höcker
kleiner
Höcker
Schulterblatt
Oberarmknochen
Oberarm-
knochen
Knöchel
(Kondylus)
Ellenbogenspitze
(Olekranon)
Gelenk-
walze des
Oberarm-
knochens
Elle
Elle
Speiche
Speiche
Kahnbein
Mondbein
trapezförmiges Bein
trapezähnliches Bein
Dreiecksbein
Kopfbein
Hakenbein
Handwurzel-
knochen
Mittelhand-
knochen
Mittelhand-
knochen
Fingerglied
Fingerglied
Fingerglieder
Fingerglied
Vorderansicht
Hinteransicht
Seitenansicht

Die Beckenknochen

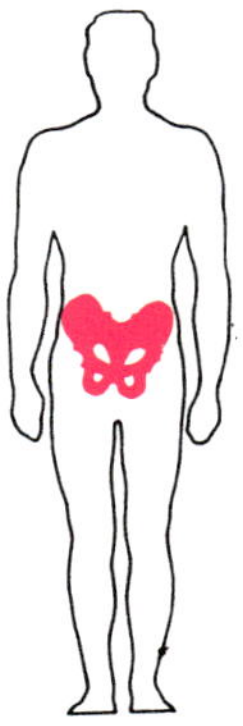

Das Becken besteht aus folgenden Knochen: aus den beiden Hüftknochen sowie dem Kreuz- und dem Steißbein. Die beiden letzteren behandeln wir bei unseren Untersuchungen zur Wirbelsäule genauer.

DER HÜFTKNOCHEN

Der Hüftknochen besteht aus drei einzelnen Knochen, die sich im Wachstumsverlauf miteinander verbinden: aus dem Darmbein, dem Sitzbein und dem Schambein. Diese Knochen verbinden sich ungefähr in der Mitte des Hüftknochens. Die Außenseite des Hüftknochens weist eine Aushöhlung auf, die von einem pfannenartigen Wulst umgeben ist. Man nennt sie deshalb Gelenkpfanne. Diese Aushöhlung bildet mit dem Kopf des Oberschenkelknochens ein Gelenk. Wir beschreiben nun die Hüftknochen näher:

- **Darmbein:** Es handelt sich um einen platten Knochen. Sein unterer Teil bildet den oberen Bereich der Hüft-Gelenkpfanne. Seine Innenseite ist glatt und umfaßt die Eingeweide des Unterleibs. Seine Außenseite ist rauh. Dort befinden sich die Ursprungsfelder verschiedener Muskeln von beachtlicher Kraft. Sein hinterer Innenbereich ist mit dem Kreuzbein verbunden.

- **Sitzbein:** Sein oberer Bereich ist dick und bildet einen Teil der Hüft-Gelenkpfanne. Der untere Bereich in Form einer gekrümmten Knochenverlängerung des Sitzbeinastes ist die Fortsetzung des absteigenden Schambeinastes.

- **Schambein:** Sein hinterer Bereich vervollständigt die Struktur der Hüft-Gelenkpfanne. Sein dickster Teil bildet den Körper, von dem der Schambeinast ausgeht, der mit dem Sitzbeinknochen verbunden ist.

Die Äste des Sitz- und Schambeins, die miteinander verbunden sind, begrenzen eine große Öffnung, die von einer Fasermembran geschlossen wird, der Verschlußmembran.

DAS BECKEN

Die Knochen des Beckens sind so fest mtieinander verbunden, daß keine Bewegung zwischen ihnen möglich ist. Die Gelenkoberflächen des Kreuzbeins und des Ileum sind rauh. Beide Knochen sind fest miteinander verbunden. Die beiden Schambeinknochen treffen sich in der sogenannten Schambeinfuge. Durch eine feste Faser-Knorpel-Struktur, die die Verbindung dieser Knochen umgibt, werden Verschiebungen verhindert. Auf das Becken wirken große Kräfte, denn es befindet sich zwischen den unteren Gliedmaßen und dem Rumpf und überträgt Kräfte und Druck von beiden Seiten. Beim weiblichen Geschlecht ist diese Struktur äußerst wichtig, da der Fötus während der Geburt diesen Durchgang passieren. Der Fötus, insbesondere sein Kopf, muß sich an den Durchmesser des mütterlichen Beckens anpassen. Beim Hindurchtreten muß sich dabei der kindliche Kopf drehen.

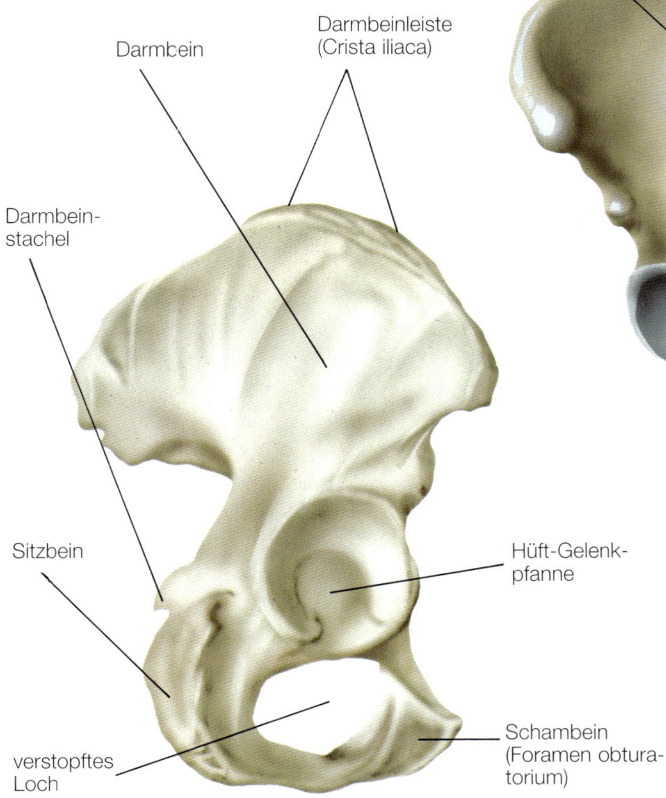

Außenansicht der Hüfte

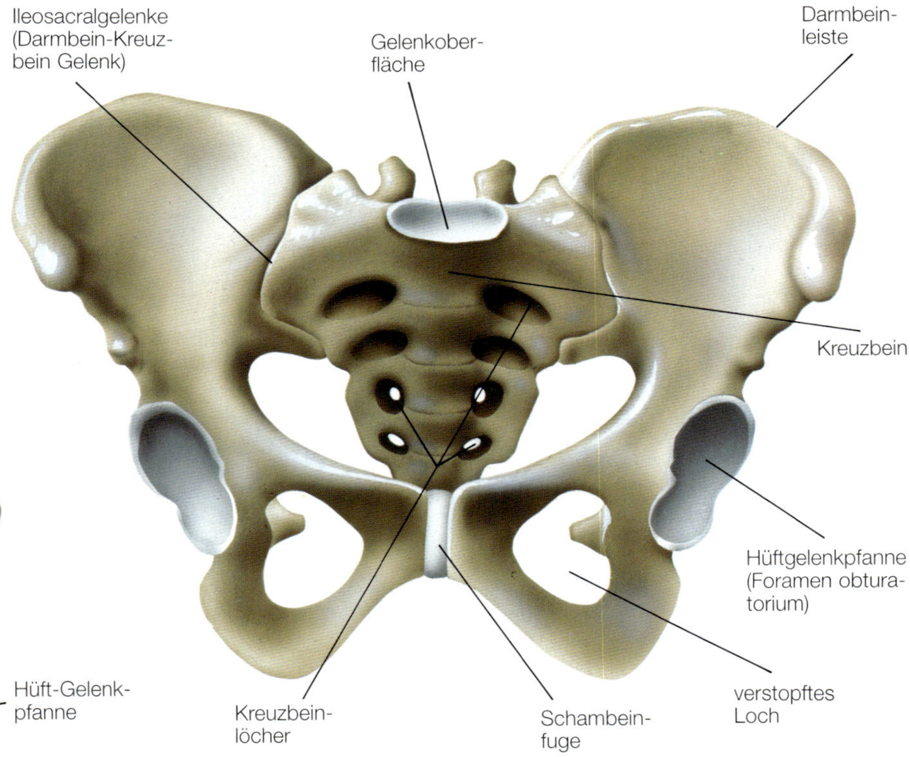

Vorderansicht

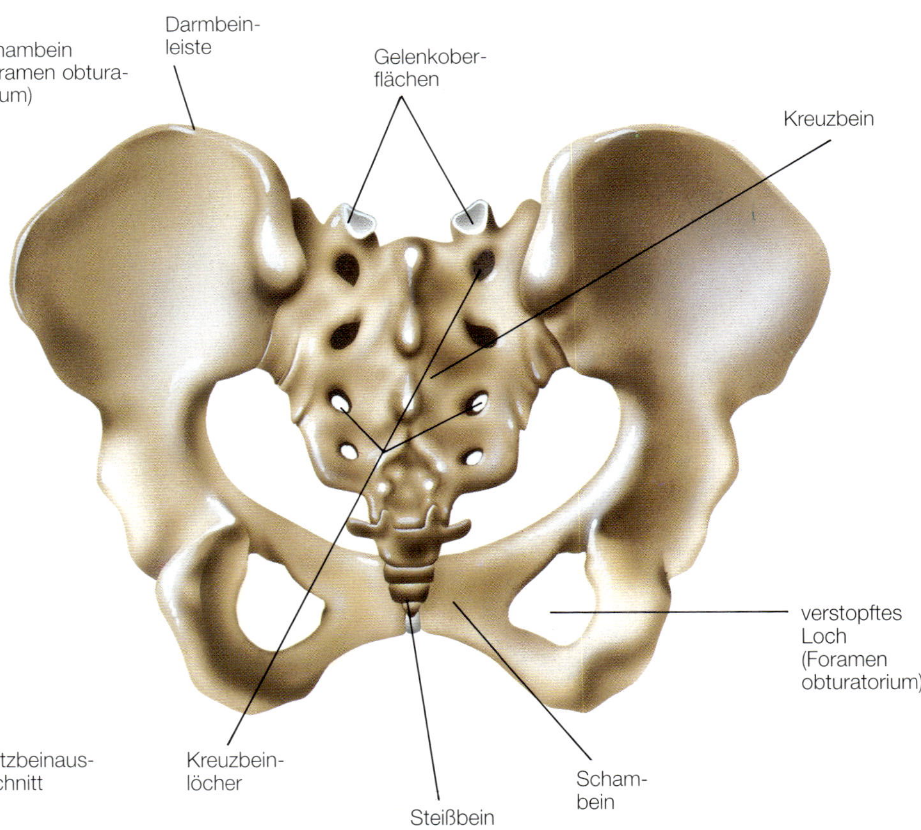

Hinteransicht

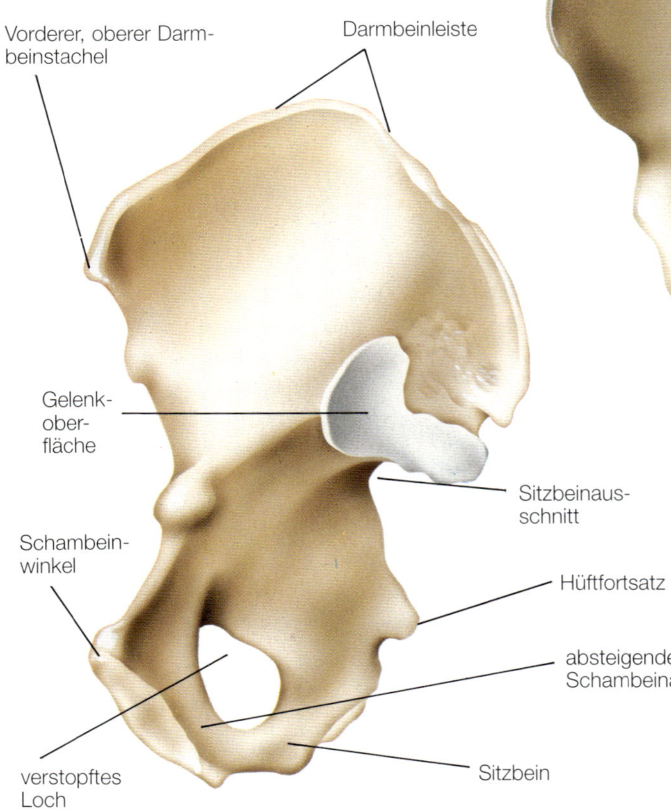

Innenansicht der Hüfte

Die Knochen der unteren Gliedmaßen

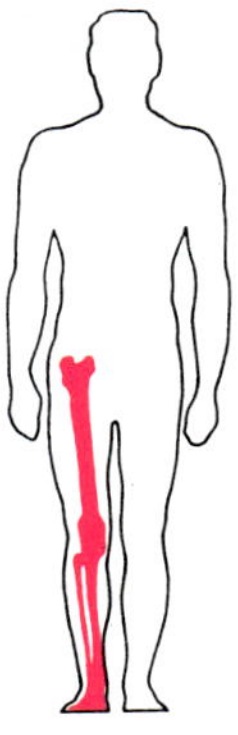

Die unteren Gliedmaßen bestehen aus dem Oberschenkel, dem Unterschenkel und dem Fuß. Diese Teile sind über das Hüft-, Knie- und Fußgelenk mit dem Rumpf und untereinander verbunden.

DER OBERSCHENKELKNOCHEN

Der Oberschenkelknochen bildet das Skelett des Oberschenkels. Es handelt sich um den längsten Röhrenknochen des Körpers. Er ist von beträchtlicher Dicke und Festigkeit. Sein oberer Teil ist über ein Gelenk mit dem Becken verbunden. Der sogenannte Hüftkopf ruht in der Gelenkpfanne. Sein unterer Teil ist über ein Gelenk mit dem Schienbein sowie mit der Kniescheibe verbunden. Er besteht aus:

- dem oberen Endstück (Epiphyse): Es besteht aus einem Kopf, einem Hals und zwei Vorsprüngen, die Rollhügel (Trochanter) genannt werden. Der Kopf des Oberschenkelknochens ist kugelförmig und hat eine glatte Oberfläche. Dieses Kugelgelenk erlaubt Bewegungen in alle Richtungen. Der schlanke Oberschenkelhals verbindet den Hüftkopf mit dem Knochenschaft. Dieser Teil ist starken Belastungen unterworfen. Zur Stabilisierung sind in diesem Bereich die Knochenbälkchen bogenförmig angeordnet. Bei Rollhügeln (Trochantern) handelt es sich um zwei Vorsprünge an der Basis des Halses, an denen wichtige Muskeln ansetzen.

- der Knochenschaft (Diaphyse): Er ist sehr lang und besteht aus kompaktem Knochengewebe, in der Mitte ist ein Hohlraum, die Markhöhle. Die Diaphyse ist nicht ganz gerade, sondern um ungefähr 12° gekrümmt.

- das untere Endstück: In der Mitte befindet sich eine tiefe Furche. Sie weist auf beiden Seiten eine glatte Oberfläche auf, die Oberschenkelgelenkhöcker. Sie sind mit dem Schienbein über ein Gelenk verbunden. Auf der Vorderseite besitzt sie eine überknorpelte Vertiefung, auf der die Kniescheibe gleitet.

DIE KNIESCHEIBE

Die Kniescheibe ist ein abgerundetes Sesambein, das (im Profil) etwas abgeflacht ist. Sie ist in die Kniesehne des Oberschenkelmuskels (Quadrizeps) eingelassen, die bis zur oberen Vorderseite des Schienbeins reicht. Dieser Muskel ermöglicht das Strecken des Beins.

DAS SCHIENBEIN

Das Schienbein ist ein Röhrenknochen. Zusammen mit dem Wadenbein bildet es das untere Beinskelett. Es trägt den größten Teil des Körpergewichts (deshalb ist es größer als das Wadenbein). An seinem oberen Ende ist es über ein Gelenk mit dem Oberschenkelknochen verbunden. Am unteren Ende ist es mit den Knochen des Knöchels (Sprungbein) und seitlich mit dem Wadenbein verbunden.

Das obere Endstück: weist vorne eine rauhe Oberfläche und an der Oberseite zwei überknorpelte Gelenkflächen auf, die sich an den Gelenkhöckern des Oberschenkelknochens anlegen. Zwischen beiden Aushöhlungen liegt eine knorpelfreie Ausbuchtung, die zwei Knochenzacken trägt.

Der Schaft (Diaphyse): Er besteht aus kompaktem Knochengewebe und ist sehr widerstandsfähig. Seine Innenseite ist glatt und über ein Gelenk mit dem Sprungbein verbunden. Sein Ende mündet in einer Ausbuchtung, die den inneren Fußknöchel bildet.

DAS WADENBEIN

Das Wadenbein ist der andere Knochen des Unterschenkels. Es handelt sich um einen Röhrenknochen. Er wird weniger belastet als das Schienbein und ist somit dünner und weniger widerstandsfähig. Das obere Endstück, der Schienbeinkopf, ist über ein Gelenk oben seitlich mit dem Schienbein verbunden. Das untere Endstück gehört zum Sprunggelenk und bildet den äußeren Fußknöchel. Schien- und Wadenbein bilden mit ihren unteren Enden die Gelenkgabel, die von oben und seitlich die Sprungbeinrolle umfaßt, das Sprunggelenk.

DIE FUSSKNOCHEN

Der Fuß hat sieben kurze Knochen (Fußwurzelknochen) und 19 Röhrenknochen. Die Fußwurzelknochen sind: Sprungbein, Fersenbein, Würfelbein, Kahnbein, erstes, zweites und drittes Keilbein. Die Röhrenknochen sind: die fünf Mittelfußknochen (jeder entspricht einer Zehe) und die Knochen der Zehenglieder, von denen jede Zehe drei hat, mit Ausnahme der großen Zehe, die nur zwei hat. Das Sprungbein ist über ein Sprunggelenk mit dem Schien- und dem Wadenbein verbunden. Das Fersenbein ist der größte und stabilste Fußwurzelknochen. Es bildet die Ferse. Die drei Keilbeine und das Würfelbein sind über Gelenke mit den Mittelfußknochen verbunden. Die Gelenke zwischen den Mittelfußknochen sind unbeweglich. Alle diese Knochen sind über Bänder fest miteinander verbunden, die sie in ihrer entsprechenden Position halten.

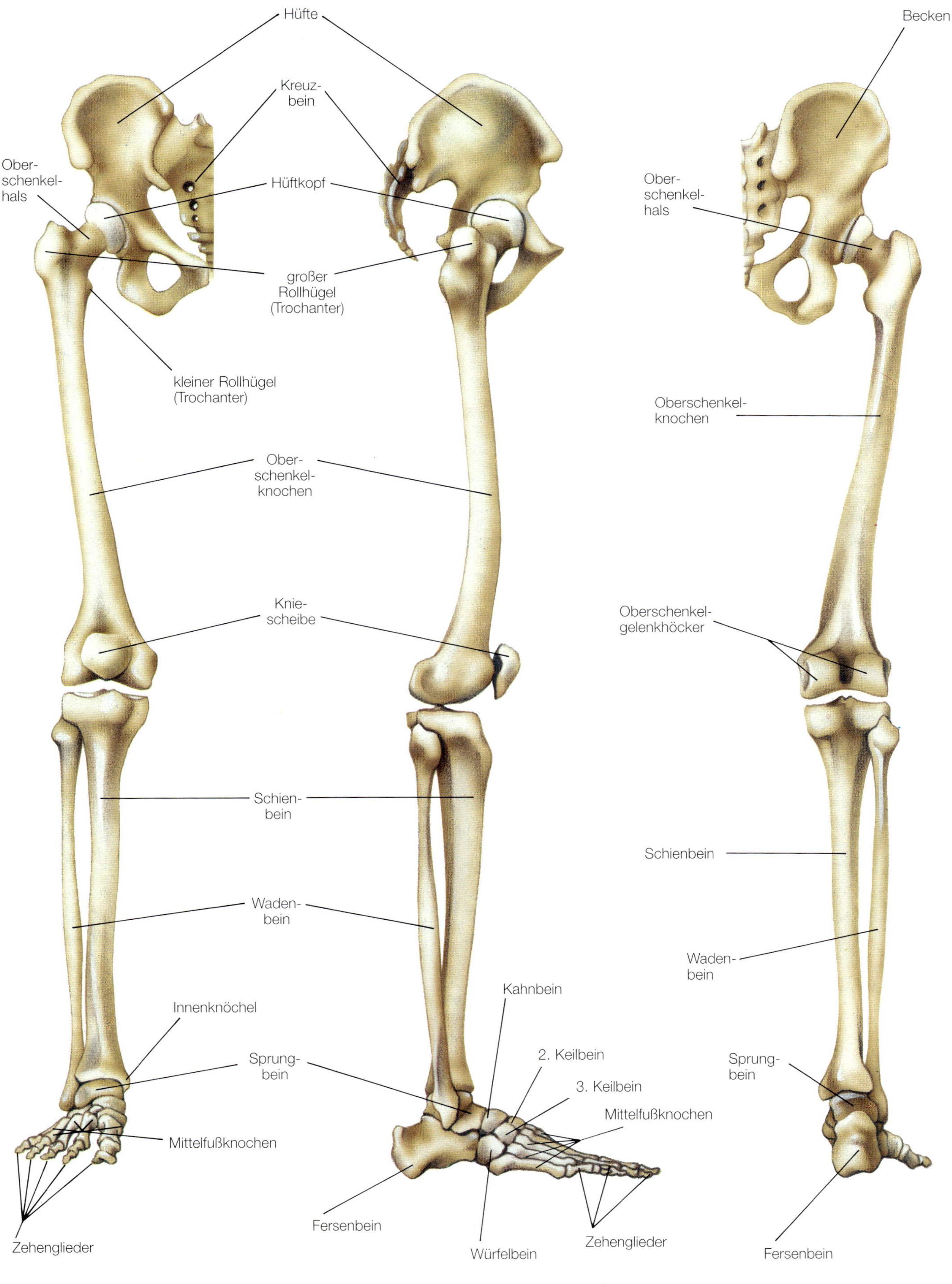

Vorder-ansicht

Seiten-ansicht

Hinter-ansicht

Die Gelenktypen

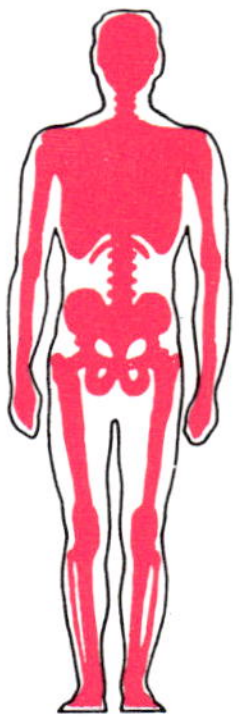

Die verschiedenen Skelettknochen sind aufgrund bestimmter Strukturen alle untereinander verbunden. Ihre Verbindungsstellen bilden die Gelenke. Die Wissenschaft, die sich der Erforschung der Gelenke widmet, heißt Arthrologie. Gelenke sind nicht statische Gefüge, sondern bilden eine eigene Einheit. An ihnen können sich eigene Krankheitsbilder entwickeln und sie reagieren andererseits auf viele Krankheiten des übrigen Körpers. Jedes Gelenk wird aus den Knochenenden und den angrenzenden Strukturen (Gelenkkapseln, Bänder usw.) gebildet. Sowohl die Knochen als auch der sie umgebende Halte- und Schutzapparat können sehr verschiedenartig sein. Es gibt Gelenke, die überhaupt oder fast nicht beweglich sind. Im Gegensatz dazu gibt es, besonders an den Enden langer Knochen Gelenke, die einen beachtlichen Spezialisierungsgrad erreicht haben. Die Bewegungen, die sie ausführen können, reichen sehr weit. Da es sehr viele unterschiedliche Gelenktypen gibt und kein Gelenk einem anderen gleicht, beschreiben wir hier unter Berücksichtigung des Bewegungsgrades nur die drei Grundtypen.

FESTE KNOCHENVERBINDUNGEN (FÜLLGELENKE) ODER SYNARTHROSEN

Mit dem Namen Fuge (Synarthrose) bezeichnet man all diejenigen Gelenke, die Skelettstücke kontinuierlich miteinander verbinden und ganz oder weitgehend unbeweglich sind. Die Verbindungen zwischen Schädel- und Gesichtsknochen sind typische Beispiele für eine Form dieses Gelenktyps, die Syndesmosen. Im Schädel passen sich die Knochenenden aneinander an und bilden dabei ein Zickzack-Gefüge. Auf diese Weise bleiben beide Teile fest zusammen. Diesen Gelenktyp nennt man Naht. Die Gelenke zwischen den Gesichtsknochen bilden für gewöhnlich gerade Nähte, ohne Unregelmäßigkeiten.

HALBGELENKE (SYNCHONDROSEN)

Die Synchondrosen weisen einen geringen Bewegungsgrad. Zwischen den Skelettstücken befinden sich knorpelige oder faserknorpelige Verbindungsstücke. Auf diese Weise sind sie stabil aneinander befestigt. Typische Synchondrosen entstehen durch die Bandscheiben zwischen zwei Wirbeln an der Wirbelsäule. Die Schambeinfuge - das Gelenk, das über seine Vorderseite die beiden Schambeinäste verbindet - ist ebenfalls eine Synchondrose. Sie ist praktisch unbeweglich. Im Vergleich damit besitzen die Gelenke zwischen zwei Wirbeln einen höheren Beweglichkeitsgrad.

ECHTE GELENKE (DIARTHROSEN)

Unter dieser Bezeichnung faßt man die Gelenke zusammen, die Skeletteile diskontinuierlich miteinander verbinden und einen Gelenkspalt haben. So werden weitumfassende Bewegungen möglich. Ein gutes Beispiel hierfür sind die Schulter-, Hüft- und Kniegelenke. Dieser Gelenktyp zeichnet sich durch extrem glatte Gelenkoberflächen aus, die von einer sehr dünnen Knorpelgewebeschicht gebildet werden. Bei Bewegungen in diesen Gelenken gleiten die Knochenenden nur sehr sanft übereinander. Ihr Aufbau dämpft die ständigen Krafteinwirkungen ab, denen sie ausgesetzt sind. Es gibt verschiedene Gelenkformen. Die wichtigsten sind:

- das Kugelgelenk: Ein Knochenteil weist dabei eine abgerundete Kugel- oder Ovalform auf. Der andere Knochenteil hat eine entsprechend geformte Gelenkpfanne in die dieser Gelenkkopf hineinpaßt. Beispiele für diesen Gelenktyp sind der Kopf der Speiche und des Oberarmknochens am Ellenbogen sowie das Hüftgelenk.

- das Scharniergelenk: Einer der Knochenteile hat die Form einer Rolle (eine Vertiefung in der Mitte mit zwei Erhebungen an der Seite). Der andere Knochenteil paßt sich dieser Form an. Ein typisches Beispiel hierfür ist das Gelenk zwischen dem Oberarmknochen und der Elle.

- das Gleitgelenk: Dieser Gelenktyp hat fast flache Gelenkflächen. Die Hand- und Fußwurzelknochen sind hierfür Beispiele.

Füllgelenk (Synarthrose)

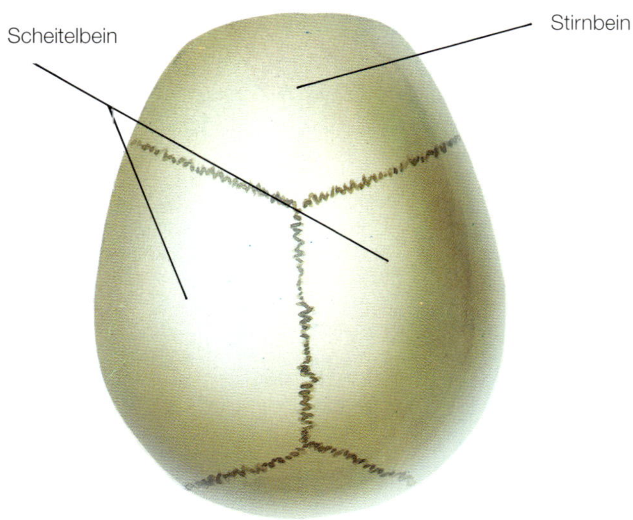

Nähte

Synchondrose

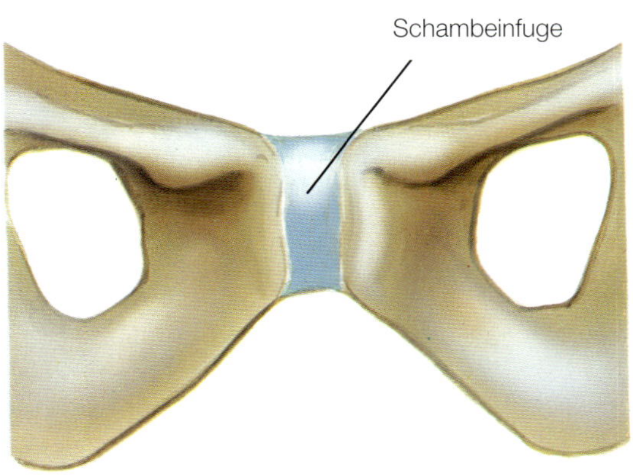

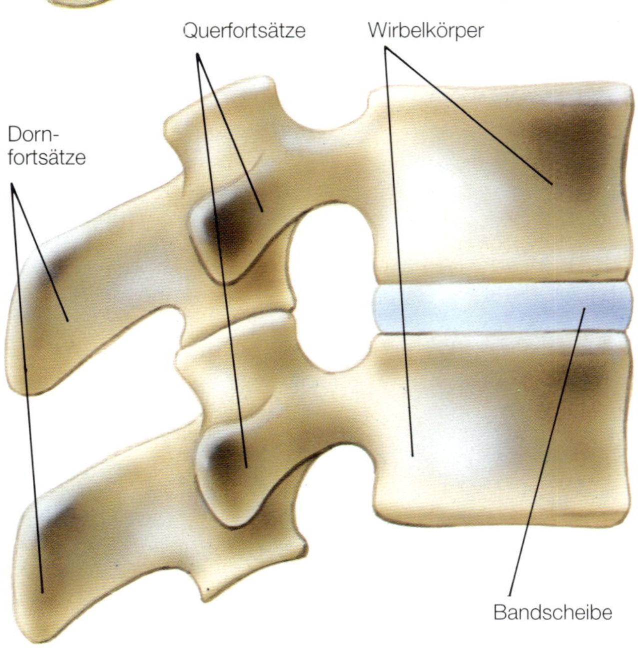

echtes Gelenk (Diarthrose)

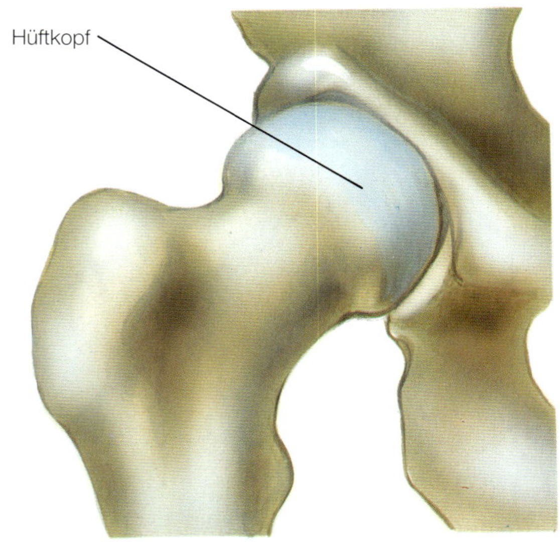

Kugelgelenk

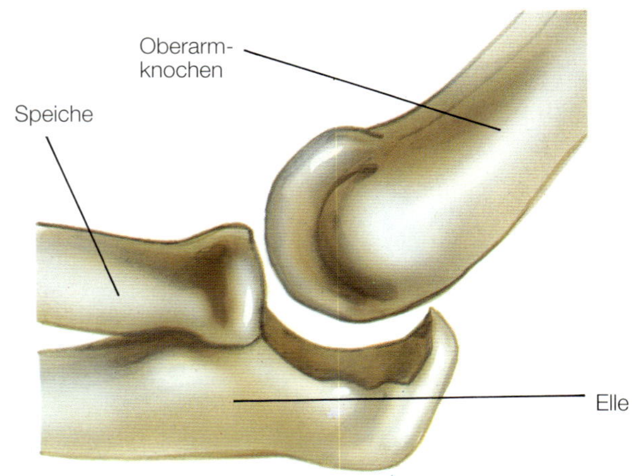

Scharniergelenk

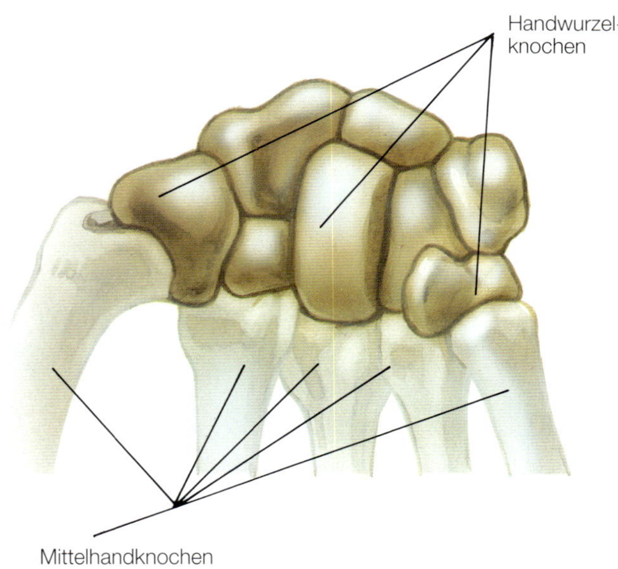

Gleitgelenk

Die Bestandteile des Gelenks

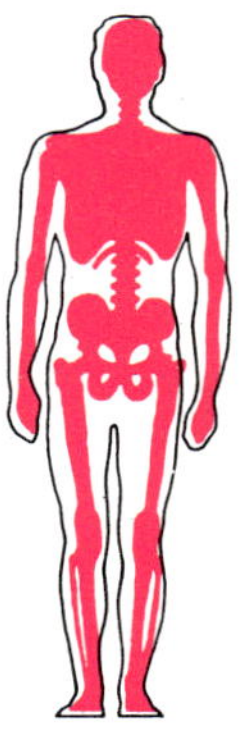

Bis jetzt betrachteten wir die Gelenke nur im Hinblick auf die Knochen, die an einem Gelenk beteiligt sind. Jedes Gelenk setzt sich aber, abgesehen von den Knochen, aus vielen verschiedenen Teilen zusammen. Ohne deren Zusammenspiel ist die gewünschte Funktion nicht möglich. Viele Elemente halten die Knochen zusammen, damit bestimmte Bewegungen ausgeführt werden können und sie den Kontakt zueinander dabei nicht verlieren. Die Enden der verschiedenen Knochen dürfen nur sanft aneinander reiben, um so ihre Abnutzung zu verhindern, die unvermeidbar wäre, wenn die Knochenenden in unmittelbarem Kontakt stünden. Wir untersuchen auch das Stützsystem, das das Ausmaß der Bewegungen begrenzt, damit sie eine bestimmte Weite nicht überschreiten. Die fünf Hauptbestandteile der Gelenke außer den Knochen, die die erwähnten Funktionen erfüllen, sind:

DER GELENKKNORPEL

Das Knorpelgewebe besteht aus elastischen und festen Zellen und Fasern. Knorpel besteht aus einer halbfesten Substanz, deren Konsistenz und Elastizität speziell für dieses Gewebe charakteristisch ist. Sämtliche Gelenkoberflächen sind von einer dünnen Schicht hyalinem Knorpel überzogen (Gelenkknorpel genannt). Der hyaline Knorpel hat die Aufgabe, ein sanftes Gleiten zu ermöglichen und so die Abnutzung der Knochenenden zu verhindern. Seine Elastizität verhindert auch, daß Krafteinwirkungen, z. B. Stöße Körperverletzungen verursachen können (Pufferfunktion).

DIE MENISKEN

Bei den Menisken handelt es sich um Gebilde aus Faserknorpel. Sie befinden sich zwischen den Knochenenden von einigen Körpergelenken, ermöglichen eine bessere Anpassung der Knochenenden aneinander und eine Vergrößerung der Kontaktoberfläche zwischen den Knochen, so daß die Last besser verteilt wird. Ein typisches mit Menisken ausgestattetes Gelenk ist das Knie. Da dieses Gelenk oft überbelastet wird, kommt es hier häufig zu Meniskusschäden.

DIE GELENKMEMBRAN (SYNOVIALIS)

Die Gelenkmembran ist eine Art Tasche, die zusammen mit der Gelenkkapsel das Gelenk umhüllt und es zu einem abgeschlossenen Raum macht. Sie überzieht den Gelenkinnenraum mit einer glatten und glänzenden Innenverkleidung. Ihre Hauptaufgabe ist es, eine sehr zähe Flüssigkeit zu bilden, die Gelenkschmiere (Synovia) genannt wird und zwei Aufgaben zu erfüllen hat:

- Verteilung der Gelenkschmiere auf die Knorpeloberfläche.

- Versorgen der Knorpelzellen mit Nährstoffen, da diese keine eigene Blutversorgung haben.

DIE GELENKKAPSEL

Die Gelenkkapsel ist eine Membran, die den gesamten Gelenkinnenraum umhüllt. Sie setzt am Rand der knorpeligen Gelenkoberflächen an, hält die Knochen immer zusammen und begrenzt ihren Bewegungsspielraum. Ihre Hauptaufgabe ist es, dem gesamten Gelenkgefüge Stabilität zu verleihen. An manchen Bereichen ist diese Kapsel sehr dick und fest, fast wie ein Band. An anderen Gelenken wiederum kann sie sehr dünn sein.

DIE BÄNDER

Die Bänder sind Faserstrukturen, die zu den Gelenken gehören. Ihnen ist es zu verdanken, daß die Knochen miteinander in Verbindung und ihr Bewegungsspielraum begrenzt bleiben. Es gibt verschiedene Bändertypen: breite, elastische, kurze, feste usw. Einige von ihnen, wie die Kreuzbänder des Knies, befinden sich im Inneren der Gelenkhohlräume.

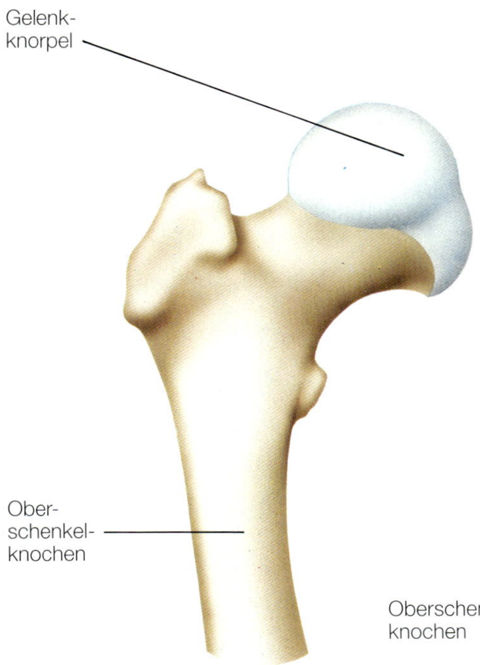
Gelenk-
knorpel
Ober-
schenkel-
knochen

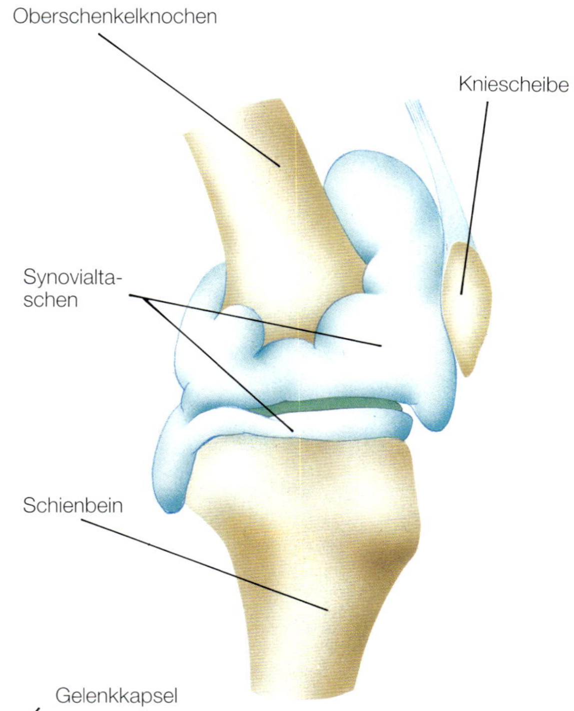
Oberschenkelknochen
Kniescheibe
Synovialta-
schen
Schienbein

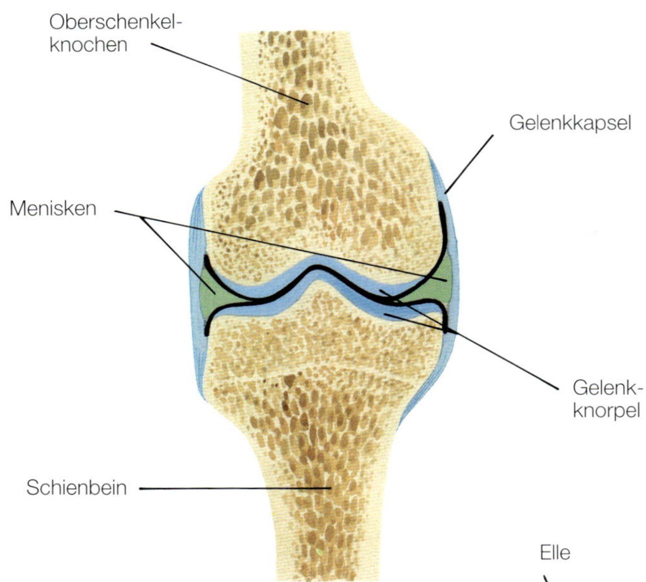
Oberschenkel-
knochen
Gelenkkapsel
Menisken
Gelenk-
knorpel
Schienbein

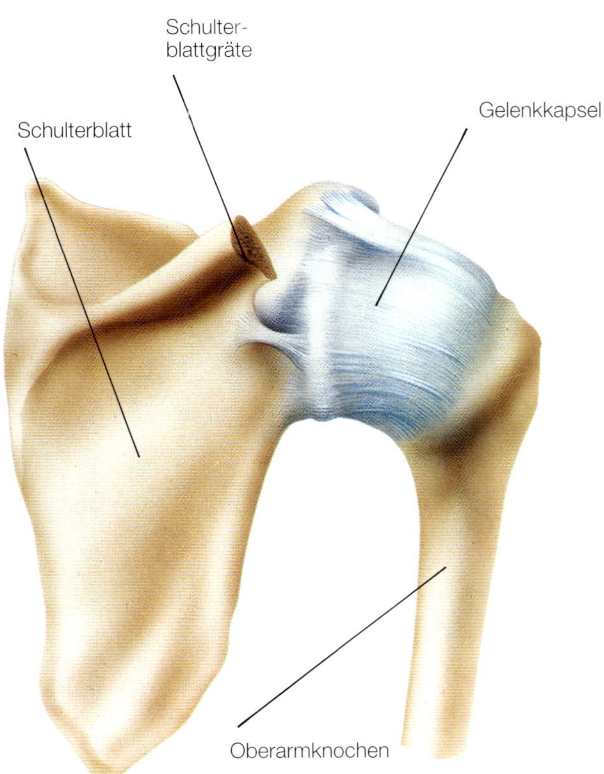
Schulter-
blattgräte
Schulterblatt
Gelenkkapsel
Oberarmknochen

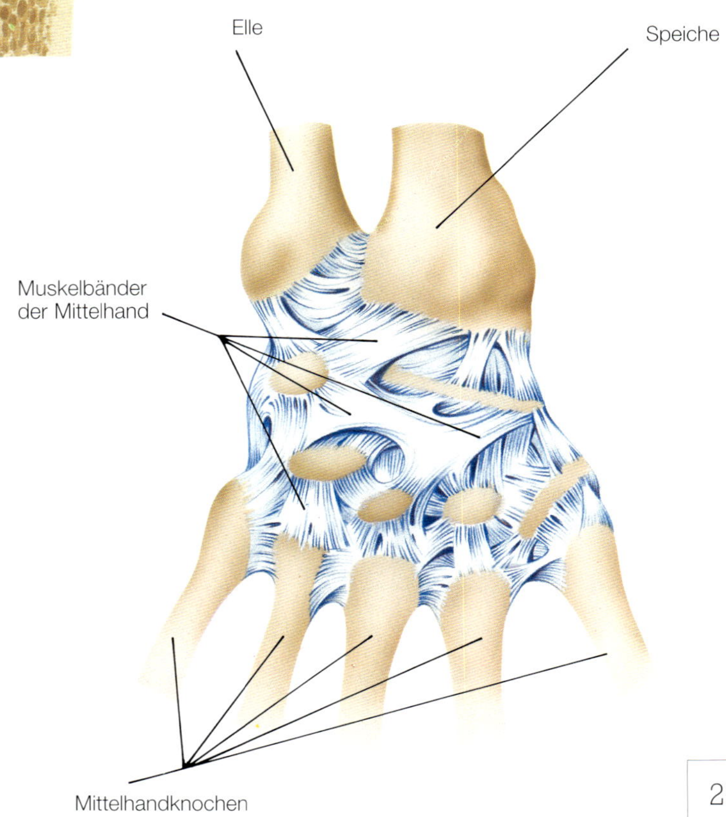
Elle
Speiche
Muskelbänder
der Mittelhand
Mittelhandknochen

Die Kopf- und Rumpfgelenke

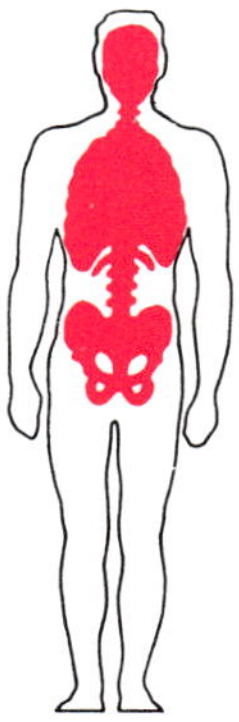

Die meisten Gelenke dieser Körperregion sind in der Art ihrer Bewegungen wenig spezialisiert, sie halten jedoch viel Gewicht und Zugkraft aus.

DAS KIEFERGELENK

Dieses Gelenk verbindet den Unterkieferknochen mit dem Schläfenbein. Mit diesem Gelenk führen wir unsere Kaubewegungen durch. Es ermöglicht die Auf- und Abwärtsbewegung des Unterkiefers und läßt zugleich seitliche Bewegungen nach vorne sowie nach hinten zu. Die Gelenkoberfläche des Kiefers ist abgerundet. Zwischen den Gelenkflächen liegt eine Gelenk-Bandscheibe. Mehrere Bänder halten den Kiefer in seiner richtigen Position.

KOPF-GELENKE

Hier gibt es mehrere Gelenke mit unterschiedlichen Aufgaben:

- Sie müssen dem Kopf eine große Beweglichkeit in alle Richtungen ermöglichen.

- Sie müssen widerstandsfähig genug sein, damit das Rückenmark unbeschädigt bleibt, wenn solche Schäden auch nicht gleich den unmittelbaren Tod bedeuten.

Das Hinterhaupt-Atlas-Gelenk verbindet das Hinterhaupt mit dem ersten Halswirbel (Atlas). Im Hinterhaupt befinden sich Gelenkoberflächen, die mit denen des Atlas verbunden sind.

Das Atlas-Axis-Gelenk verbindet den Atlas mit dem zweiten Halswirbel (Axis). Die unteren Gelenkflächen des Atlas sind mit den oberen Gelenkflächen des Axis verbunden.

DIE WIRBEL-RIPPEN-GELENKE

Die Rippen sind mit der Wirbelsäule über zwei Gelenke mit den Wirbelkörpern und den Querfortsätzen der Wirbel verbunden. Dies ermöglicht auf- und absteigende Bewegungen und damit auch die Atembewegungen. Die Verbindung dieser Knochen wird durch mehrere Wirbel-Rippen-Bänder stabilisiert.

DAS BRUSTBEIN-SCHLÜSSELBEIN-GELENK UND DIE BRUSTBEIN-RIPPEN-GELENKE

Sie verbinden das Brustbein mit dem Schlüsselbein bzw. mit den Rippen.

(Brustbein-)Schlüsselbein-Gelenk: Das Schlüsselbein ist gelenkig mit dem oberen Rand des Brustbeins verbunden. Zur Stabilisierung dienen mehrere Bänder zwischen Schlüsselbein und Brustbein bzw. Rippen. Dazwischen befindet sich eine Gelenk-Bandscheibe. Dieses Gelenk ermöglicht die vielfältigen Schulterbewegungen.

Brustbein-Rippen-Gelenke: Diese Knochen sind über Knorpel miteinander verbunden. Die sieben ersten Rippen haben ihren eigenen Knorpel (echte Rippen), die restlichen Rippen haben einen gemeinsamen Knorpel.

Diese Gelenke führen nur sehr eingeschränkte Bewegungen durch.

DAS KREUZ-DARMBEIN-GELENK

Das Gelenk zwischen Kreuzbein und Hüfte ist unbeweglich, doch kann darauf eine unheimliche Kraft wirken. Über dieses Gelenk wird das Körpergewicht auf das Becken und die unteren Gliedmaßen übertragen. Deshalb müssen die Bänder hier besonders fest sein. Dieses Gelenk ist nicht glatt, sondern rauh. Die Gelenkkapsel ist sehr straff und fest. Die Bänder reichen von der Hüfte bis zur Wirbelsäule und zum Kreuzbein.

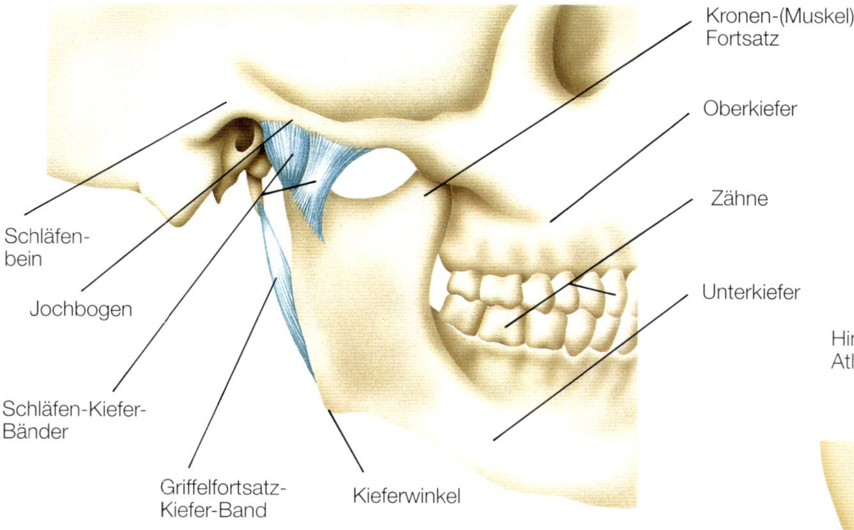

Kiefergelenk

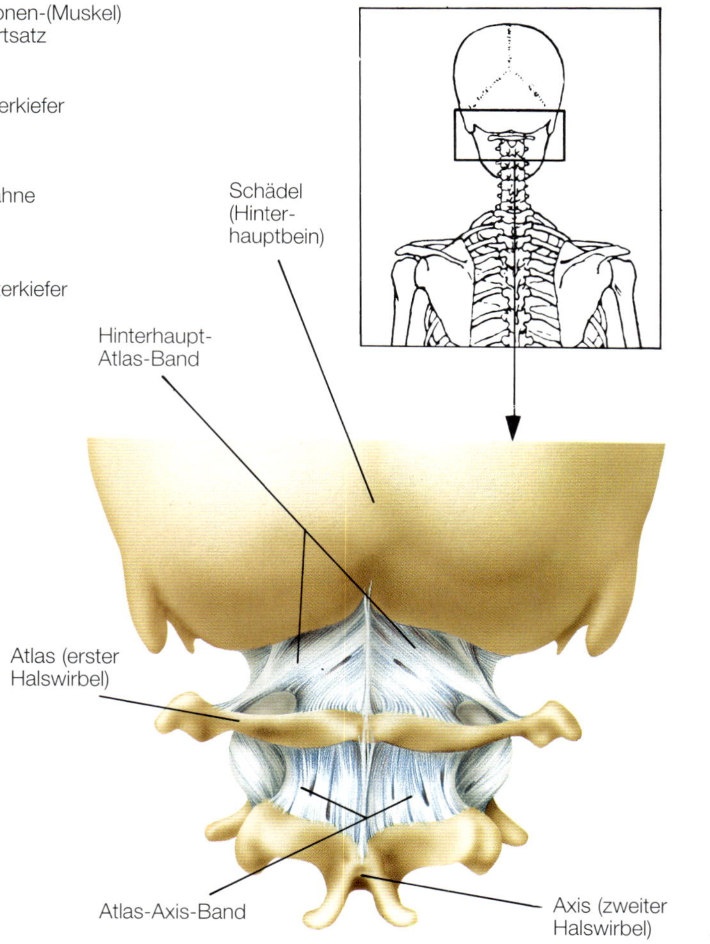

Kopf-Gelenke

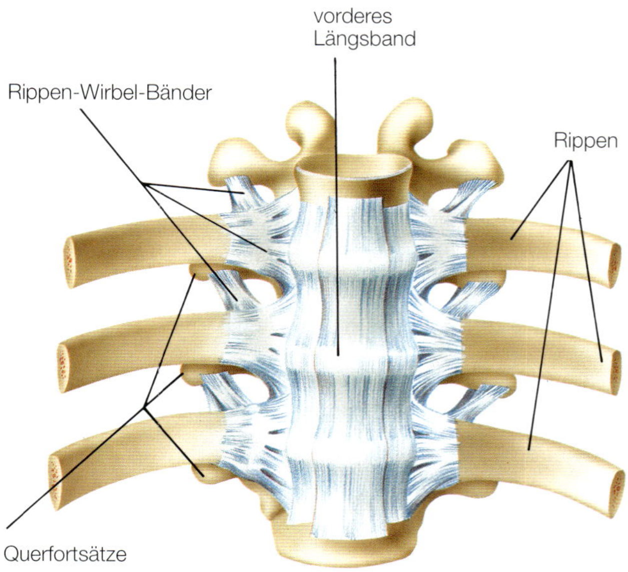

Wirbel-Rippen-Gelenke

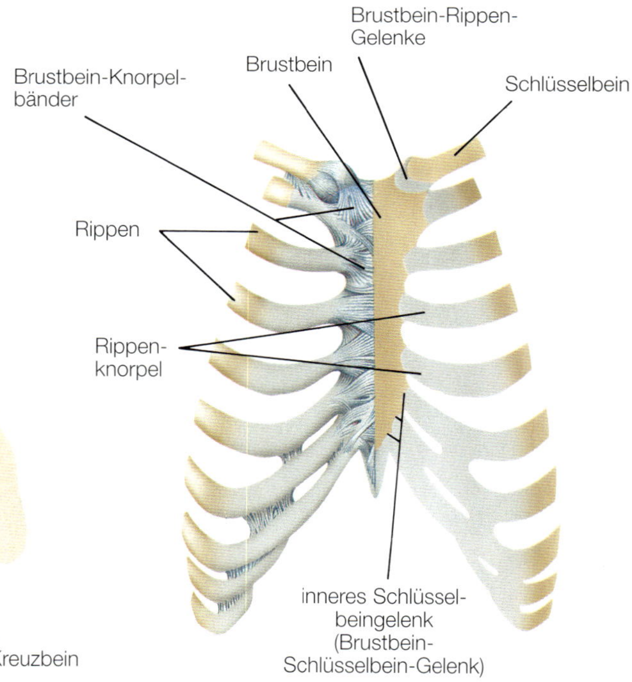

Brustkorbgelenke

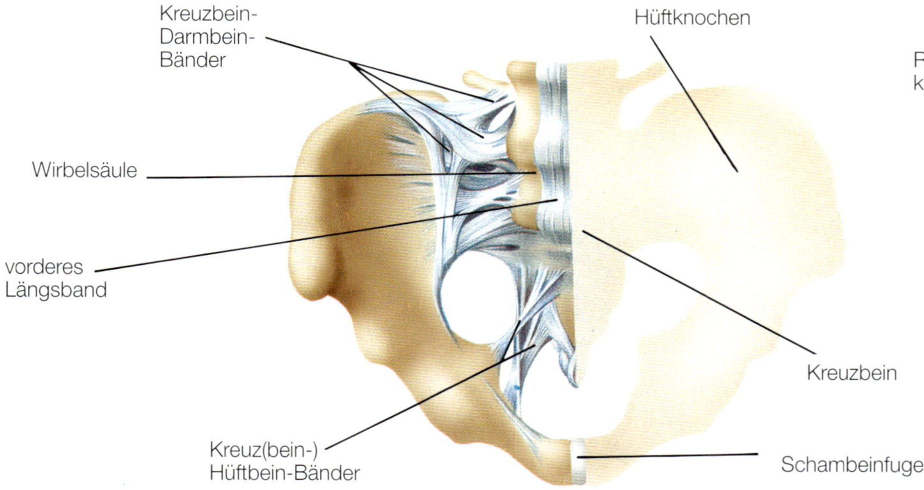

Kreuz-Darmbein-Gelenk

Die Gelenke der oberen Gliedmaßen

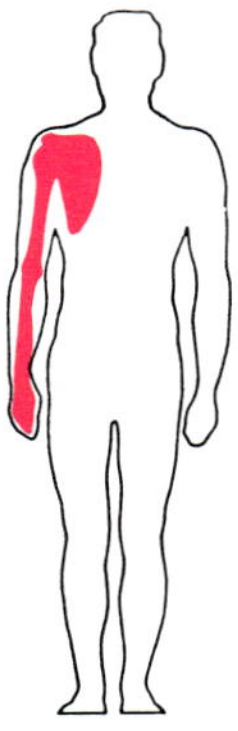

DAS SCHULTERGELENK

Das Schultergelenk ermöglicht dem Arm Bewegungen in alle Richtungen: Heben und Senken, Bewegungen nach vorne, nach hinten und Kreisbewegungen. Folgende Gelenke befinden sich in der Schulter:

Das (Schulter-)Schlüsselbein-Gelenk: An einem kräftigen Knochenfortsatz der Schulterhöhe (Akromion), Endstück der Schultergräte, befindet sich eine kleine Gelenkfläche. Sie steht mit einer Gelenkfläche am äußeren Ende des Schlüsselbeins in Verbindung, die eine ähnliche Form aufweist. Die durch mehrere Bänder verstärkte Gelenkkapsel sorgt dafür, daß diese Knochen fest miteinander verbunden sind.

Das Schulter-Gelenk: Dieses Gelenk verbindet das Schulterblatt mit dem Oberarmknochen. Es ist das Gelenk mit dem größten Bewegungsspielraum. Die Gelenkflächen sind:

- der Kopf des Oberarmknochens: Er hat wie bei allen Kugelgelenken eine runde Form.

- der Gelenkpfanne des Schulterblatts: Es handelt sich um eine konkave Vertiefung, die mit Fasergewebe umgeben ist, die Pfannen- (oder Gelenk-)lippe genannt wird. An ihrem oberen Rand ist die Sehne des Bizeps befestigt. Diese Sehne verläuft in einer Sehnenscheide durch das Innere des Gelenks. Die Gelenkkapsel, durch die die Bizepssehne hindurchzieht, umhüllt beide Gelenkflächen völlig. Starke Verstärkungsbänder halten den Oberarmknochen und das Schulterblatt zusammen. Dennoch ist es bei bestimmten Krafteinwirkungen relativ leicht möglich, daß der Oberarmkopf aus der Gelenkpfanne springt. Diese nennt man Schulter-Ausrenkung.

DAS ELLENBOGENGELENK

Am Ellenbogen befinden sich drei sehr verschiedenartige Gelenke. Eine Gelenkkapsel hüllt alle drei, die einen einzigen Gelenkinnenraum bilden, ein:

Das Oberarm-Ellen-Gelenk: Dieses Gelenk gehört zu den Scharniergelenken. Es ermöglicht einzig und allein Beuge- und Streckbewegungen.

Das Oberarm-Speichen-Gelenk: Es besteht aus dem Oberarmköpfchen, das in der Speichengrube ruht.

Das Ellen-Speichen-Gelenk: Die oberen Endstücke sind über zwei Gelenkflächen miteinander verbunden. Von einem funktionellen Standpunkt aus betrachtet führt das Ellenbogengelenk zwei Bewegungstypen aus: Beuge- und Streckbewegungen sowie Rotationsbewegungen (Einwärts- und Auswärtsdrehungen) um die Längsachse. Die Rotationsbewegungen kommen folgendermaßen zustande: Die Elle bleibt fest in einer bestimmten Position und wird gleichzeitig vorne von der Speiche x-förmig überkreuzt. So wird das Drehen der Hand ermöglicht.

DIE GELENKE DER HANDWURZELKNOCHEN

In der Handwurzel befinden sich folgende Gelenke:

- das untere Ellen-Speichen-Gelenk
- das Speichen-Handwurzel-Gelenk
- die Handwurzel-Gelenke
- die Handwurzel-Mittelhand-Gelenke

Die meisten Gelenkflächen sind flach und bilden Gleit-Gelenke. Die Knochen in diesem Körperbereich bleiben durch viele stabilisierende Bänder miteinander verbunden.

DIE FINGERGELENKE

Bei diesen Gelenken handelt es sich um Scharniergelenke. Ihre Gelenkkapseln sind ziemlich locker, seitlich sind sie jedoch durch Bänder verstärkt.

Schultergelenk

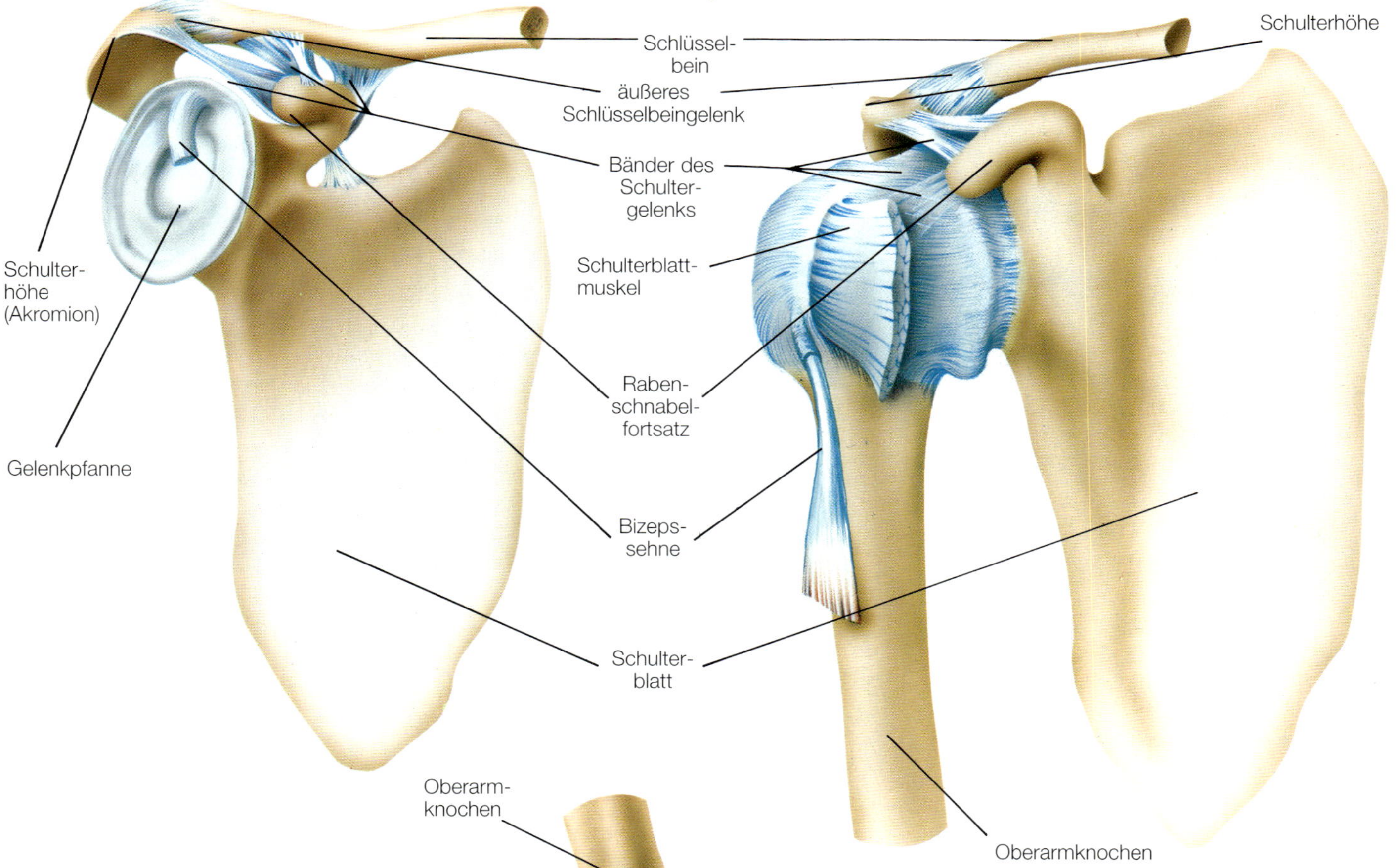

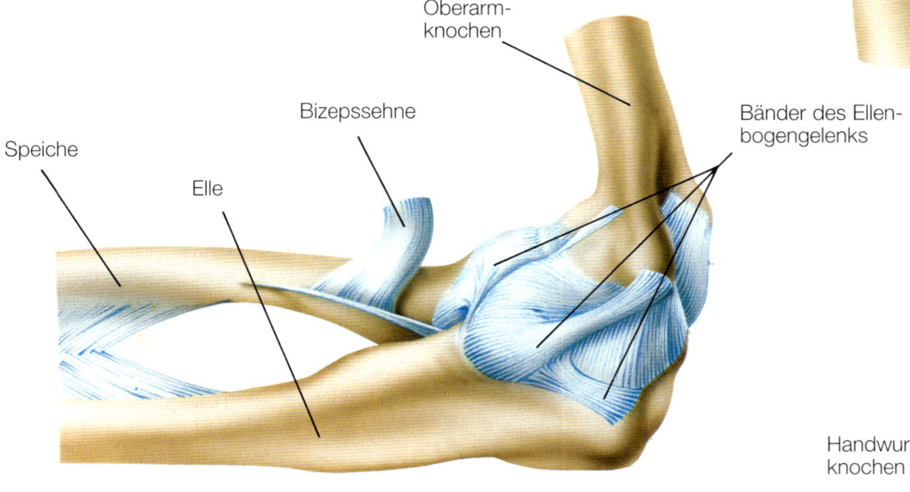

Ellenbogengelenk

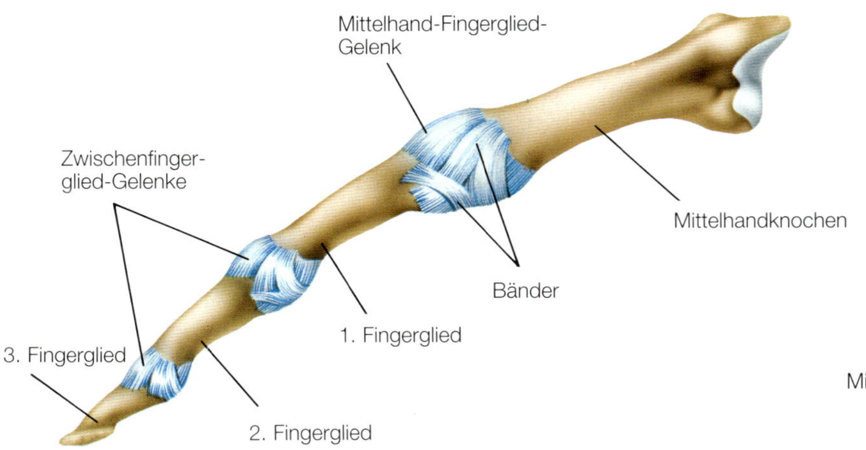

Fingergelenke

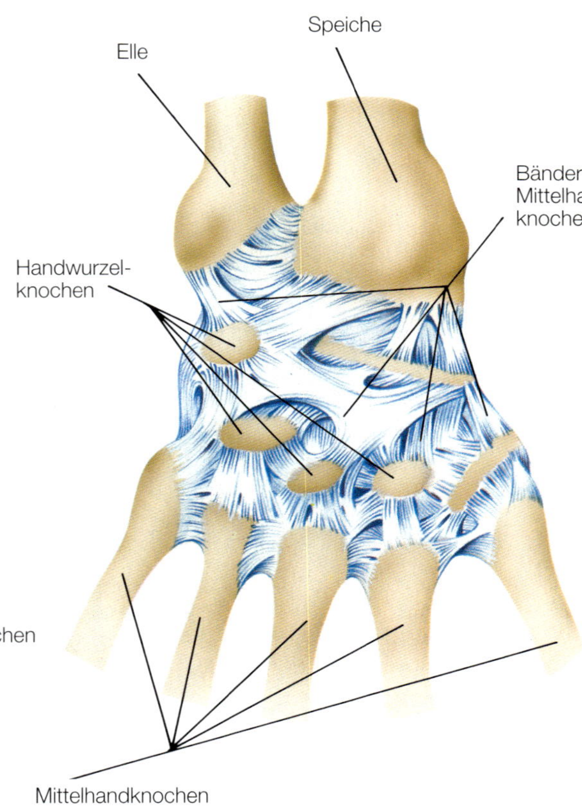

Mittelhandgelenke

Die Gelenke der unteren Gliedmaßen

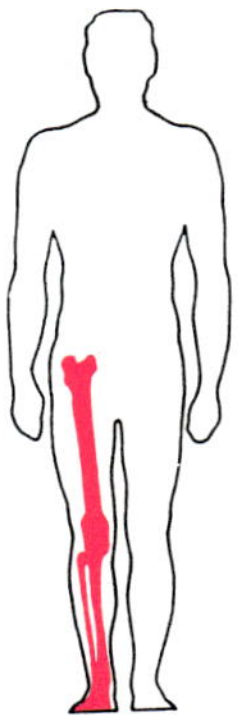

Die Gelenke der unteren Gliedmaßen ermöglichen uns die Fortbewegung und die direkte Kontaktaufnahme mit anderen Lebewesen. Sie sind für unseren aufrechten Gang verantwortlich. Da auf diese Gelenke große Kräfte wirken, werden sie stark beansprucht. Deshalb weisen sowohl das Knie als auch die Hüfte häufig Verschleißerscheinungen auf.

DAS HÜFTGELENK

Dieses Gelenk besteht aus dem Hüftkopf des Oberschenkelknochens und der Gelenkpfanne des Hüftknochens. Der halbrunde Hüftkopf liegt in der Gelenkpfanne. Den Rand der Gelenkpfanne des Hüftknochens umgibt eine faserknorpelige Pfannenlippe. Diese Pfannenlippe umfaßt den Hüftkopf und schließt mit dem freien Lippenrand den Gelenkspalt luftdicht ab. Die Kapsel dieses Gelenks ist die widerstandsfähigste im gesamten Organismus. Verschiedene Bänder halten die Knochen fest zusammen. Eines der Bänder befindet sich direkt im Gelenk, es verläuft zwischen der Mitte der Gelenkfläche des Hüftkopfes und dem Pfannengrund.

DAS KNIEGELENK

Dieses größte Gelenk funktioniert sehr kompliziert und ist eines der komplexesten im gesamten Organismus. Seine Gelenkflächen sind folgende:

- vom Oberschenkelknochen die abgerundeten Gelenkhöcker, die sich am unteren Endstück des Knochens befinden.
- vom Schienbein zwei Gelenkflächen.

Sie sind durch einen nicht überknorpelten Scheitel, der zwei Knochenzacken trägt, voneinander getrennt. Um eine bessere Funktion des Gelenks zu erzielen, befinden sich zwischen den beiden Gelenkoberflächen faserknorpelige Scheiben, die Menisken des Knies. Auf jeder der beiden Gelenkhöcker des Oberschenkels befindet sich ein Meniskus. Der Außenmeniskus (auf der Außenseite des Knies), hat eine große Aussparung in seiner Mitte, ist ringförmig. Der Innenmeniskus ist halbmondförmig und größer als der Außenmeniskus. Wenn das Bein gebeugt wird, verlagert sich die Schienbeinebene nach hinten. Die Menisken bleiben dabei den Oberflächen der Gelenkhöcker des Oberschenkelknochens ausgelagert und gleiten über die Gelenkflächen des Schienbeins. Die Menisken können sehr schnell reißen, besonders dann, wenn die Beuge-Streck-Bewegungen mit Rotationsbewegungen kombiniert sind. Der Oberschenkelknochen und das Schienbein sind über starke Bänder miteinander verbunden, die eine seitliche Beugebewegung verhindern und die Streckbewegung begrenzen. Im Inneren des Gelenks befinden sich zwei Bänder, die Kreuzbänder, die für die Stabilität des Gelenks sehr wichtig sind.

DIE FUSSGELENKE

Wie an der Hand befinden sich auch am Fuß viele Gelenke. Sie müssen das gesamte Körpergewicht tragen. Meistens sind die Gelenkflächen flach. Die Bänder in dieser Körperregion sind kurz und sehr widerstandsfähig. Abgesehen von großem Gewicht müssen sie die gewölbeförmige Anordnung der Knochen aufrechterhalten. Schwache Bänder können zu einer Senkung des Fußgewölbes führen, zum sogenannten Plattfuß.

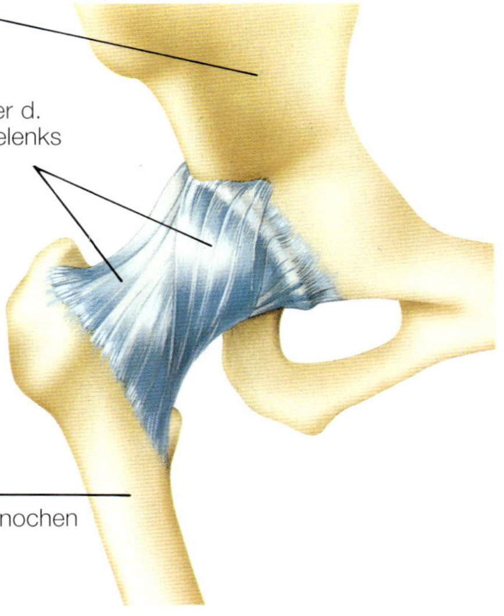

Hüftgelenk

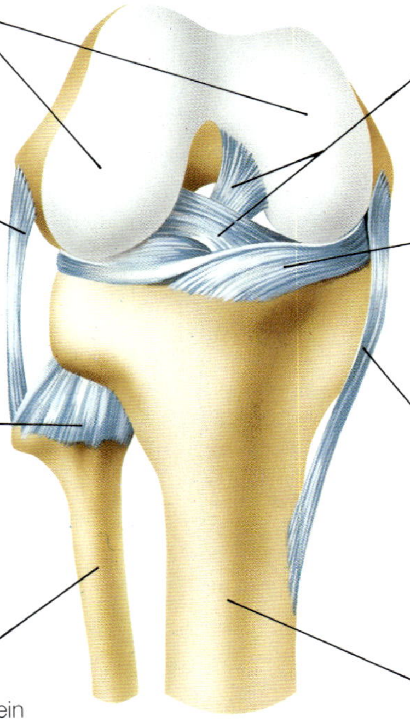

Kniegelenk (bei einer 90° -Beugung)

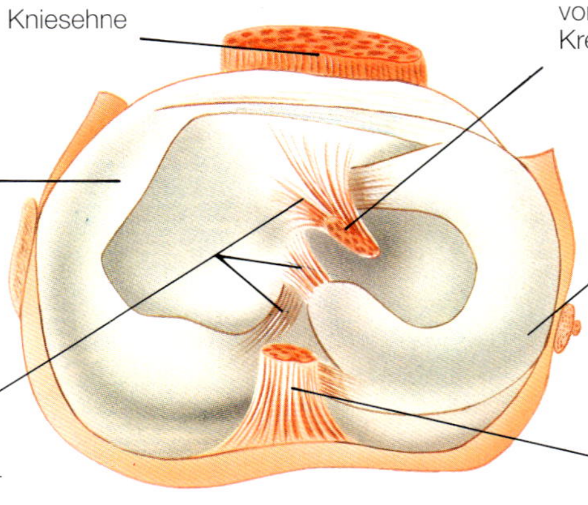

Kniegelenk. Schienbeinoberseite

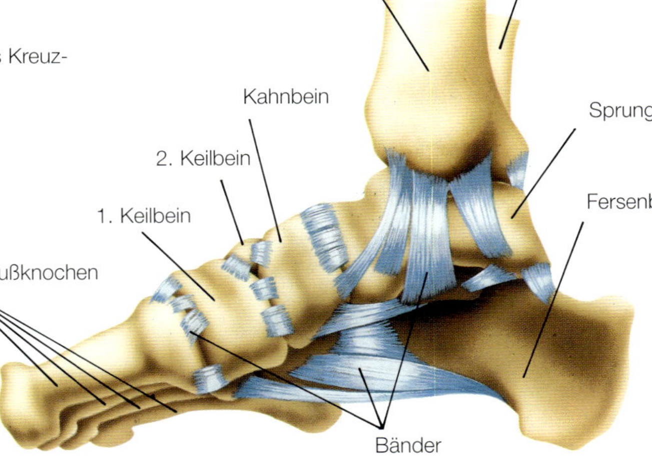

Fußgelenke (Innenseite)

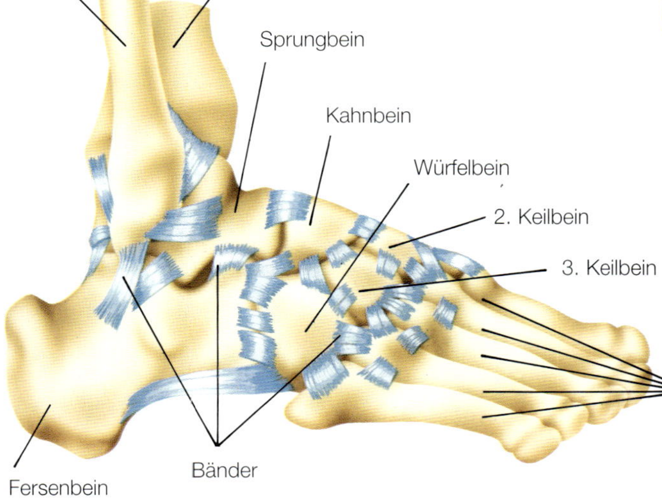

Fußgelenke (Außenseite)

Allgemeines über das Muskelsystem (I)

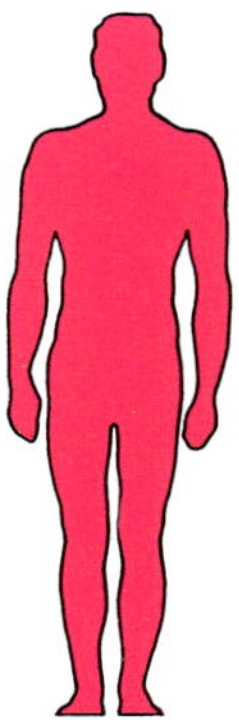

Die Gesamtheit der Muskeln in unserem Körper bezeichnen wir als Muskulatur (Muskelsystem). Sie hat die Aufgabe, auf die vom Nervensystem eintreffenden willentlichen Befehle eine Bewegung auszuführen. Wenn wir von Muskulatur sprechen, beziehen wir uns konkret auf die quergestreifte Muskulatur. Ihr Name leitet sich von den Streifen ab, die quer zur Richtung der Muskelfasern verlaufen und die man im Mikroskop sehen kann.

Neben der quergestreiften Muskulatur gibt es noch die glatte Muskulatur. Sie hat keine Streifen. Ihre Hauptaufgabe ist es, nicht dem Willen unterworfene Befehle auszuführen. Glatte Muskeln findet man vor allem in den Innenorganen (Darm, Harnleiter usw.). In unserem Organismus gibt es ungefähr 400 Muskeln. Sie stellen 35-40 % des Gesamtkörpergewichts dar. Die Muskeln befinden sich an den verschiedensten Körperelementen:

- an den Knochen. Sie sind entweder direkt oder über Sehnen mit ihnen verbunden. Sehnen sind sehr widerstandsfähige fasrige Bänder, von denen das eine Ende mit dem Muskel und das andere mit dem Knochen verbunden ist.

- an den flächenhaften Sehnen (Aponeurosen). Hierbei handelt es sich um sehr breite Bänder. Ein Beispiel dafür sind die Muskeln der Bauchwand.

- an der Haut. Zum Beispiel die sogenannten Hautmuskeln.

- an den Schleimhäuten. Zum Beispiel die Zungenmuskeln.

Die Größe eines Muskels hängt von der Arbeit ab, die er verrichten muß. Körperliche Arbeit verursacht eine Zunahme der Muskelmasse (Hypertrophie), körperliche Untätigkeit führt zu einem Rückgang der Muskelmasse (Atrophie).

DIE MUSKELKONTRAKTION

Die Muskeln ziehen sich zusammen, wenn sie vom Nerv einen elektrischen Reiz empfangen. Wie kommt diese Kontraktion zustande? Der Muskel setzt sich aus kleinen Muskelfasern zusammen. Jede von ihnen verfügt über Hunderte oder Tausende von Muskelfibrillen. Jede Muskelfibrille besteht aus zwei unterschiedlichen Eiweißfäden, dem Aktin und Myosin, die teilweise ineinandergreifen. Beim Eintreffen eines Nervenreizes erhöht sich der Grad der Überlappung dieser Eiweißfäden. Dies führt zu einer Verkürzung der Muskellänge, zu einer Kontraktion.

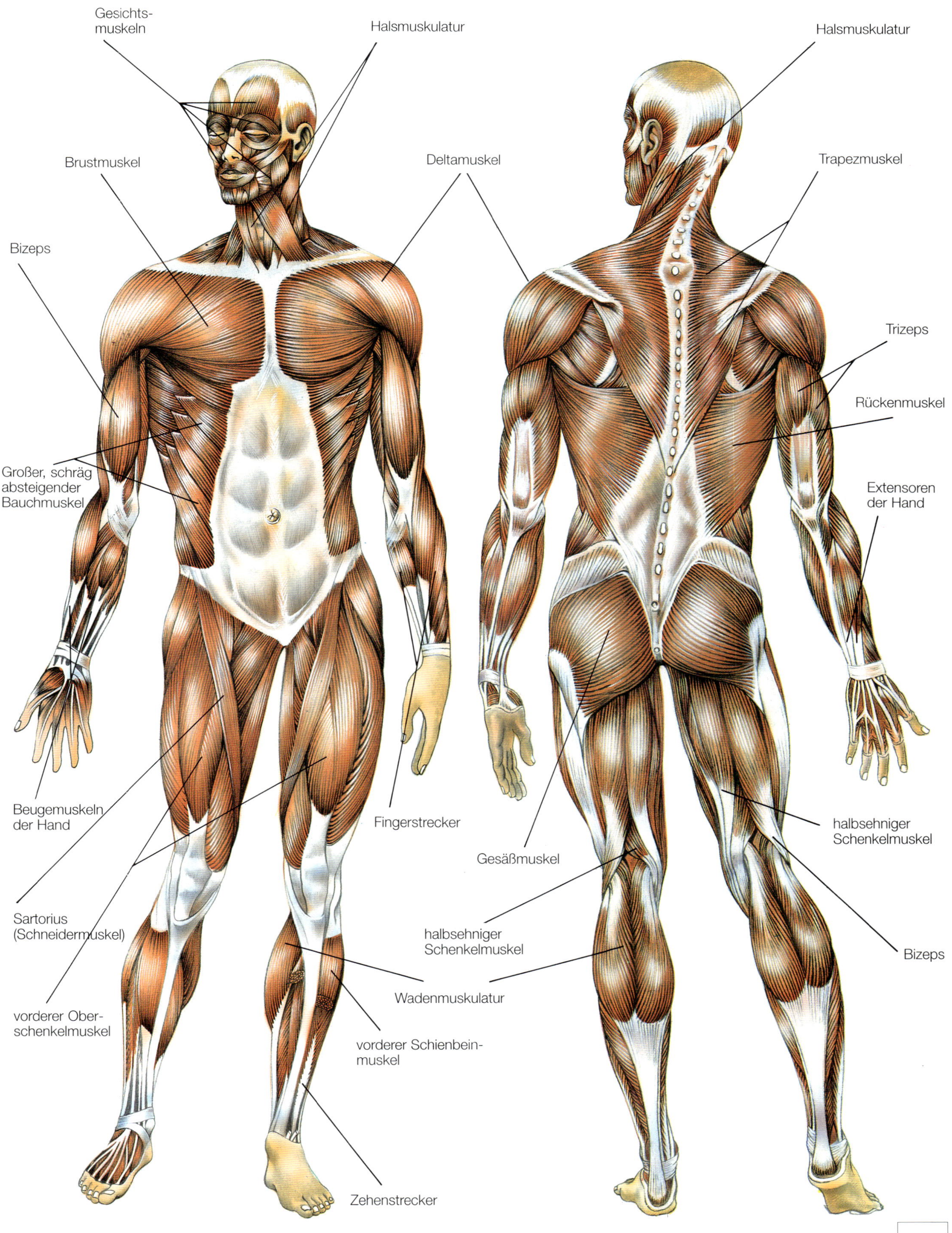

Vorderansicht **Hinteransicht**

Allgemeines über das Muskelsystem (II)

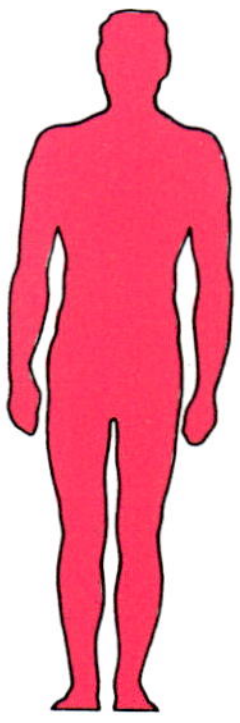

MUSKELTYPEN

Die Muskeln des menschlichen Körpers weisen viele unterschiedliche Formen auf. Man kann sie unter Berücksichtigung ihrer Form und ihrer Befestigung in unterschiedliche Gruppen einteilen. Im Hinblick auf ihre Form lassen sich die Muskeln wie die Knochen in die drei folgenden Gruppen einteilen:

Lange Muskeln: Sie sind spindelförmig. Ihre Länge übertrifft ihre Breite und Dicke bei weitem. Sie befinden sich hauptsächlich in den Gliedmaßen und führen weite, schnelle Bewegungen aus.

(Plane) flache Muskeln: Sie sind sehr flach und breit und befinden sich hauptsächlich an der Brustkorb- und Bauchwand. Ihre Aufgabe ist es, die großen Körperhohlräume wie den Brustkorb und den Unterleib zu umhüllen.

Kurze Muskeln: Sie sind klein und haben unterschiedliche Formen. Angesiedelt sind sie vor allem um die Wirbelsäule. Sie führen kurze, jedoch kräftige Bewegungen durch.

Betrachten wir die Befestigung der Muskeln an den Sehnen, so entdecken wir Muskeln, die in der Höhe ihrer entsprechenden Sehnen zwei- oder dreifach verzweigt sind. Es gibt Muskeln mit einer Hauptsehne, deren Form an eine Vogelfeder erinnert, Muskeln mit Quersehnen, Muskeln mit einer langen Sehnenplatte usw.

DIE KÖRPERBEWEGUNGEN

Alle Körperbewegungen sind das Ergebnis von Muskelkontraktionen. Sie funktionieren nach einem komplexen Hebelsystem, das aus den Knochen und Gelenken besteht. Wir beschreiben hier die drei möglichen Hebeltypen mit Beispielen, die ihr Verständnis erleichtern.

1. Hebeltyp: Der Stützpunkt befindet sich zwischen der Kraft und der Gegenkraft. So beispielsweise wirkt das Gewicht des Kopfes (die Schwerkraft) (g) als Gegenkraft zur Kraft der Nackenmuskulatur (k), wobei die Wirbelsäule zum Drehpunkt (s) wird.

2. Hebeltyp: Die Gegenkraft wirkt zwischen der Kraft und dem Drehpunkt (s). So ist beispielsweise der Fuß (s) auf den Boden gestützt; das Körpergewicht (g) drückt auf die Beinknochen; die Kontraktion der Zwillingsmuskeln (k) hebt den Körper an.

3. Hebeltyp: Die Kraft wirkt zwischen der Gegenkraft und dem Drehpunkt. So beispielsweise drehen Elle und Speiche um den Oberarmknochen im Ellenbogengelenk (s); der Bizeps (k) kontrahiert und überbietet das Gewicht des Unterarms (g).

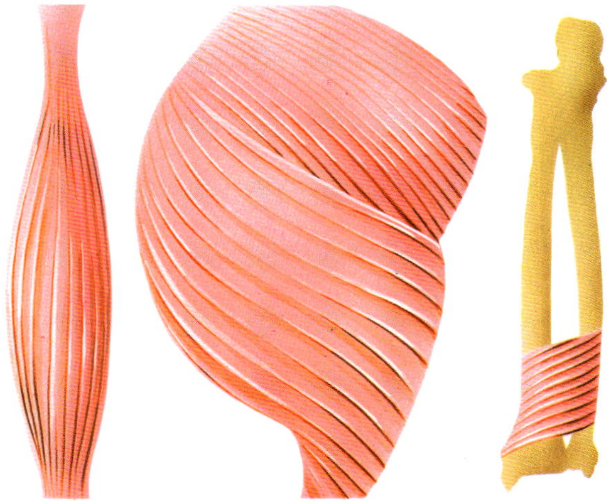

lange (spindelförmige) Muskeln **plane Muskeln** **kurze Muskeln**

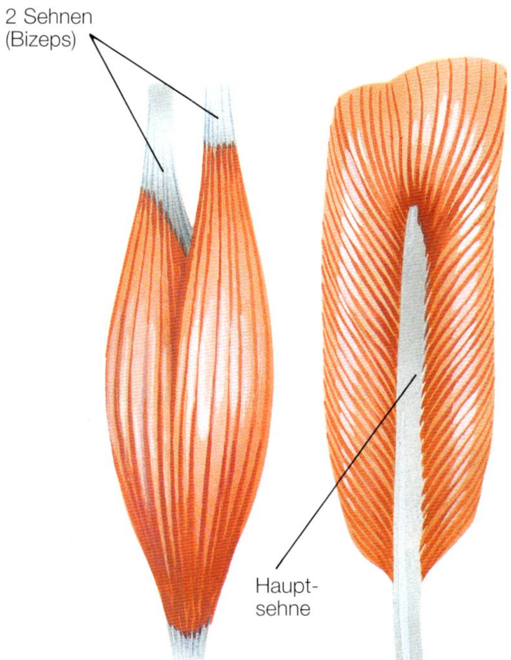

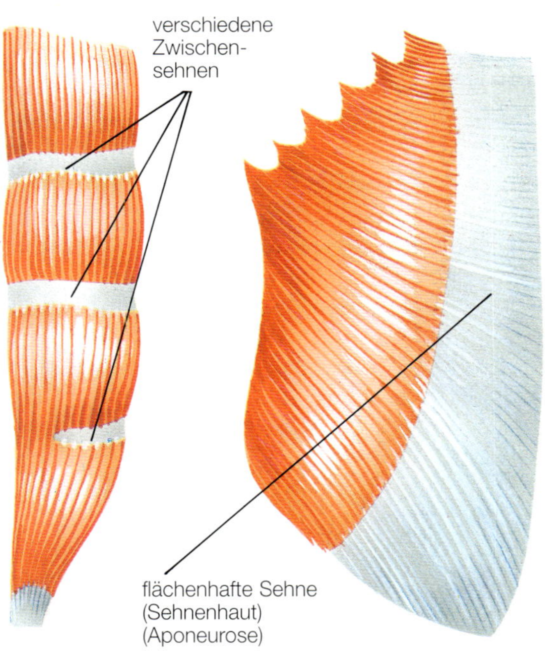

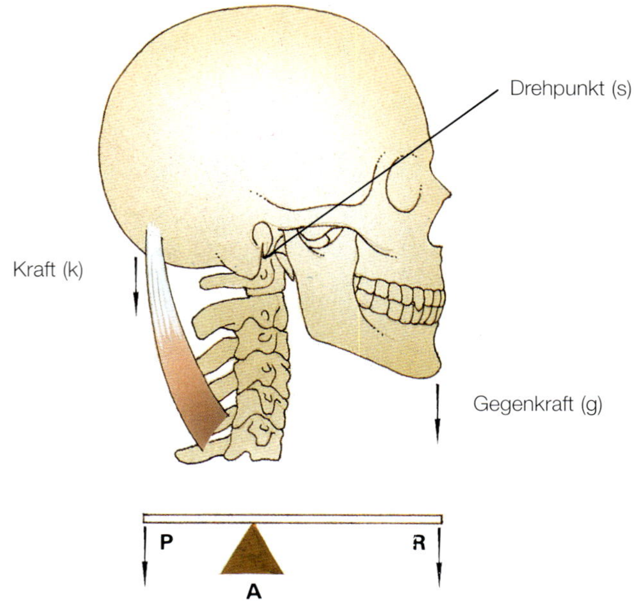

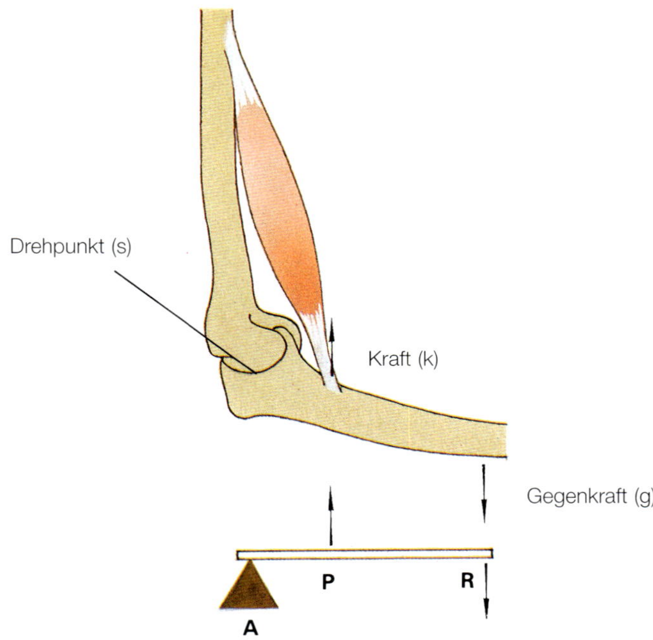

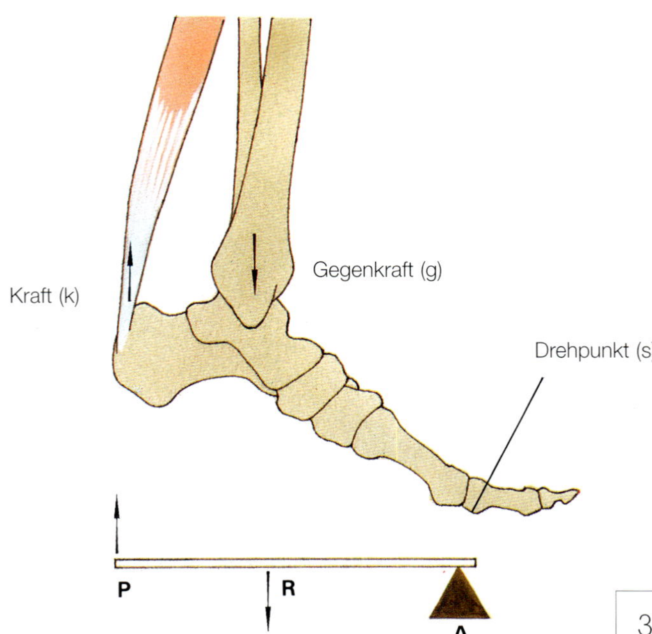

Die Kopf- und Halsmuskeln

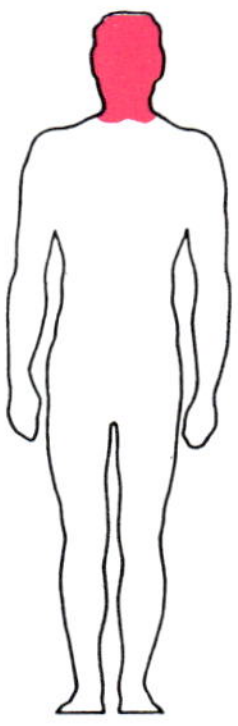

Wir können hier keine vollständige Beschreibung des Muskelbaus geben. In unserem Körper gibt es viele Muskeln; eine detaillierte Untersuchung aller Muskeln würde den Rahmen dieses Werks sprengen. Wir beschreiben deshalb nur die wichtigsten Muskelzonen.

DIE KOPFMUSKELN

Wir lassen hier die Kaumuskeln außer acht, die an späterer Stelle als dem Verdauungsapparat zugehörig besprochen werden. Die meisten Schädel- und Gesichtsmuskeln haften direkt an der Haut an, es sind plane Muskeln, die nur wenig Kraft ausüben können. Beim Menschen gibt aufgrund seiner Gesten und Gebärden die mimische Muskulatur in den verschiedenen Gesichtspartien wichtige Auskunft über den Gemütszustand. Deshalb wissen wir immer, in welchem Gemütszustand sich unsere Mitmenschen gerade befinden. Diese gestischen Bewegungen können sehr komplex sein. Die Menschen besitzen im Gesichtsbereich wesentlich mehr Muskeln als die Tiere.

DIE HALSMUSKELN

Der Kopf ist ein Körperteil, der in alle Richtungen Bewegungen ausführt. Die Halsmuskeln haben die Aufgabe, diese Bewegungen zu ermöglichen. Zum einen sind sie mit dem Rumpf verbunden, zum anderen mit den verschiedenen Bereichen des Kopfes. Die Nackenmuskulatur funktioniert analog zu den Muskeln des Rumpfs. Die Halsmuskeln lassen sich in drei Gruppen einteilen:

seitliche Halsmuskeln: Sie sind dick und kräftig.

Zungenbeinmuskeln: Hierbei handelt es sich um die Muskeln der Halsvorderseite, die am Zungenbein ansetzen.

Prävertebrale Muskeln: Sie befinden sich hinter der Wirbelsäule und ermöglichen die Beugung des Kopfes. Die meisten von ihnen weisen unterschiedliche Anteile auf, die an den verschiedenen Bereichen der Wirbel oder der oberen Rippen befestigt sind.

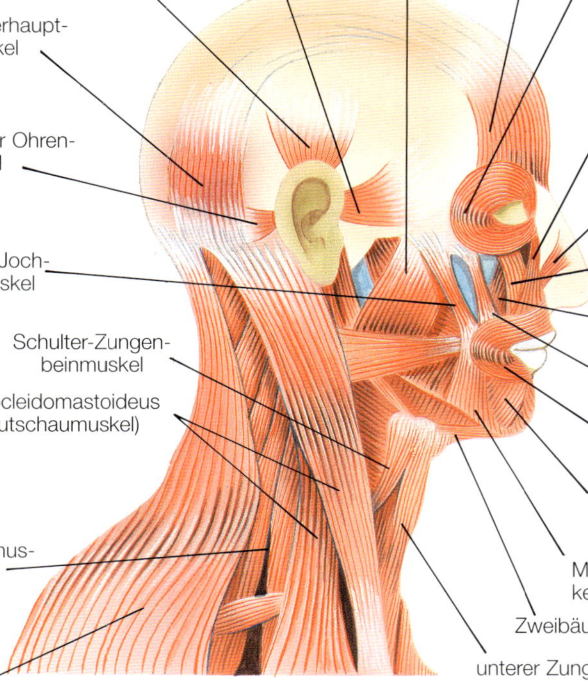

Gesichtsmuskeln

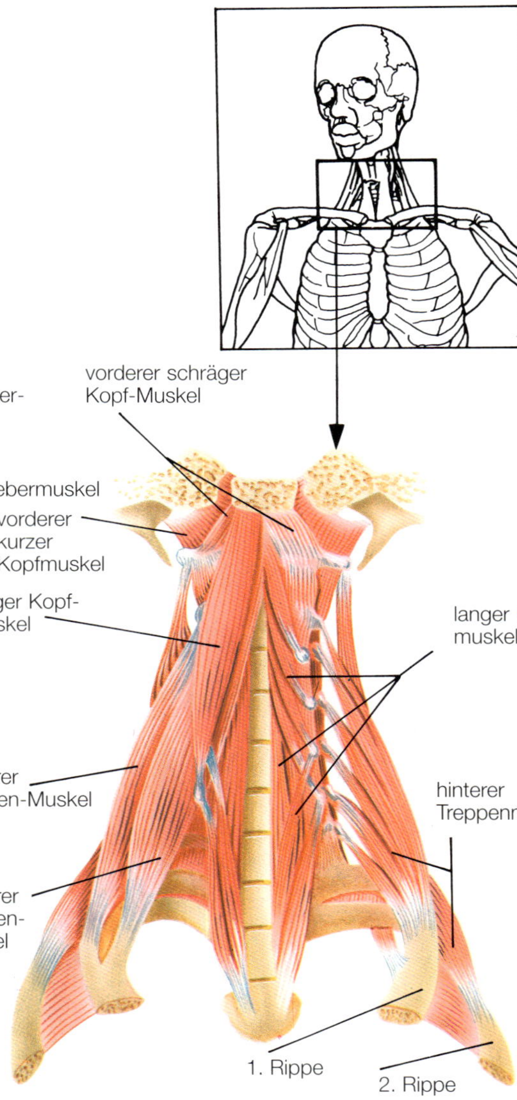

Halsmuskeln

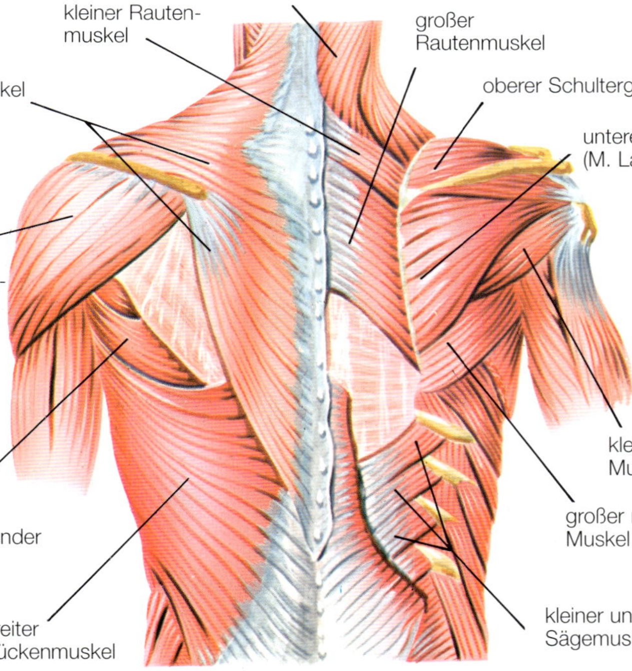

Ansicht oberste Schicht

Ansicht mittlere Schicht

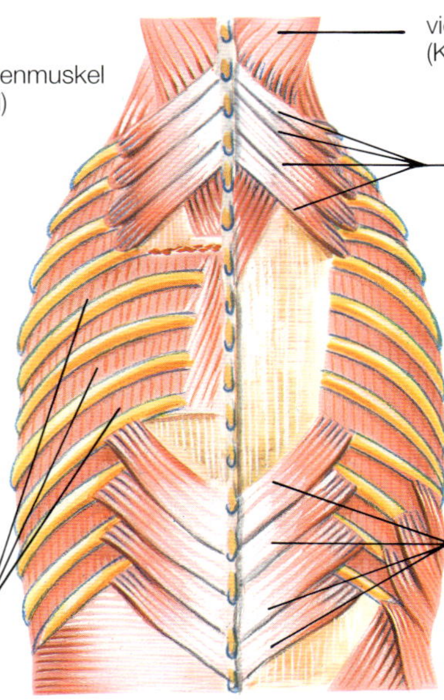

Ansicht tiefere Schicht

RUMPFMUSKELN

Die Muskeln des Rumpfs

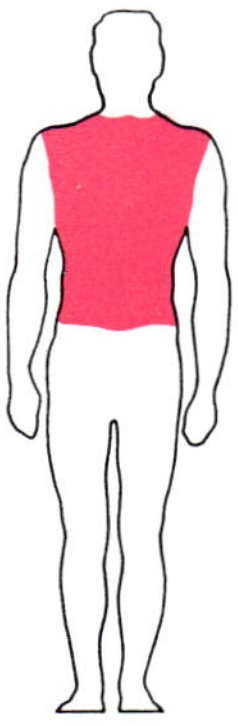

DIE HINTEREN RUMPFMUSKELN

Aufgabe der Rumpfmuskulatur ist es, Wirbelsäule und Kopf aufrecht zu halten und die Beweglichkeit der Schultern zu gewährleisten. Die wichtigsten Muskeln sind hier:

der Trapezmuskel: Er hebt die Schultern an, indem er das Schulterblatt zur Wirbelsäule zieht.

der (M. Latissimus dorsi) breite Rückenmuskel: Er zieht den nach oben gestreckten Arm gegen einen Widerstand nach unten und nach hinten, z. B. beim Rudern.

die Muskeln der Wirbelfortsätze (Dornfortsätze u. Querfortsätze): Sie bilden die tiefe Schicht der Rückenmuskulatur. Sie wirken zusammen und ermöglichen eine aufrechte Körperhaltung. Ihr ständiges Kontrahieren hält den Körper aufrecht, und sie steuern die feinen Bewegungen der einzelnen Wirbelsäulenabschnitte.

DIE MUSKELN DES BRUSTKORBS

Die Muskeln in diesem Körperbereich haben vielfache Aufgaben:

- Sie wirken wie ein Kissen und schützen den Brustkorb dadurch vor Verletzungen.

- Sie erfüllen eine wichtige Funktion bei der Atmung, indem sie die Rippen nach oben ziehen und das Volumen des Brustkorbs vergrößern.

- Einige von ihnen ermöglichen auch die Bewegung der oberen Gliedmaßen. Die wichtigsten dieser Muskeln sind

der große Brustmuskel: Er liegt an der Vorderseite des Brustkorbs am nächsten unter der Hautoberfläche. Er ist sehr breit und hat die Form eines Dreiecks. Er ist am Schlüsselbein, dem Brustbein und den Rippen angehaftet. Er erstreckt sich über diesen Körperbereich und mündet in einer ziemlich dicken Sehne, die an der Vorderseite des Oberarmknochens ansetzt. Er führt folgende zwei Bewegungen durch:

- Senken des Armes nach vorne zu.

- Rotieren des Armes nach innen (einwärts).

der kleine Brustmuskel: Er liegt tiefer, direkt unter dem Brustmuskel. Er entspringt in mehrere Stränge, die an den oberen Rippen befestigt sind. Von hier aus führen seine Fasern, die sich miteinander verbinden und eine Sehne bilden, nach oben zum Rabenschnabelfortsatz des Schulterblattes, an dem er ansetzt. Er kann folgende Bewegungen ausführen:

- **Unterstützende Atmungsbewegungen:** Heben der Rippen bei feststehendem Schulterblatt bei der Einatmung.

- Senken und Drehen des Schulterblattes bei feststehenden Rippen.

der vordere Sägemuskel: Er verbindet die Rippen mit dem Schulterblatt und führt nach denselben Mechanismen wie der vorherige Muskel hauptsächlich zwei Bewegungen durch:

- Unterstützende Atmungsbewegungen, Hebung der Rippen bei der Einatmung.

- Bewegungen des Schulterblattes nach vorne, zur Armhebung.

die Zwischenrippenmuskeln: Hierbei handelt es sich um flache Muskelbänder, die äußerer und innerer Zwischenrippenmuskel genannt werden. Sie führen im gesamten Zwischenrippenraum von der einen Rippe zur nächsten.

DIE BAUCHMUSKELN

Vier Muskeln bilden die Bauchwand. Drei von ihnen sind breite Muskeln, der vierte ist ein langer Muskel, der durch mehrere Quersehnen unterteilt ist.

Die breiten Muskeln sind der äußere und der innere seitliche Bauchmuskel und der schräge Bauchmuskel. Sie liegen in der erwähnten Reihenfolge von außen in die Tiefe. Wenn sie kontrahieren, führen sie zu einer Verengung des Bauchraumes und unterstützten so wie die Atmungsmuskeln auch die Ausatmung. Auch sind sie für das Beugen und Kreisen des Beckens verantwortlich. Sie sind besonders dann von großer Bedeutung, wenn der Druck im Bauchraum ansteigen muß, wie zum Beispiel bei der Geburt oder bei der Ausscheidung (Bauchpresse).

Der vordere Bauchmuskel: Es handelt sich hierbei um einen langen Muskel, der in verschiedene Muskelbäuche aufgeteilt ist. Er überdeckt den vorderen Teil des Bauches. Sein oberes Ende ist mit dem Brustbein und den Rippen verbunden, sein unteres Ende mit dem Schambein (Beckenknochen). Seine wesentliche Aufgabe ist das Beugen des Beckens. Man zählt ihn auch zu den Hilfsmuskeln der Atmung, da er zur Ausatmung beiträgt.

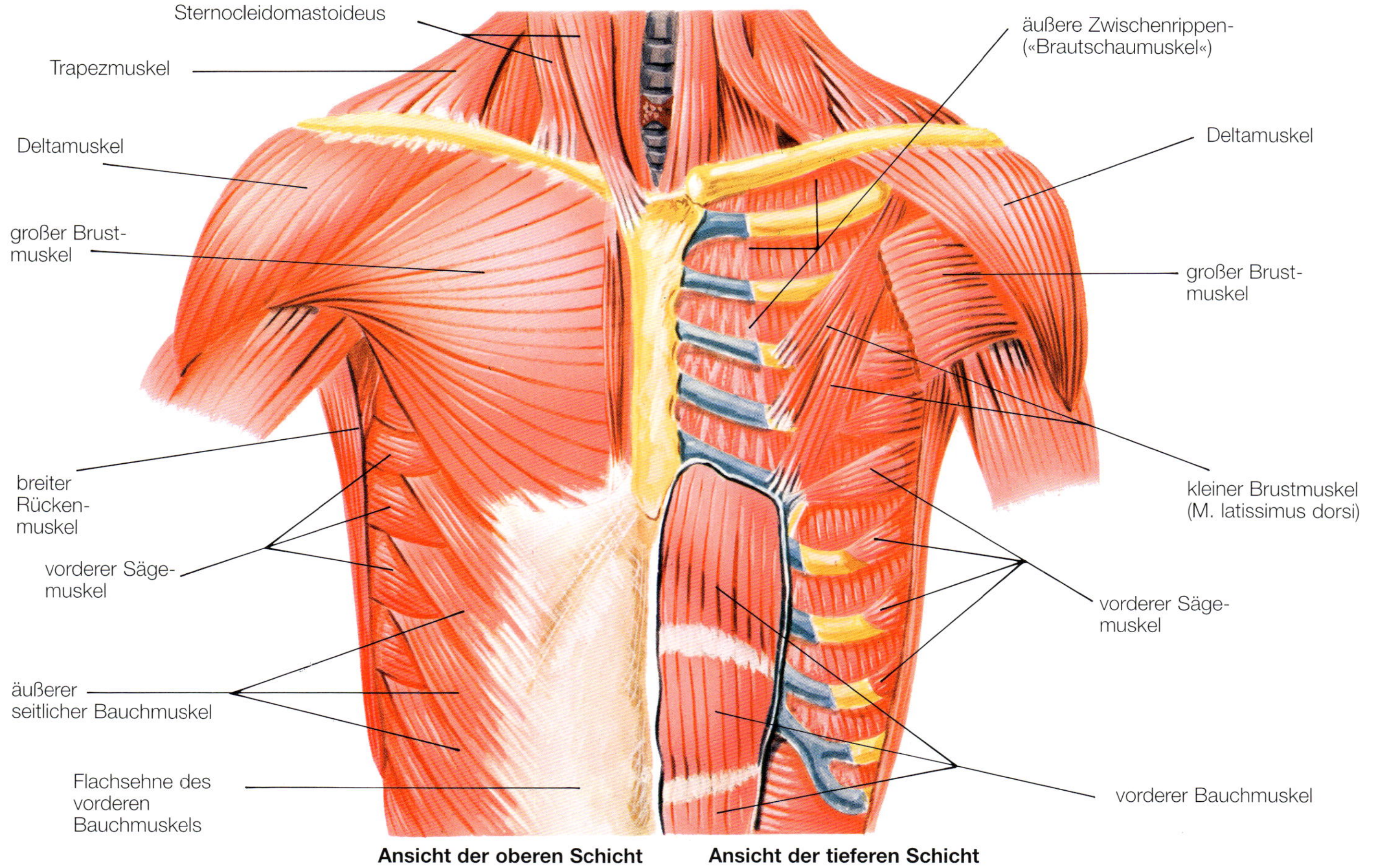

Ansicht der oberen Schicht **Ansicht der tieferen Schicht**

BRUSTKORBMUSKELN

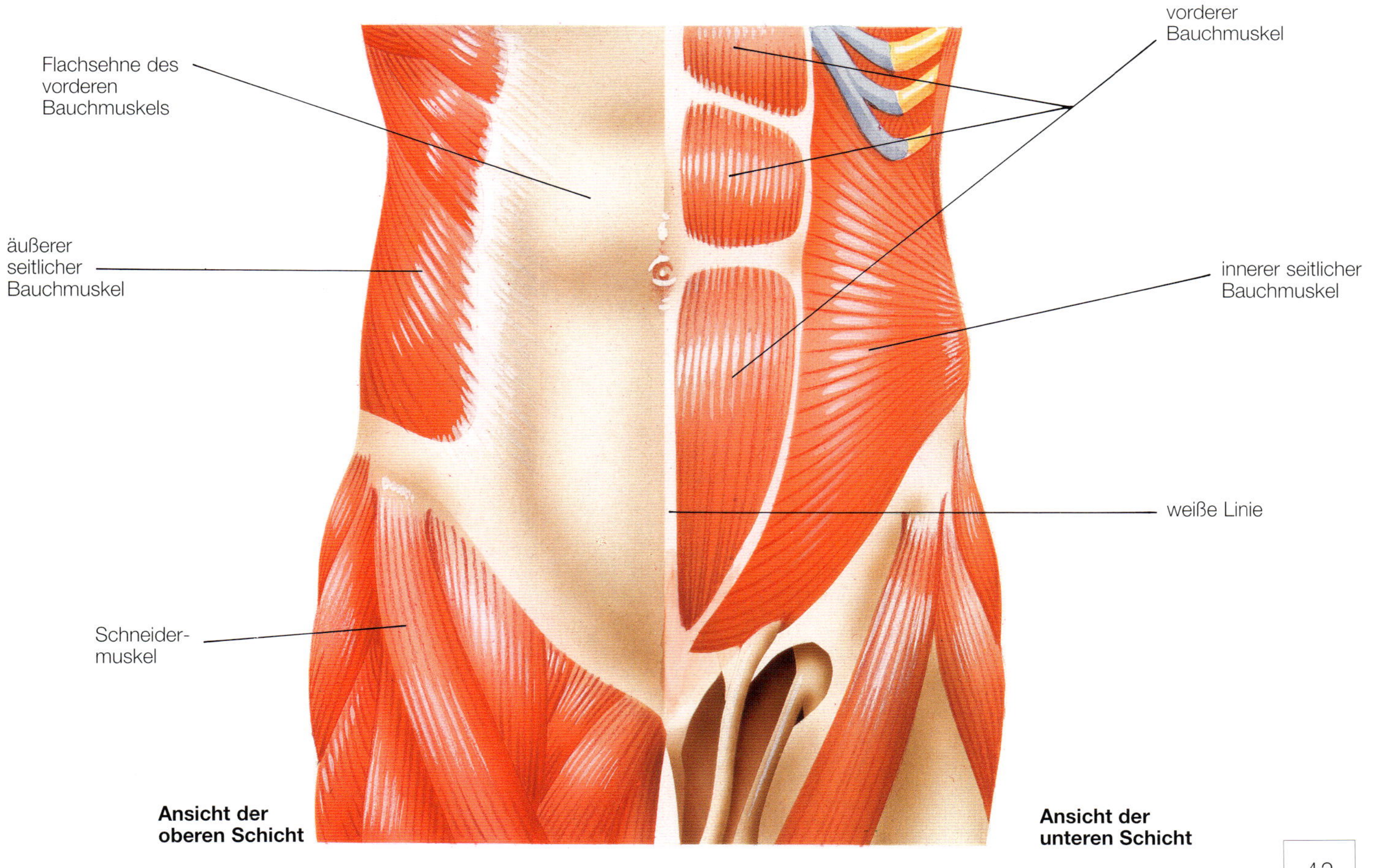

Ansicht der oberen Schicht

Ansicht der unteren Schicht

BAUCHMUSKELN

Die Muskeln der oberen Gliedmaßen

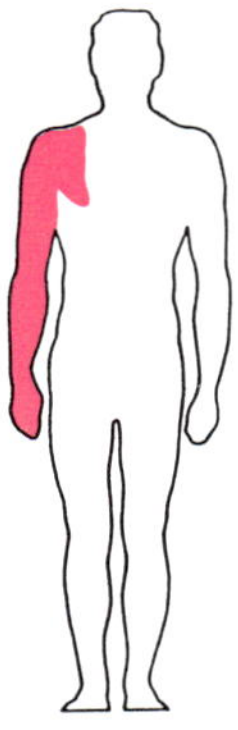

Die oberen Gliedmaßen weisen ein komplexes Muskel- und Sehnengefüge auf. Aufgrund dieser Komplexheit ist die Anatomie der Handwurzel oder der Hand äußerst schwierig.

DIE SCHULTERMUSKELN

Der Deltamuskel (Schulterkappen-Muskel) liegt unter der Hautoberfläche. Er ist flach und konvex, hat eine dreieckige Form und überdeckt alle Muskeln dieses Körperbereichs. Seine breite Basis entspringt vom Schlüsselbein und dem Schulterblatt. Seine Sehne setzt an der Außenseite des Oberarmknochens an. Der Deltamuskel ist der wichtigste Armheber im Schultergelenk.

Der obere Schultergrätenmuskel: Er ist auf der einen Seite mit dem Schulterblatt verbunden, auf der anderen Seite mit dem oberen Ende des Oberarmknochen. Er funktioniert ähnlich wie der Deltamuskel.

Der untere Schultergrätenmuskel: Er ist wie der obere Schultergrätenmuskel mit dem Schulterblatt und dem Oberarmknochen verbunden. Seine Aufgabe ist es, die Außenrotation des Arms zu ermöglichen.

Der große und der kleine runde Muskel: Der kleine runde Muskel hat dieselbe Aufgabe wie der untere Schultergrätenmuskel. Der große runde Muskel dreht den Arm nach innen und hebt ihn nach hinten an.

Der unter dem Schulterblatt liegende Muskel (M. subscapularis): Er entspringt an der Vorderseite des Schulterblatts. Seine Sehne setzt am oberen Oberarmknochen an. Sein Kontrahieren führt den Arm zum Körper hin und bewirkt Innenrotation. Dieser Muskel liegt zwischen den rückwärtigen Rippen und dem Schulterblatt und wirkt wie ein Kissen.

DIE OBERARMMUSKELN

Im Oberarm befinden sich vier wichtige Muskeln, drei vorne und einer hinten.

Der Rabenschnabel (fortsatz)-Arm-Muskel (M. Coracobrachialis): Er entspringt am Rabenschnabelfortsatz des Schulterblatts und setzt an der Mitte des Oberarmknochens an. Je nach Position des Arms kann er ihn nach vorne oder nach hinten heben.

Der Oberarmmuskel: Es handelt sich um einen breiten und dicken flachen Muskel. Er entspringt an der unteren Vorderseite des Oberarmknochens und setzt am oberen Bereich der Elle an. Er ist der wichtigste Beuger des Unterarmes im Ellenbogengelenk.

Der Bizepsmuskel: Hierbei handelt es sich um einen langen Muskel. Sein oberer Teil ist in zwei unterschiedliche Muskelköpfe aufgeteilt, sie entspringen jeweils mit langen Sehnen von der Gelenkpfanne und dem Rabenschnabelfortsatz des Schulterblatts. Das untere Ende, das die Form einer widerstandsfähigen Sehne hat, setzt an einen Vorsprung der Speiche und der Gelenkkapsel an. Seine Aufgabe besteht wie beim Oberarmmuskel in der Beugung des Unterarms.

Der Trizepsmuskel: Er besteht aus drei Teilen (Muskelköpfen), aus einem langen, der vom Schulterblatt entspringt, und aus zwei kurzen, die vom Oberarmknochen entspringen. Seine Sehne setzt an der Ellenbogenspitze (Olekvanon) an. Seine Funktion ist die Streckung des Unterarms als Gegenspieler zum Bizeps und zum Oberarmmuskel.

DIE UNTERARM- UND HANDMUSKELN

Die Unterarm- und Handmuskeln ermöglichen den Fingern zusammen mit den Sehnen sehr spezialisierte Bewegungen. Eine detaillierte Beschreibung würde den Rahmen unseres Werks sprengen. Allgemein läßt sich sagen, daß alle Muskeln, die sich auf der Vorderseite des Unterarms befinden, die Funktion innehaben, die Finger und die Hand zu beugen. Im Gegensatz dazu haben die auf der Rückseite des Unterarms befindlichen Muskeln die Aufgabe, die Hand und die Finger zu strecken.

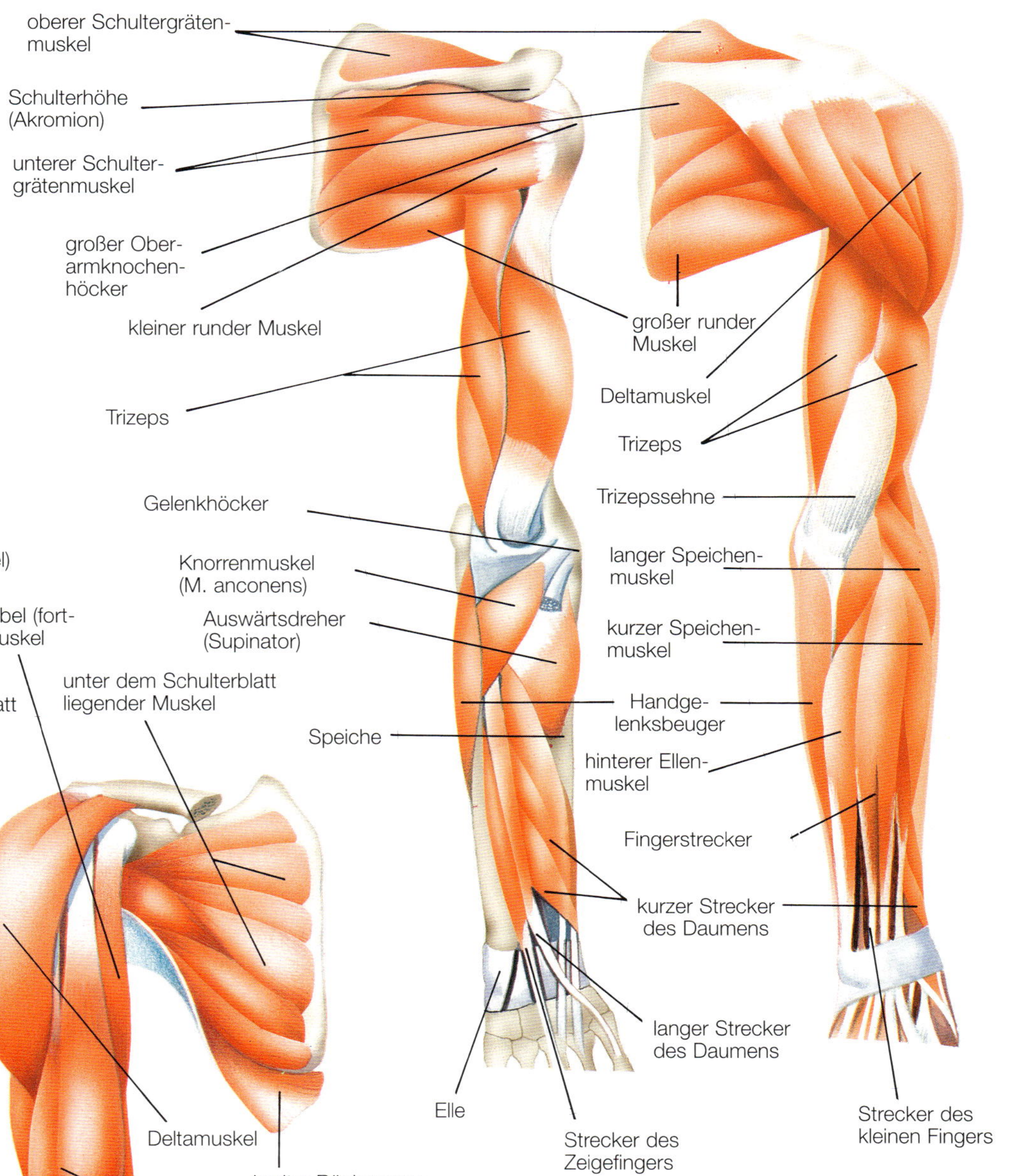

Ansicht der tiefen Schicht

Ansicht der oberflächlichen Schicht

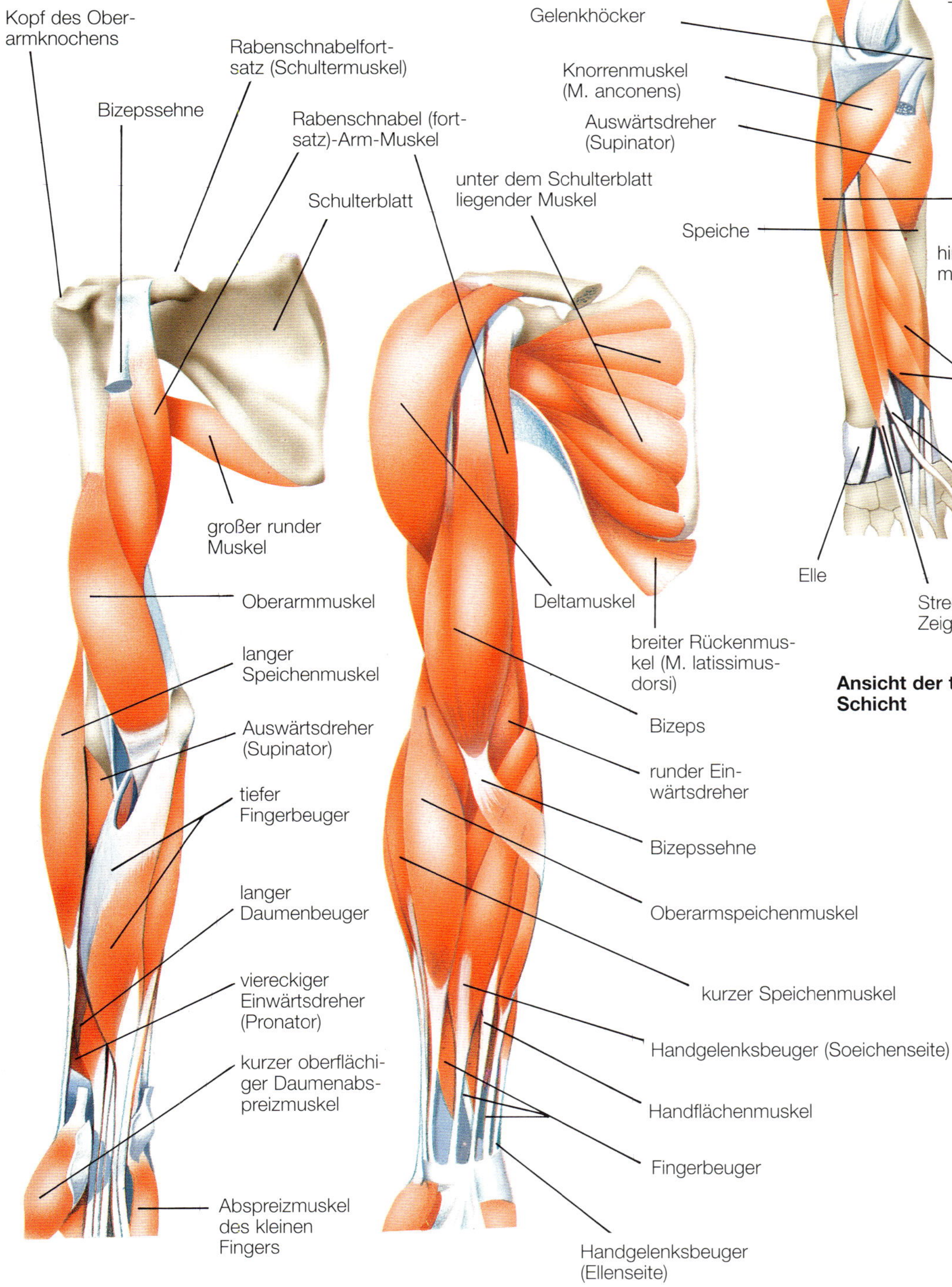

Ansicht der tiefen Schicht

Ansicht der oberflächigen Schicht

Die Muskeln des Beckens und der unteren Gliedmaßen

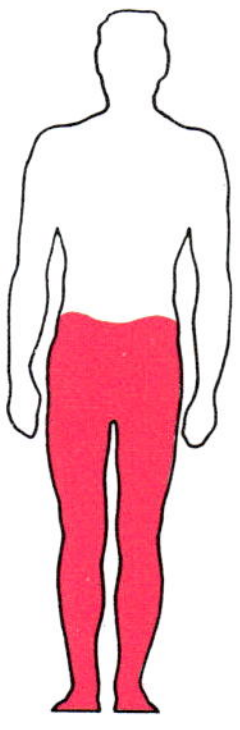

Die Muskulatur dieses Körperbereichs hat folgende Aufgaben zu erfüllen:

- den Körper auf den unteren Gliedmaßen aufrecht halten

Ermöglichung von Bewegungsveränderungen (Gangmuskulatur). Es handelt sich um kräftige und widerstandsfähige Muskeln, die wir in vier Muskelbereiche eingeteilt haben:

- die tiefen Bauchmuskeln
- die (äußeren) Hüftmuskeln
- Oberschenkelmuskel
- Unterschenkelmuskel

DIE TIEFEN BAUCHMUSKELN

Der tiefe (hintere) Bauchmuskel (M. Quadratus lumborum): Er entspringt am Darmbeinscheitel und setzt an der untersten Rippe und den Querfortsätzen der Lendenwirbel an. Bei einer einseitigen Kontraktion wirkt er an der Seitbeugung des Rumpfes mit. Bei einer beidseitigen Kontraktion zieht er zur verstärkten Ausatmung die unterste Rippe nach (Ausatmungsmuskel).

Der innere Hüftmuskel (M. iliopsoas): Er besteht aus zwei Teilen (aus dem Psoas- und dem Darmbeinmuskel). Diese setzten in einer gemeinsamen Sehne innen am Oberschenkelknochen an. Der Psoas entspringt oben am letzten Brustwirbel und den Lendenwirbeln. Der Darmbeinmuskel entspringt aus dem Inneren der Darmbeinschaufel. Er hält das Becken in der korrekten Position. Er wirkt als Außenrotator des Oberschenkelknochens im Hüftgelenk und ist der wichtigste Muskel für das Vorheben des Beines.

DIE (ÄUSSEREN) HÜFTMUSKELN

Die Gesäßmuskeln: Es handelt sich um drei Muskeln, den großen, den mittleren und den kleinen Gesäßmuskel. Ihre Muskelmasse formt den Gesäßbereich. Sie entspringen am Darmbein und am Kreuzbein. Ihre Sehnen setzen an der Rückseite des Oberschenkelknochens und an dessen großen Trochanter (Rollhügel) an. Diese Muskeln verhindern ein Umkippen des Beckens und bewegen den Oberschenkel im Hüftgelenk.

Weitere Muskeln (M. Piriformis, Mm. Gemelli, Mm. Obturatorius, quadratischer Oberschenkelmuskel). Sie alle haben ähnliche Funktionen zu erfüllen: das Auswärtsdrehen des Oberschenkelknochens. Sie entspringen an unterschiedlichen Stellen des Beckens. Ihre Sehnen setzen am großen Rollhügel (Trochanter) des Oberschenkelknochens an.

DIE OBERSCHENKELMUSKELN

Der Quadrizeps: Er setzt sich aus vier Teilen zusammen (gerader, vorderer Kopf, innerer und äußerer Kopf und dazwischenliegender Kopf), die am Oberschenkelknochen und der Hüfte entspringen. Im unteren Anteil vereinigen sie sich miteinander und bilden dabei die Kniesehne (in deren dicksten Stelle ist die Kniescheibe eingebettet), die oben an vorderen Rauhigkeit des Schienbeins befestigt ist. Es handelt sich um einen sehr kräftigen Muskel, der das Strecken des Beins ermöglicht.

Die Anspreizmuskeln (Adduktūren): Sie entspringen vom Becken und setzen unten am Oberschenkelknochen an. Es handelt sich um die Anspreizmuskeln des Oberschenkels, den sie zur Mittellinie ziehen. Sie befinden sich an der Innenseite des Schenkels.

Die hinteren Muskel des Oberschenkels: (Musculus semimembranosus und Musculus semitendinosus, halbhäutiger und halbsehniger Schenkelmuskel und Oberschenkelbizeps): Sie entspringen oben vom Sitzbein und vom Oberschenkelknochen und setzen unten am Schien- und Wadenbein an. Sie beugen im Kniegelenk und im Hüftgelenk und befinden sich auf der Rückseite des Oberschenkels.

DIE UNTERSCHENKELMUSKELN

Die vorderen Unterschenkelmuskeln: Die beiden wichtigsten sind:

- Der vordere Schienbeinmuskel, der das Anhheben des Fußes ermöglicht (Dorsalflexion).

- Die Zehenstrecker, die die Zehen des Fußes strecken.

Die hinteren Unterschenkelmuskeln: Die wichtigsten Muskeln in diesem Bereich sind der zweiköpfige Wadenmuskel (Musculus gastrocnemius), die zusammen mit dem Sandalenmuskel (Musculus solens) den Wadentrizeps bilden. Der zweiköpfige Wadenmuskel entspringt jeweils über den Gelenkhöckern des Oberschenkelknochens, der Sandalenmuskel entspringt an der Rückseite des Schien- und des Wadenbeins. Unten verbinden sich die Muskeln zu einer mächtigen gemeinsamen Sehne (Achillessehne) und setzen am Fersenbein an. Die Kraft dieses Muskels ist beachtlich, bedenkt man, daß er den Fuß beim gehen Richtung Fußsohle beugt (Plantarflexion) und so bei jedem Schritt das gesamte Körpergewicht trägt.

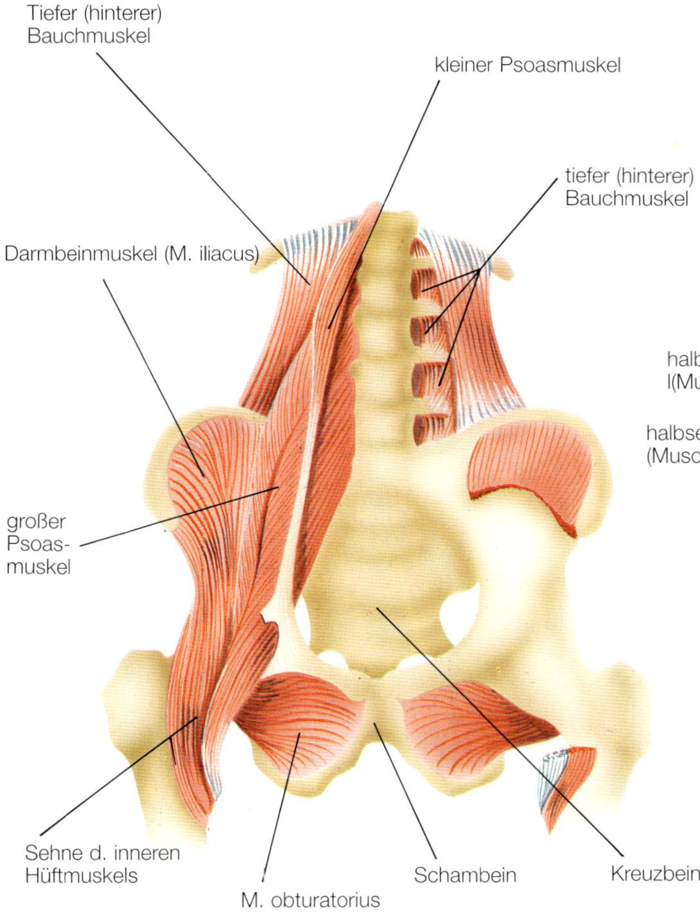

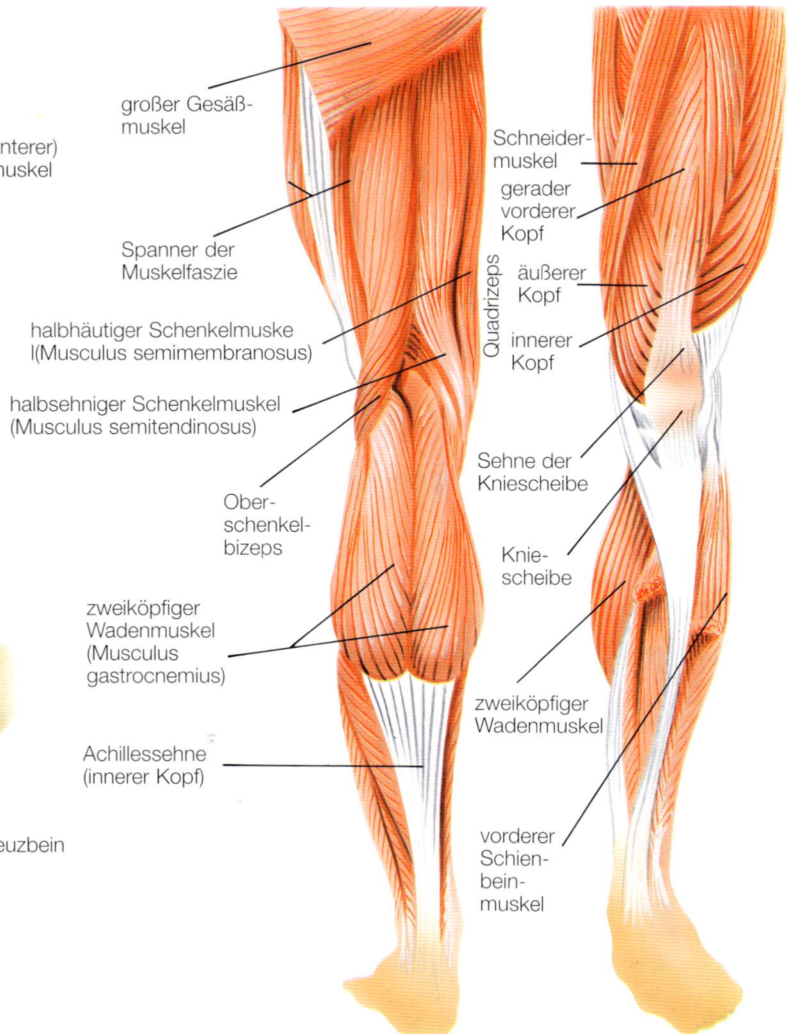

Hinteransicht **Vorderansicht**

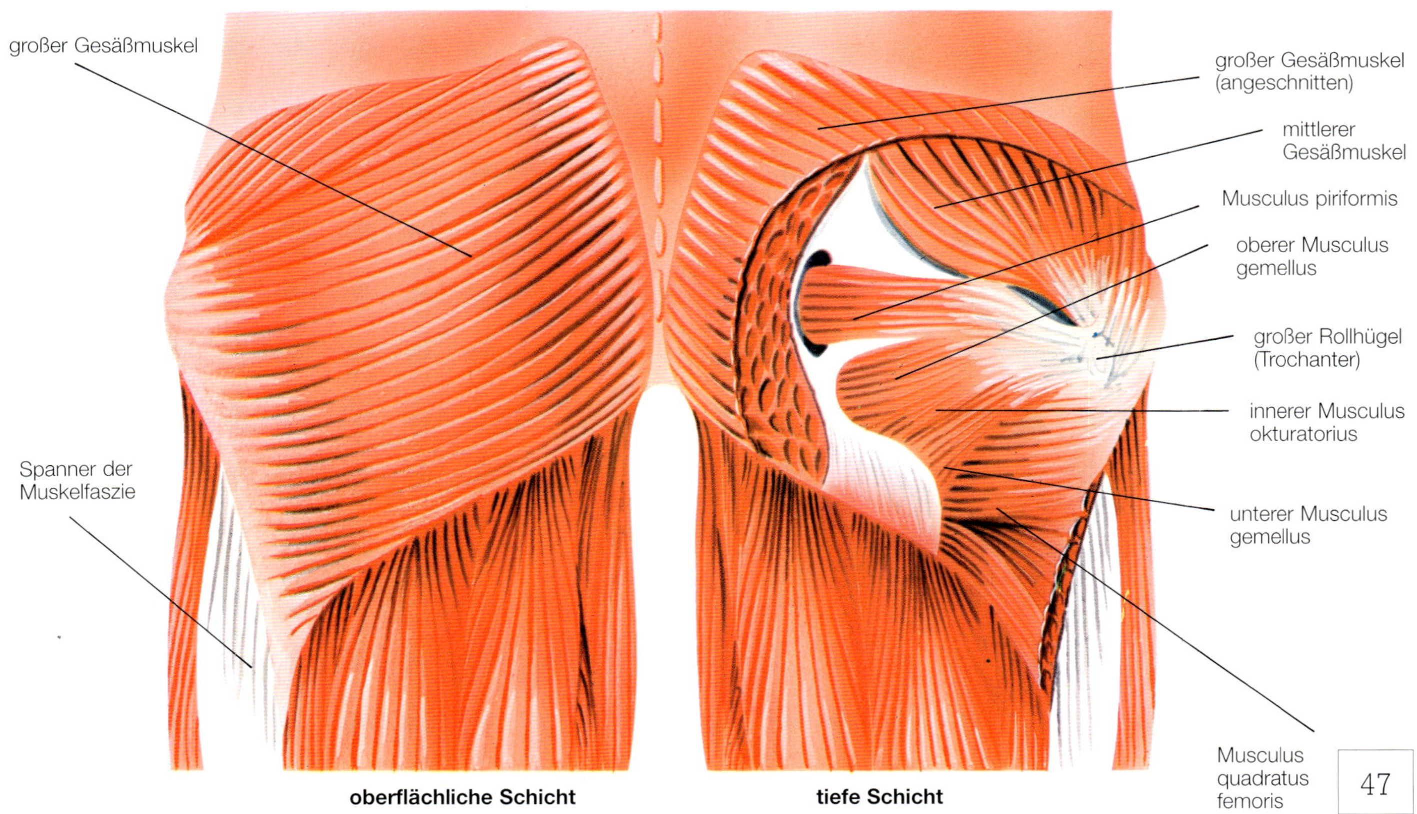

oberflächliche Schicht **tiefe Schicht**

Die Muskelzelle

ALLGEMEINES

Die Muskelzellen können wie die Nervenzellen chemisch, elektrisch und mechanisch gereizt werden, wobei ein Aktionspotential entsteht. Bei der Muskelzelle bewirkt ein Aktionspotential eine Kontraktion.

Man unterscheidet drei Arten von Muskulatur: Skelett-, Herz- und glatte Muskulatur. Die Skelettmuskulatur kontrahiert durch Nervenreize. Sie ist willentlich kontrollierbar. Das Herzmuskelgewebe kontrahiert durch willensunabhängige Reize von Schrittmacherzellen, die einen Kontraktionsrhythmus (die Herzschläge) vorgeben. Die glatte Muskulatur findet sich in Hohlorganen (Magen, Darm), im Auge und in anderen Körperbereichen. Ihre Bewegungen sind ebenfalls nicht dem Willen unterworfen.

DER SKELETTMUSKEL

Struktureinheit des Skelettmuskels ist die Muskelfaser, eine zylinderförmige Zelle. Die Muskelfasern enthalten Fibrillen (Muskelfäserchen), von denen jede wiederum aus vielen Filamenten (fadenförmige Eiweißkörperchen) besteht. Diese Filamente bestehen aus Eiweißen, die für die Kontraktion des Muskels verantwortlich sind: Actin und Myosin.

Die feineren Filamente bestehen aus Aktin, die dickeren aus Myosin. Beide wechseln sich ab, überlappen sich dabei teilweise. Dieses regelmäßige Abwechseln in der Muskelfibrille ergibt die dunklen und hellen Streifen.

Die hellen Streifen entsprechen dem feinen Aktin (I-Bande), die dunklen Streifen dem Myosin und die überlappenden Enden der Aktinfilamente (A-Bande). Die A-Bande weist in seiner Mitte eine hellere Zone auf, die H-Zone genannt wird.

Die Muskelfaser ist wie die Nervenzelle in der Lage, ein Aktionspotential weiterzuleiten (elektrischer Vorgang), dies führt eine Kontraktion des Muskels herbei (mechanischer Vorgang).

DER HERZMUSKEL

Die Fasern des Muskelgewebes besitzen einen geringen Widerstand, dies führt zu einer großer funktionellen Einheit zwischen den Zellen. Die Ausbreitung eines Reizes von einer Muskelfaser zur nächsten ist deshalb leicht möglich.

Im Herzen findet sich, abgesehen vom Herzgewebe, ein spezielles Gewebe, das selbstätig Aktionspotentiale erzeugen kann. Diese »Schrittmacher« finden sich im Reizleitungssystem des Herzens, konkret im Sinusknoten und im AV-Knoten. Falls diese übergeordneten Strukturen keinen Rhythmus vorgeben, gibt es verborgene Schrittmacher in anderen Bereichen des Reizleitungssystems, die Diese Funktion übernehmen.

DER GLATTE MUSKEL

Zwei Arten glatter Muskeln lassen sich unterscheiden:

Die glatte Eingeweidemuskulatur

Sie befindet sich hauptsächlich in den Wänden der Hohlorgane: im Magen, im Darm, in der Blase usw.

Das Membranpotential ist instabil, Ihre Kontraktionen sind jedoch kontinuierlich, unregelmäßig und unabhängig von ihrer Innervation durch das autonome (unwillkürliche) Nervensystem. Die Innervation ist nicht zuständig für das Auslösen der Muskelaktivität, sondern für ihre Regulation, sie bewirkt eine Zu- oder Abnahme. In manchen Bereichen verringert das parasympathische System die Kontraktion der glatten Muskulatur, das sympathische System läßt sie ansteigen. Den jeweiligen Kontraktionszustand nennt man Tonus.

Die glatte Muskulatur funktioniert so: die Veränderung ihrer Spannung hängt von der jeweiligen Länge ab. Wenn wir an einem glatten Muskelstück ziehen, erhöht es zunächst seine Spannung; halten wir jedoch diesen Dehnzustand an, verringert sich die Spannung.

Die glatte nicht-spontanaktive Muskulatur

Sie bildet den Ziliarmuskel des Auges, die Iris, die Haarsträubemuskeln und befindet sich in zahlreichen größeren Blutgefäßen.

Bei diesem Typ wirkt jede Faser völlig eigenständig, unabhängig von den anderen. Im Normalfall wird sie durch eine Nervenendung gereizt. Sie weist nicht wie der Eingeweidetyp spontane Kontraktionen auf.

ÜBERTRAGUNGEN IN DER (MOTORISCHEN) ENDPLATTE (SYNAPSE)

Wenn der Nervenimpuls an der neuromuskulären Endplatte ankommt, bewirkt er das Aufbrechen zahlreicher Bläschen, die sich im Nervenende (Axonende) befinden. Ein Teil des in ihnen enthaltenen Acetylcholins strömt in den Spalt zwischen Nervenendigung und Muskelmembran.

Die Oberfläche in den Falten der Muskelmembran enthält Acetylcholinesterase, die den größten Teil des chemischen Transmitters zerstört.

Acetylcholin läßt die Durchlässigkeit in der Muskelmembran, insbesondere für Na+, größer werden. Das Eindringen von Na+ ruft eine Depolarisation hervor, die Endplattenpotential genannt wird.

Das Endplattenpotential ist für das Auslösen des Aktionspotentials in der Muskelmembran verantwortlich.

Im Gegensatz zum Nerv (Axon), in dem die Fortbewegungsrichtung einseitig ist, bewegt sich das Aktionspotential auf der Muskelmembran in vielen Richtungen an der Muskelfaser entlang fort.

Das Aktionspotential bestimmt, wie vorher beschrieben, die Muskelkontraktion.

Jeder Impuls, der an einer neuromuskulären Endplatte ankommt, bringt ein Endplattenpotential hervor, das drei- bis viermal größer ist als nötig, um die Muskelfaser zu reizen, dadurch ist die Ausbreitung des Reizes gesichert.

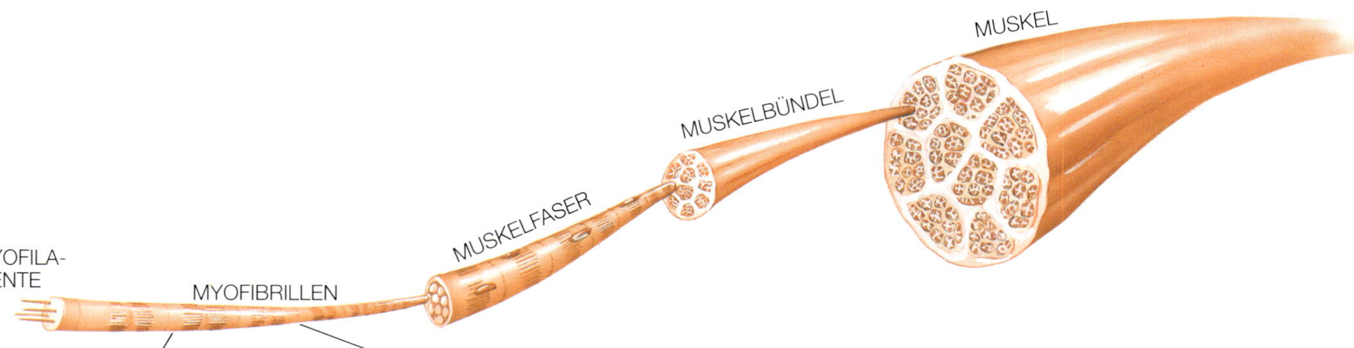

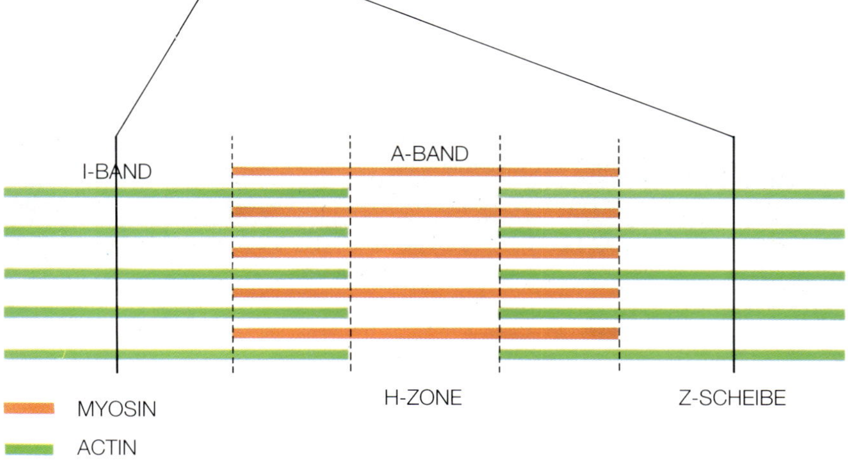

Jeder Skelettmuskel besteht aus zahlreichen Muskelbündeln, die sich aus einer unterschiedlichen Anzahl Muskelfasern zusammensetzen. Diese wiederum bestehen aus vielen Myofibrillen. Die wesentlichen Bestandteile der Myofibrillen sind die Eiweiße Myosin und Actin, deren Filamente charakteristisch angeordnet sind und diesem Muskelgewebetyp sein typisches gestreiftes Aussehen verleihen.

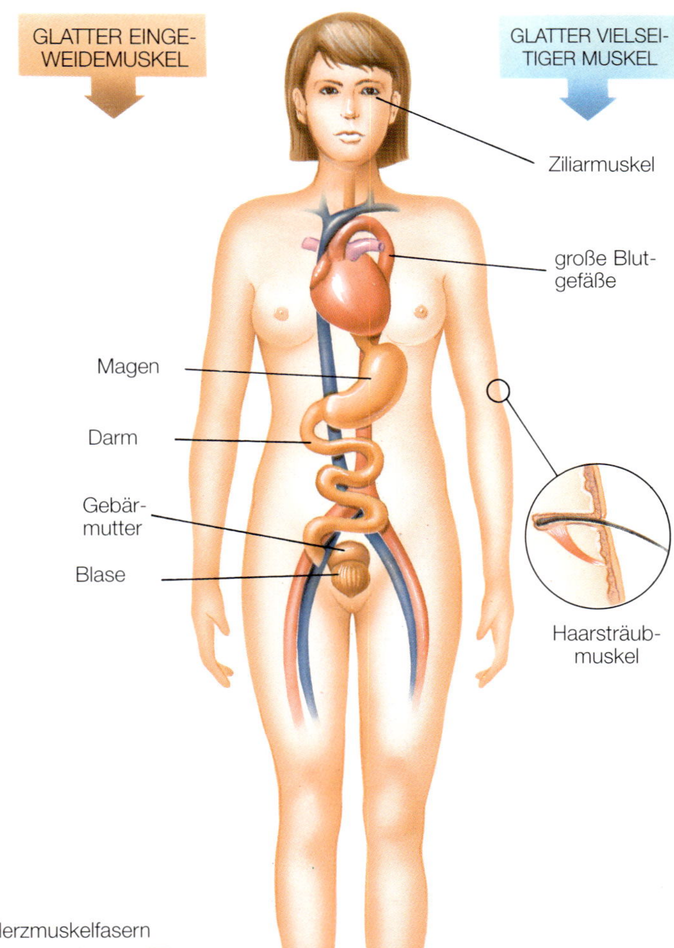

Spezielle Gewebe, die die Reize am Herzen erzeugen und leiten.

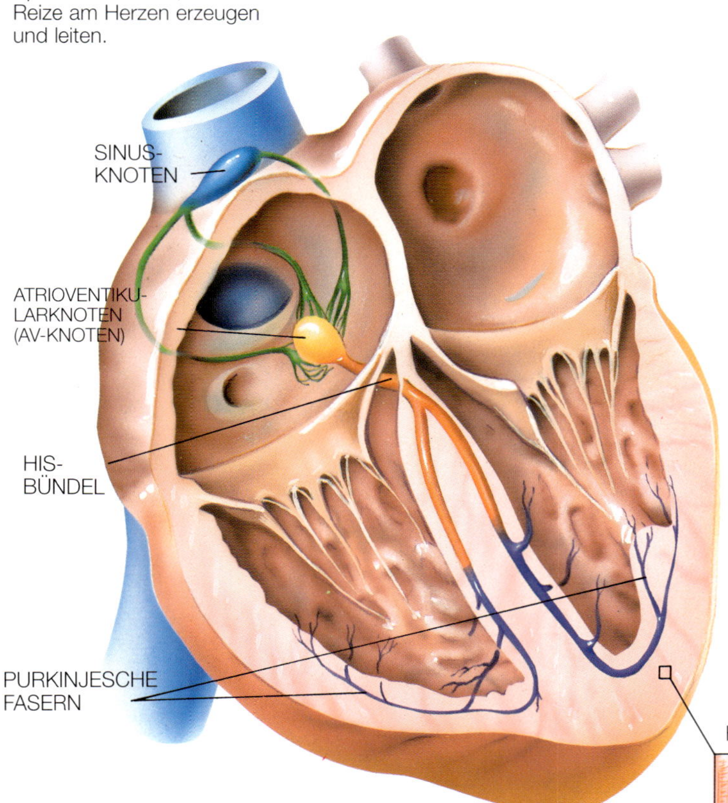

Herzmuskelfasern

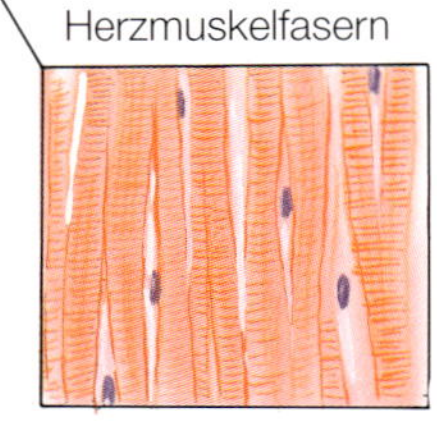

Das Herz besteht im wesentlichen aus einer bestimmten Muskulatur, dem Herzmuskel oder Myocard, die ähnliche Eigenschaften aufweist wie der Skelettmuskel. Zudem besteht es aus einem elektrische Impulse erzeugenden Reizleitungssystem, das den Herzschlag bestimmt.

Obwohl alle glatten Muskeln gemeinsame Eigenschaften aufweisen, lassen sich zwei Typen unterscheiden: der Eingeweide- und der nichtspontanaktive Typ.

Mund, Rachen und Speiseröhre

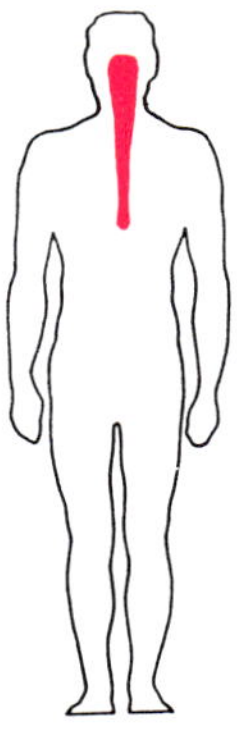

Der Verdauungsapparat setzt sich aus verschiedenen Organen zusammen, deren gemeinsame Aufgabe es ist, dem Organismus alle lebensnotwendigen Stoffe zuzuführen. Diese Organe haben folgende Aufgaben:

Zerkleinerung der Nahrung, diese findet im Mund statt.

Transport der Nahrung, diese beginnt im Mund und endet im Mastdarm.

Verdauung der Nahrung, diese beginnt ebenfalls im Mund und wird im Magen und Darm fortgesetzt. Die Nahrung wird dabei chemisch so umgewandelt, daß sie in den Blutkreislauf aufgenommen werden kann.

Ausscheidung der verdaulichen Nahrungsreste. Sie werden vom Körper als Kot über den Mastdarm und den After ausgeschieden.

Der Verdauungsapparat ist ein großer, im Mund beginnender und im After endender Schlauch. Er besteht zudem aus Organen, die unter dem Namen Anhangdrüsen (Speicheldrüsen, Leber, Bauchspeicheldrüse usw.) bekannt sind und Absonderungen (Speichel, Galle, Verdauungssäfte) produzieren, die in den Verdauungskanal münden. Abgesehen von Mund und Speiseröhre liegt der gesamte Verdauungsapparat in der Bauchhöhle. Der Magen, Dünn- und Dickdarm sind Hohlorgane, die die Nahrung durchwandert und von wo aus sie in den Blutkreislauf aufgenommen wird. Sie sind die wichtigsten Elemente des Verdauungsapparats. Außer diesen Hohlorganen gehören zum Verdauungsapparat noch andere Organe wie die Leber oder die Bauchspeicheldrüse. Sie sorgen dafür, daß verschiedene Verdauungsvorgänge leichter ablaufen können.

DER MUND

Die ersten eigentlichen Verdauungsvorgänge finden im Mund statt. Die Zähne zerkleinern die Nahrung. Die Bewegung des Kiefers erfolgt über starke Muskeln, der Schläfen- und der Masetermuskel, die Kaumuskulatur. Gelangt die Nahrung in den Mund, wird viel Speichel abgesondert. Der Speichel wird von den sechs Speicheldrüsen - drei auf jeder Seite - ausgeschüttet. Sie heißen Ohr-, Unterzungen- und Unterkieferspeicheldrüsen. Der Speichel trägt dazu bei, daß die Nahrung gut durchgemischt wird und daß dank bestimmter Enzyme, die im Speichel beinhaltet sind, erste Verdauungsprozesse einsetzen. Auf diese Weise wird die vorverdaute Nahrung in einen Nahrungsbrei verwandelt.

DER RACHEN

Der Rachen - ein Hohlorgan - ist das nächste Organ des Verdauungsapparats. Sein mittlerer Teil ist mit der Basis der Mundhöhle verbunden. In seinen oberen Teil - Nasenrachen genannt - mündet die Nasenhöhle. Sein unterer Teil steht mit dem Kehlkopf, dem ersten Organ des Atmungsapparats, und mit der Speiseröhre, die die Fortsetzung des Verdauungskanals ist, in Verbindung.

DIE SPEISERÖHRE

Die Speiseröhre ist ein schlauchförmiges Organ, das Rachen und Magen miteinander verbindet. Sie liegt im Hals und im Brustkorb. Ihre Hauptaufgabe ist die Beförderung der Nahrung zum Magen. Sie führt wellenförmige Bewegungen aus, die auch mit Hilfe der Schwerkraft den Nahrungsbrei im Inneren nach unten befördern.

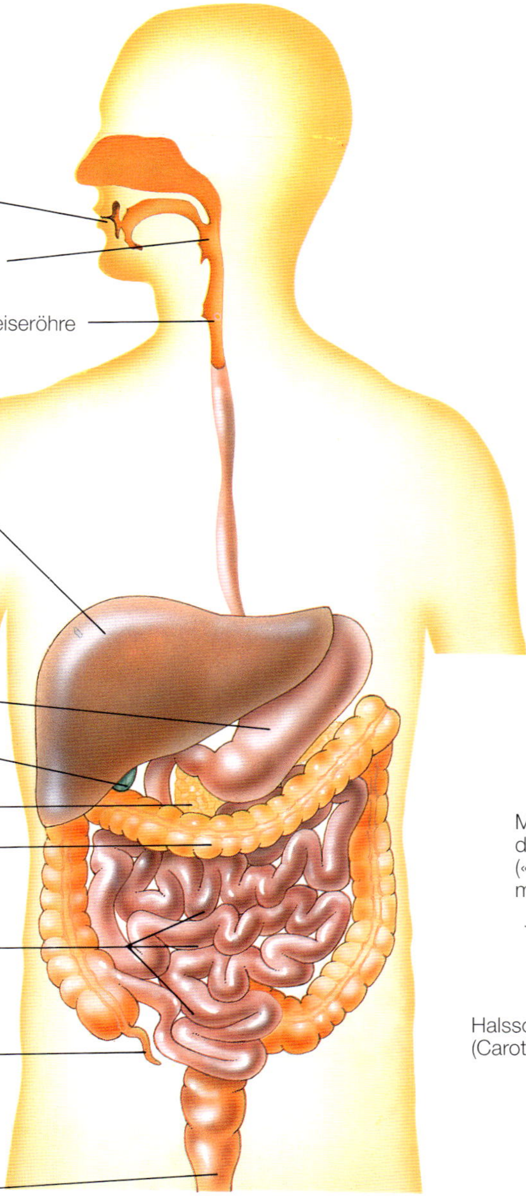

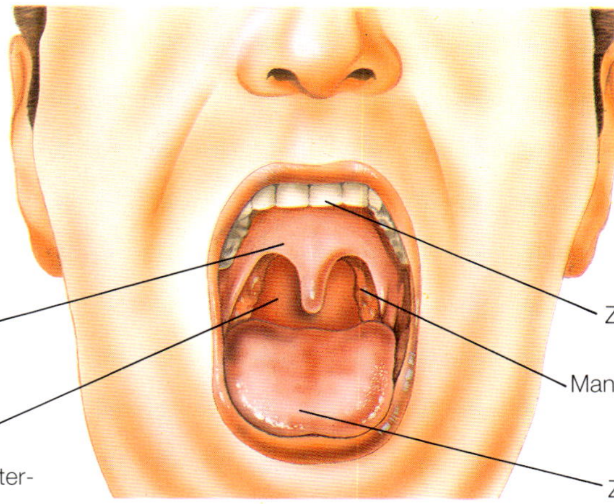

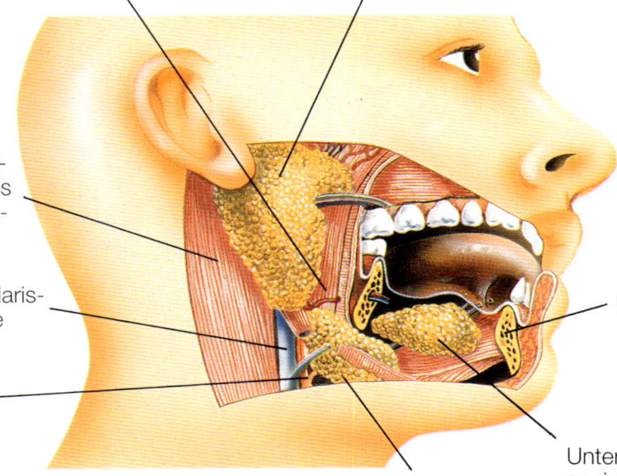

Speicheldrüsen

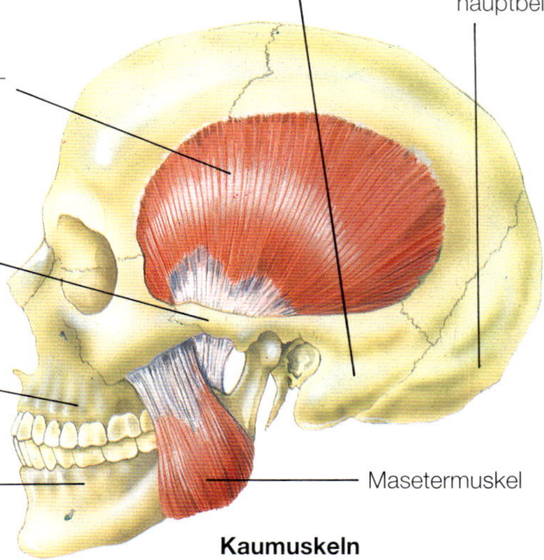

Kaumuskeln

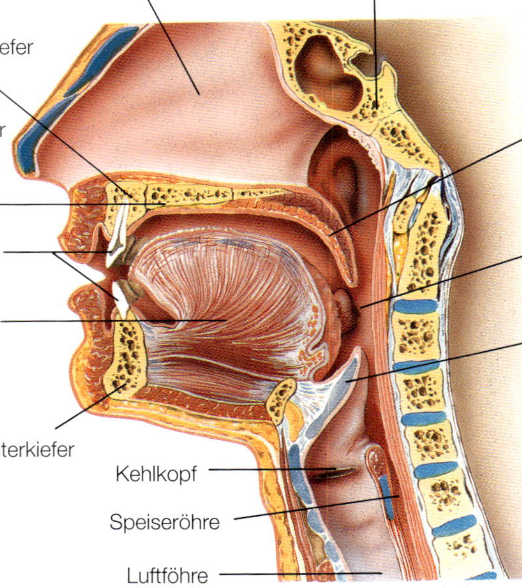

Magen und Darm

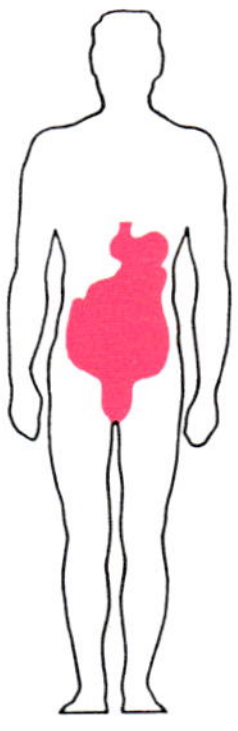

DER MAGEN

Der Magen befindet sich im Bauchraum, auf der linken Seite des oberen Teils. Er ist taschenförmig und weist an jedem Ende eine, also insgesamt zwei Öffnungen auf. Die obere Öffnung heißt Magenmund (Kardia), steht mit der Speiseröhre in Verbindung und ist immer geöffnet. Die untere Öffnung wird Magenpförtner (Pylorus) genannt. Ihr Öffnen ermöglicht dem Speisebrei den Weg zum Dünndarm. Die Magenwand besteht wie die restlichen Organe des Verdauungskanals im wesentlichen aus drei Schichten:

- aus der des äußeren Bauchfellüberzugs (Peritonealüberzug), der glatt und glänzend ist.

- aus der mittleren Muskelwand. Sie ermöglicht die für die Nahrungsbeförderung unabdingbaren sogenannten peristaltischen Bewegungen. Diese Bewegungen finden auch im restlichen Verdauungstrakt statt.

- aus der inneren Magenschleimhaut, die das Innere der Magenhöhle überzieht. Sie ist nicht glatt, sondern faltig und hat somit eine sehr große Oberfläche. In dieser Schicht befinden sich die Magendrüsen, deren enzymhaltiges Sekret (Magensaft) die Verdauung ermöglicht.

DER DÜNNDARM

Der Dünndarm ist schlauchförmig und sehr lang: Beim erwachsenen Menschen mißt er 6 bis 7 m. Er beginnt am Magenpförtner am Magenausgang und endet mit der sogenannten Dickdarmklappe im Dickdarm. Der Dünndarm besteht aus drei Teilen: aus dem Zwölffingerdarm, dem mittleren Leerdarm (Jejunum) und dem Krummdarm (Ileum). Der Zwölffingerdarm umfaßt die ersten 20 bis 30 cm des Dünndarms, vom Magenpförtner bis zur Biegung zwischen dem Zwölffingerdarm und dem Leerdarm. Er hat die Form eines »C« und umfaßt den Kopf der Bauchspeicheldrüse. Im vertikalen Teil des Zwölffingerdarms, auf seiner Innenseite, läßt sich eine kleine Erhebung beobachten, die Vaterpapille. Hier münden der Gallengang (Choledochus) und der Hauptausführungsgang der Bauchspeicheldrüse. Aus dem Gallengang wird die von der Leber produzierte Galle ausgeschüttet, aus dem Ausführungsgang der Bauchspeicheldrüse der Bauchspeicheldrüsensaft. Der Leerdarm und der Krummdarm sind zusammen etwa 6 m lang und weisen eine ähnliche Struktur auf, die aus denselben Schichten besteht wie der Rest des Verdauungstrakts: aus der Schleimhaut, der Muskelwand und dem Bauchfellüberzug.

DER DICKDARM

Der Dickdarm bildet das Endstück des Verdauungskanals. Er ist auch unter dem Namen Grimmdarm (Kolon) bekannt. Er unterscheidet sich vom Dünndarm durch:

- seinen größerer Durchmesser (7 bis 10 cm)

- seine geringere Länge (ca. 1,5 m).

Seine äußere Oberfläche ist nicht glatt, sondern weist Einbuchtungen auf. Seine Hauptaufgabe ist wie beim Dünndarm die Aufnahme von Nährstoffen. Der Grimmdarm nimmt aus seinem Inhalt Wasser und Salze auf. Der Dick- oder Grimmdarm besteht aus vier Teilen:

- aus dem sackförmigen Blinddarm, in den der Dünndarm mündet. Dem Blinddarm entwächst ein dünnes Schläuchlein, das an seiner Spitze geschlossen ist, der Wurmfortsatz (Appendix vermiformis). Entsprechend seinem Namen sieht er wie ein Wurm aus und ist von Mensch zu Mensch unterschiedlich lang: von ein paar mm bis zu ein mehreren cm. Beim Menschen hat er keine besondere Aufgabe.

- aus dem aufsteigenden Grimmdarm in der Nähe der Leber.

- aus dem Quergrimmdarm (Transversum), der die Bauchhöhle von rechts nach links durchquert.

- aus dem absteigenden Grimmdarm der in das Becken führt.

DER MASTDARM (REKTUM)

Der Mastdarm ist das 15–20 cm lange Endstück des Verdauungstraktes. Er ist mit dem After verbunden und der Ort der Ausscheidung der unverdaulichen Nahrungsreste nach außen. Er läßt sich in zwei Teile gliedern:

In die Rektumampulle, den oberen stark erweiterungsfähigen Teil.

In den Analkanal, den Abschnitt unterhalb des Beckenbodens. Er ist schmal und dort findet sich der innere und der äußere Schließmuskel.

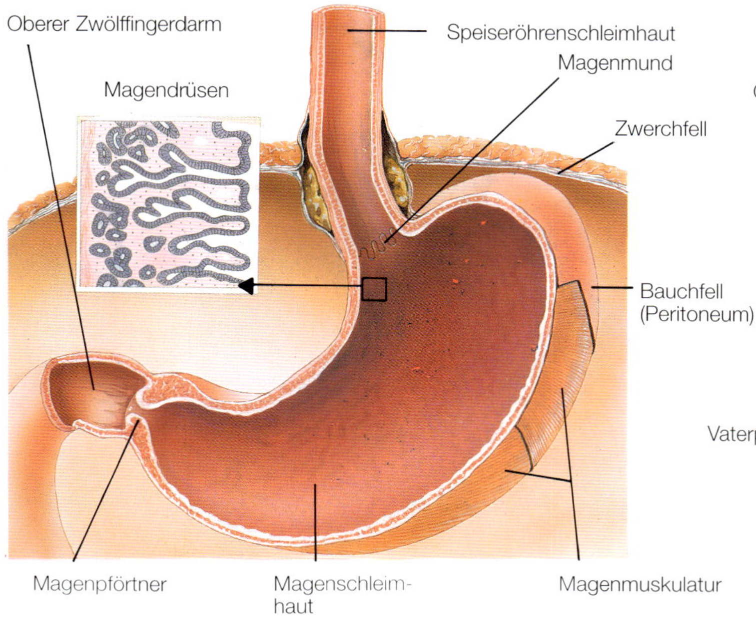

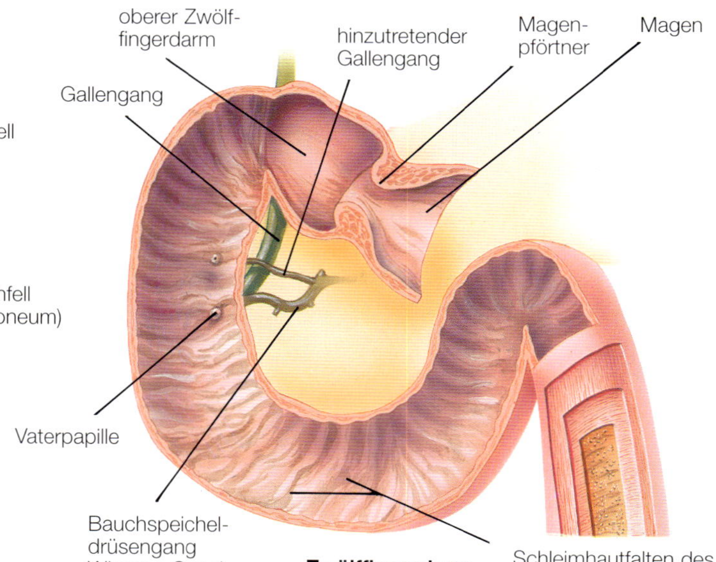

Zwölffingerdarm

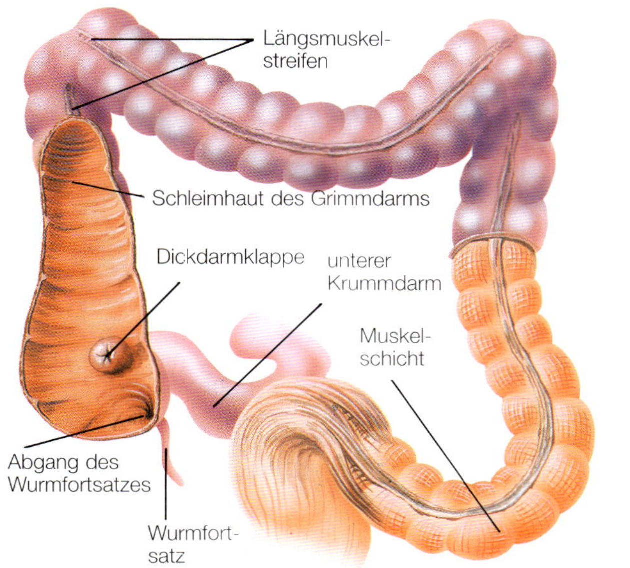

Dickdarm

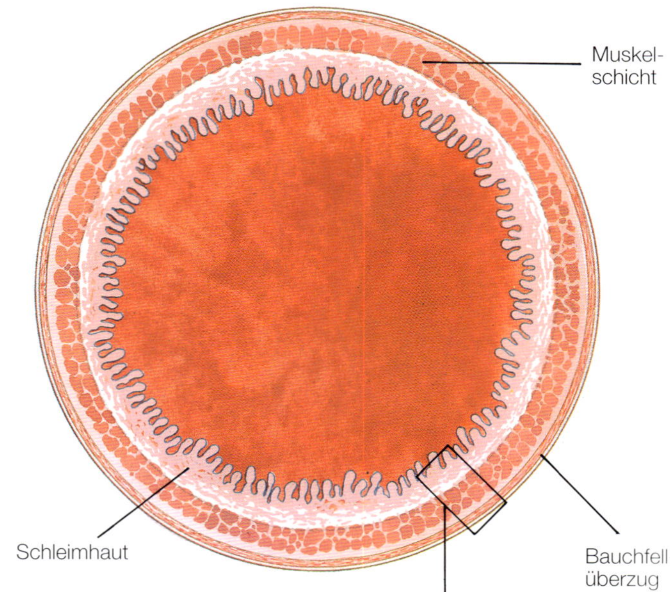

Querschnitt durch den Dünndarm

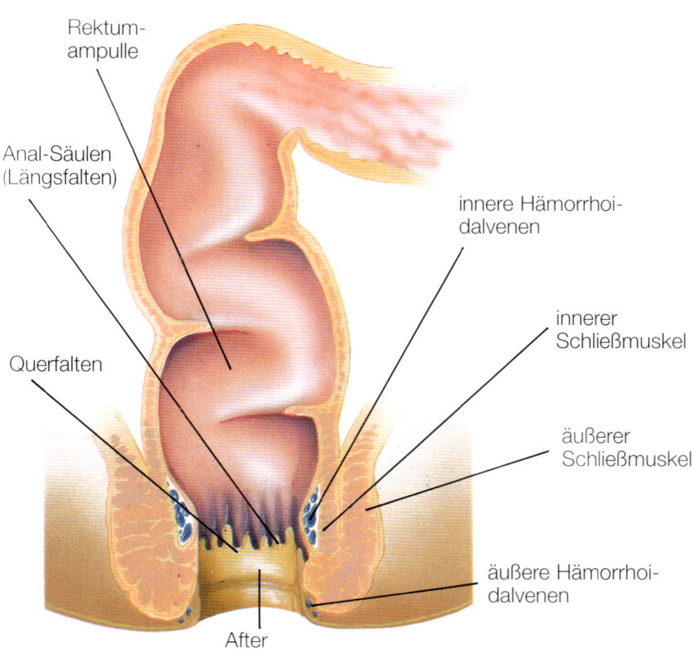

Mastdarm und After

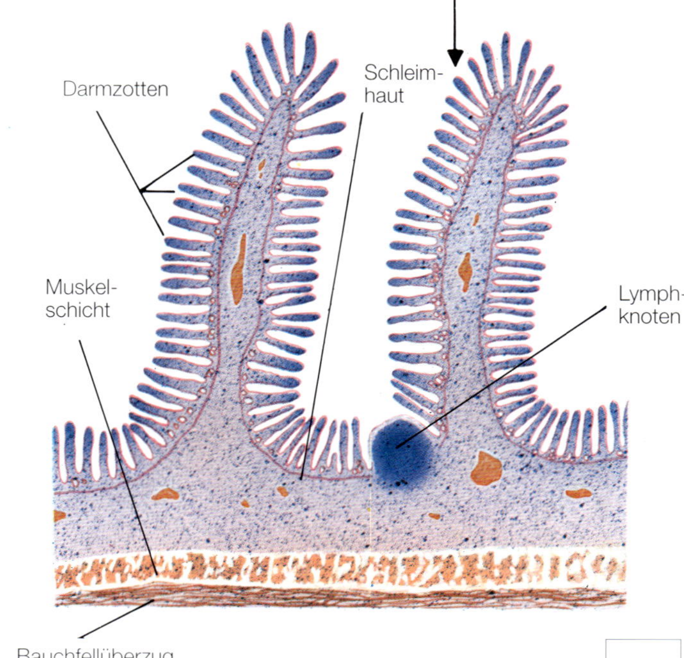

Schleimhaut des Dünndarms

Der Pfortaderkreislauf. Weitere Organe des Bauchraums

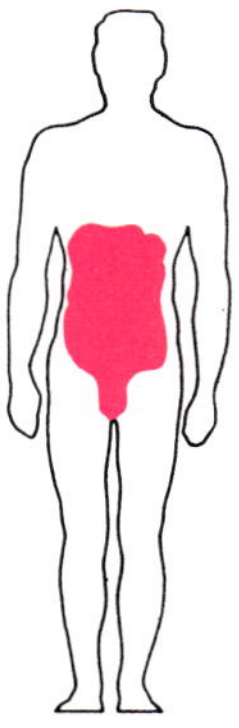

DER PFORTADERKREISLAUF

Das Blut aus dem Darm fließt in einem gemeinsamen Venenstrang, die Pfortader, und wird in ihr zur Leber transportiert. In diesem Organ finden zahlreiche Stoffwechselprozesse mit den im Blut enthaltenen Stoffen statt.

DIE LEBER

Die Leber ist das größte Organ unseres Organismus. Sie wiegt ca. 1,5 kg und ist aufgrund ihrer hohen Blutkonzentration dunkelrot. Sie befindet sich rechts am höchsten Punkt der Bauchhöhle. Ihre Struktur ist labyrinthartig und schwammförmig. Die Leber besteht aus vielen Zellen - Hepatozythen genannt -, zwischen denen viele kleine Kanäle verlaufen: die Lebersinusoide, durch die das Blut fließt, und die Gallengänge, durch die die Galle fließt. Diese Bauelemente der Leber heißen Leberläppchen. Jedes Leberläppchen wird der Länge nach von einer Vene durchquert, der Zentralvene. Die wesentlichen Funktionen der Leber sind folgende:

- die Funktion der Absonderung (Sekretion): die Produktion von Galle und Ausschüttung über die Gallengänge.

- die Stoffwechselfunktion: In der Leber finden, mit den Substanzen aus den Nährstoffen, sehr komplexe Stoffwechselvorgänge statt.

- die Entgiftungsfunktion: die Umwandlung von Substanzen, die für den Organismus schädlich sind, in unschädliche.

- die Speicherfunktion: Die Leber ist in der Lage, in ihrem Inneren Vitamine, Mineralien und Energieträgersubstanzen zu speichern, bis der Organismus diese benötigt.

DIE GALLENWEGE

Die Galle wird in den Leberzellen (Hepatozythen) gebildet. Von dort aus wird sie über Gänge und Kanälchen, die wir Gallenwege nennen und die im wesentlichen aus folgenden zwei wichtigen Komponenten bestehen, dem Verdauungstrakt zugeführt:

Die Gallenblase ist birnenförmig und ähnelt einem Sack. Sie ist 10 bis 12 cm lang und speichert in ihrem Inneren die Galle. Während der Verdauung führt sie Kontraktionen aus und die Galle wird über den Gallenblasengang in den Verdauungstrakt ausgeschüttet.

Der Choledochus (Gallengang) ist ein gallenableitender Kanal, der an der Vereinigungsstelle des gemeinsamen Lebergallengangs und dem Gallenblasengang an der Unterseite der Leber beginnt. Er verläuft schräg abfallend, durchquert dabei den Bauchspeicheldrüsenkopf und mündet im Zwölfingerdarm zusammen mit dem Bauchspeicheldrüsengang in die Vaterpapille.

DIE MILZ

Die Milz ist ein helmförmiges festes Organ und befindet sich in der Bauchhöhle oben links genau unter dem Zwerchfell. Sie ist weinrot; ihr Gewebe ähnelt dem der Leber, doch ist es weicher. Die wesentlichen Funktionen der Milz sind:

- Blutbindung: In der Milz werden verschiedene Blutzellen gebildet, und sie fungiert als Blutspeicher.

- Abwehr: In ihrer Eigenschaft als lymphatisches Organ ist die Milz ein wichtiges Organ für das Immunsystem des Organismus.

DIE BAUCHSPEICHELDRÜSE

Die Bauchspeicheldrüse ist ein längliches, ca. 20 cm langes Organ und wiegt ca. 100 g. Sie verläuft quer im hintersten Teil der Bauchhöhle, genau vor der Wirbelsäule und den großen Blutgefäßen (der Aorta und der Hohlvene). Ihr rechter, dickerer Teil wird Kopf genannt; ihr linker, dünnerer Teil heißt Schwanz, ihr mittlerer Teil Körper. Durch die Mitte der Bauchspeicheldrüse verläuft der Länge nach ein Kanal, der Bauchspeicheldrüsengang. Dieser Kanal hat die Aufgabe, den Bauchspeicheldrüsensaft aufzunehmen und zum Zwölffingerdarm zu transportieren, in den er ausgeschüttet wird, um den Verdauungsvorgang zu erleichtern. In der Bauchspeicheldrüse sind zwei Organe ineinandergefügt:

Das Inselorgan (Langerhansschen Inseln): Es handelt sich um Zellgruppen, die zwei Hormone (Insulin, Glukagon) absondern und sie direkt in den Blutstrom ausschütten.

Die exokrine Bauchspeicheldrüse: Ihre aus Vorstufen von Enzymen bestehenden Absonderungen werden in den Bauchspeicheldrüsengang ausgeschüttet. Diese Enzyme sind für die Verdauung von Kohlenhydraten, Fetten und Proteinen unabläßlich.

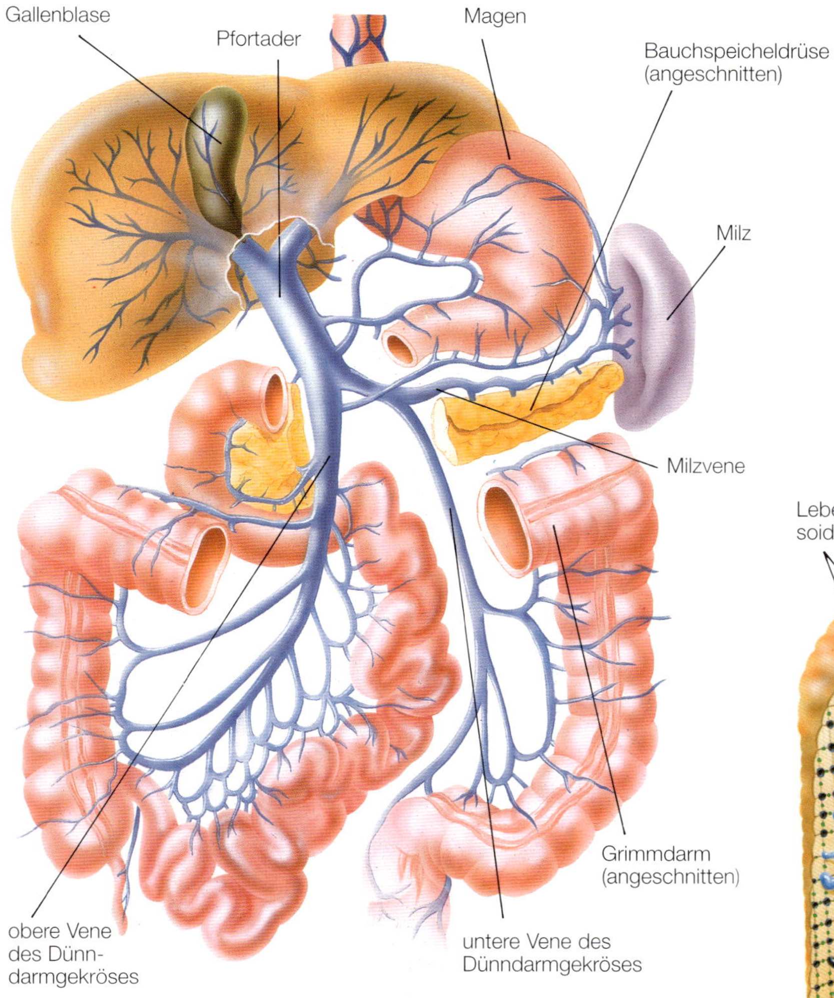

Pfortaderkreislauf

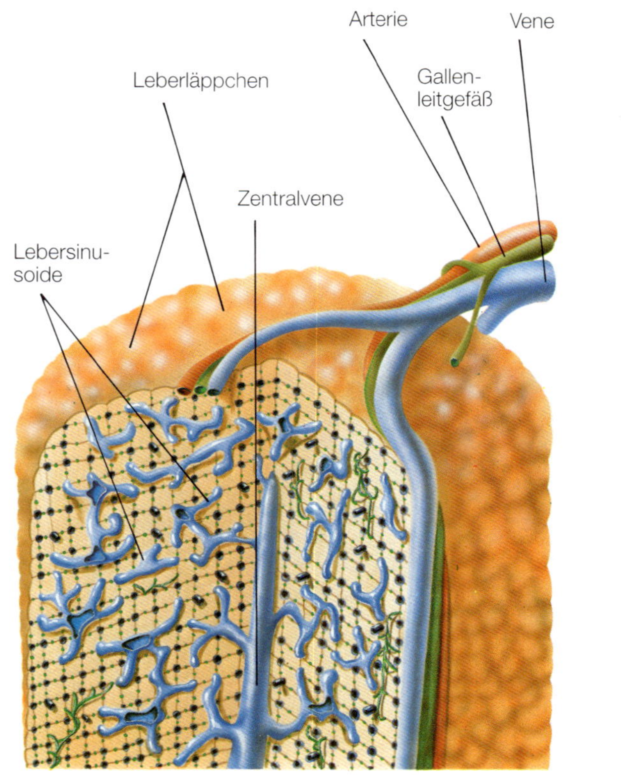

Leberläppchen

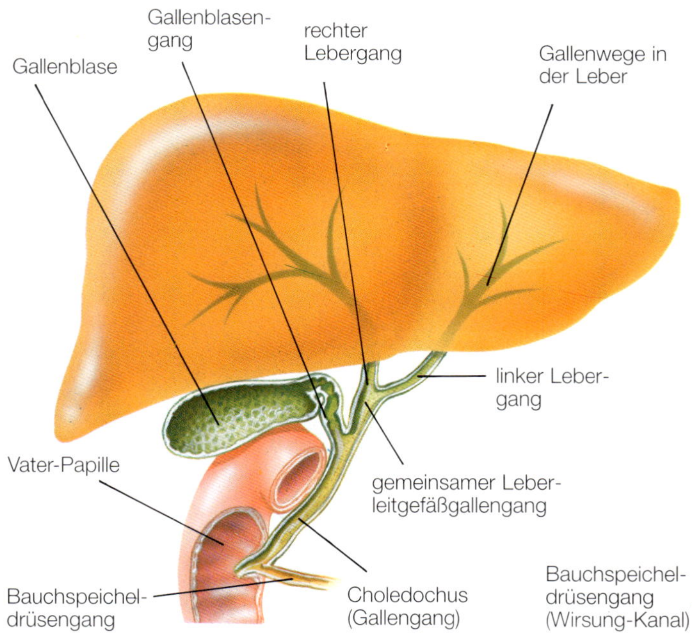

Gallenwege

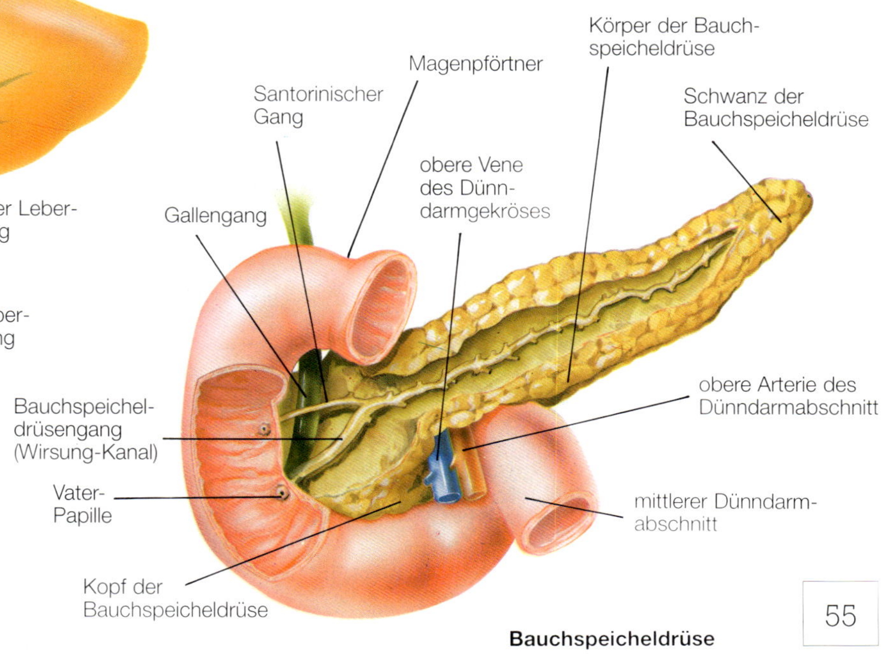

Bauchspeicheldrüse

Grundbegriffe der Verdauung

Die Nahrung setzt sich aus Bestandteilen zusammen, die zu groß sind, um von unserem Organismus direkt genutzt zu werden. Diese Stoffe müssen zu brauchbaren Stücken zerkleinert werden. Dafür gibt es den Vorgang der Verdauung.

Der Verdauungstrakt ist der Ort, an dem die Nahrung in verwertbare Endprodukte (einfache Substanzen) umgewandelt wird. So werden die Kohlenhydrate zu Monosacchariden abgebaut, die Fette zu Glyzeriden und Fettsäuren und die Proteine zu Aminosäuren.

Die bei der Verdauung entstehenden Endprodukte werden im Darm aufgenommen, von wo aus sie in den Blutkreislauf gelangen. Die unverdauten Anteile werden über den Kot ausgeschieden; unverwertbare Spaltprodukte werden zusammen mit anderen, beim Stoffwechsel anfallenden Abfallprodukten mit dem Urin ausgeschieden.

ANATOMISCHE UND HISTOLOGISCHE GRUNDLAGEN DES VERDAUUNGSAPPARATS

Der Verdauungstrakt besteht aus drei unterschiedlichen Teilen und miteinander verbundenen Organen.

Der Mund, der Kehlkopf und die Speiseröhre ermöglichen die Nahrungsaufnahme und sind der Zugang zum Verdauungstrakt.

Der Magen ist der Ort, an dem die Nahrung aufbewahrt und durchmischt wird. Zugleich bereitet er sie vor, damit sie in den Darm gelangen kann.

Die Hauptfunktion des Darms ist die Aufnahme von Nährstoffen (Resorption). Zudem erhält er den Wasser- und Mineralstoffhaushalt im Gleichgewicht und scheidet die unverdaulichen Stoffe aus.

Aus histologischer Sicht finden sich im Verdauungstrakt drei konzentrische, jedoch sehr unterschiedliche Schichten, von denen jede ihre eigenen Funktionen hat:

Die Schleimhaut besteht aus Epithelgeweben mit Schutz- und Absonderungsfunktionen; außerdem nimmt sie die Nährstoffe auf.

Die Schicht unter der Schleimhaut besteht aus zusammenhängendem Gewebe, mit Blutgefäßen, Lymphknoten, Nerven.

Die Muskelschicht ist für die wellenförmige Bewegung (Peristaltik) des Verdauungskanals unerläßlich.

BEWEGUNGEN IM VERDAUUNGSKANAL

Die Kontraktion der Muskulatur im Verdauungskanal dient

– der Durchmischung des Inhalts des Verdauungstrakts.

– dem Transport des Nahrungsbreis durch den Verdauungstrakt.

Die Stärke und die Häufigkeit dieser Bewegungstypen variieren in den verschiedenen Bereichen des Verdauungstrakts.

DIE VOR DEM MAGEN STATTFINDENDE VERDAUUNG

Die Verdauung beginnt, bevor die Nahrung in den Magen gelangt, im Mund, wo die aufgenommene Nahrung durch das Kauen zerkleinert wird. Durch die Durchmischung mit Speichel wird die Mischung homogenisiert und mit Ptyalin oder Speichelamylase versetzt - ein Enzym, das Stärke in Maltose spaltet.

Die Beimischung von Speichel erfüllt drei Funktionen: Befeuchtung der Mundschleimhaut, Verstärkung des Geschmacks der Nahrung, Verhinderung des Austrocknens - ein Alarmmechanismus ruft bei zu wenig Speichel Durst hervor.

DIE VERDAUUNG IM MAGEN

Die Hauptfunktionen des Magens sind: Speichern der ankommenden Nahrung, Vermischen der Nahrung, um den Mageninhalt zu homogenisieren, chemische Vorbereitung auf die Verdauung im Darm.

Die in der Magenschleimhaut befindlichen Drüsen produzieren Sekrete, die Magensaft genannt werden. Ihre wichtigsten Bestandteile sind:

- Salzsäure (Hcl): Sie hat die Aufgabe, Pepsinogen in Pepsin umzuwandeln, das für die Eiweißverdauung notwendig ist.

- Schleim (Muzin): Er bedeckt die gesamte Oberfläche der Schleimhaut, um sie vor der Salzsäure zu schützen und so die Selbstverdauung zu verhindern.

- Lipase: Spielt beim erwachsenen Menschen eine geringe Rolle.

- Intriusic Faktor: Er ist für die Aufnahme des Vitamins B12 unerläßlich. Wird davon zu wenig produziert, kommt es zur sogenannten perniziösen Anämie.

Die Magensäfte sind sehr sauer (sie haben einen PH-Wert zwischen 1,9 und 1,5). Die Salzsäure würde die Schleimschicht zerstören, wenn nicht im gesamten Magen Schleim (Muzin), besonders jedoch Drüsen nahe des Magenpförtners abgesondert werden würde.

Der durch chemischen und mechanischen Vorgänge im Magen hergestellte Nahrungsbrei heißt Chymus, der in den Dünndarm gelangt.

In dieser Phase werden alle Nahrungsmittel für die spätere Verdauung vorbereitet.

Die Regulierung der Magenfunktion:

Die Magenfunktionen regulieren sich über einen dreifachen Mechanismus, der von drei verschiedenen Ebenen aus gesteuert wird:

- Gehirn: Die Gerüche und der Appetit üben einen Nervenreiz aus, der über den Vagusnerv (Parasympathikus) die Absonderung von Magensäften stimuliert.

- Magen: Die Reize, die die Nahrung im Magen hervorruft, lösen Magenbewegungen aus.

- Darm: Wenn die Nahrung in den Darmbereich gelangt, wird dort die Ausschüttung von Sekretin und Cholezystochinin ausgelöst - Hormone, die die Bewegungsaktivität des Magens hemmen und die Absonderung von den Magensaft neutralisierendem Bauchspeicheldrüsensaft sowie Galle anregen.

EINFACHES VERDAUUNGSSCHEMA

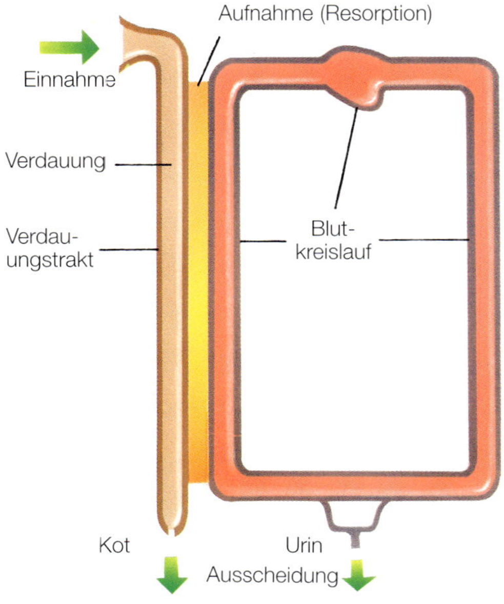

KOMPONENTEN DES VERDAUUNGSAPPARATS

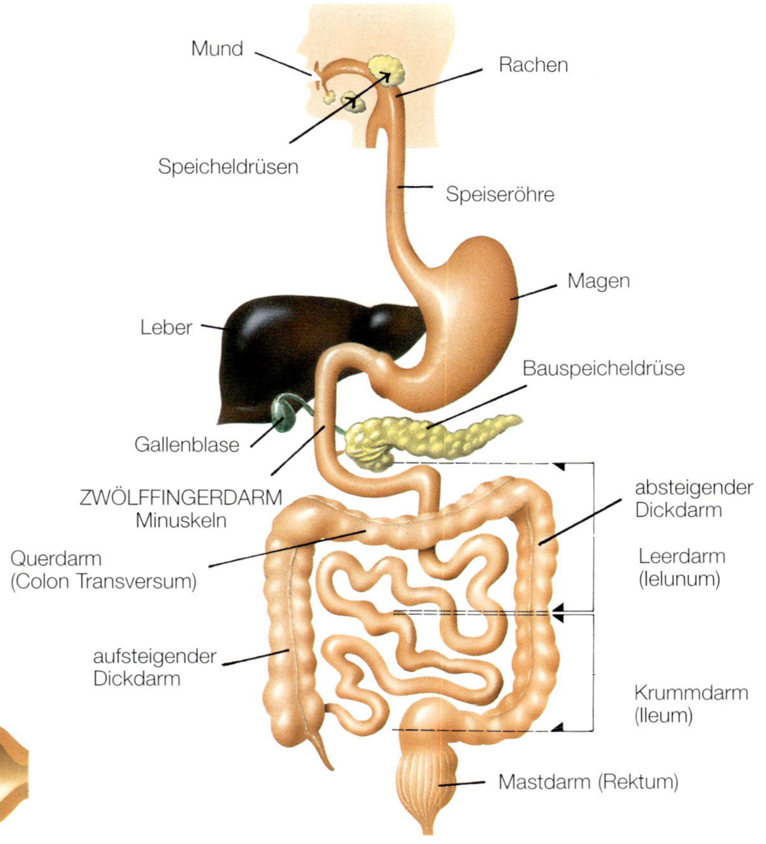

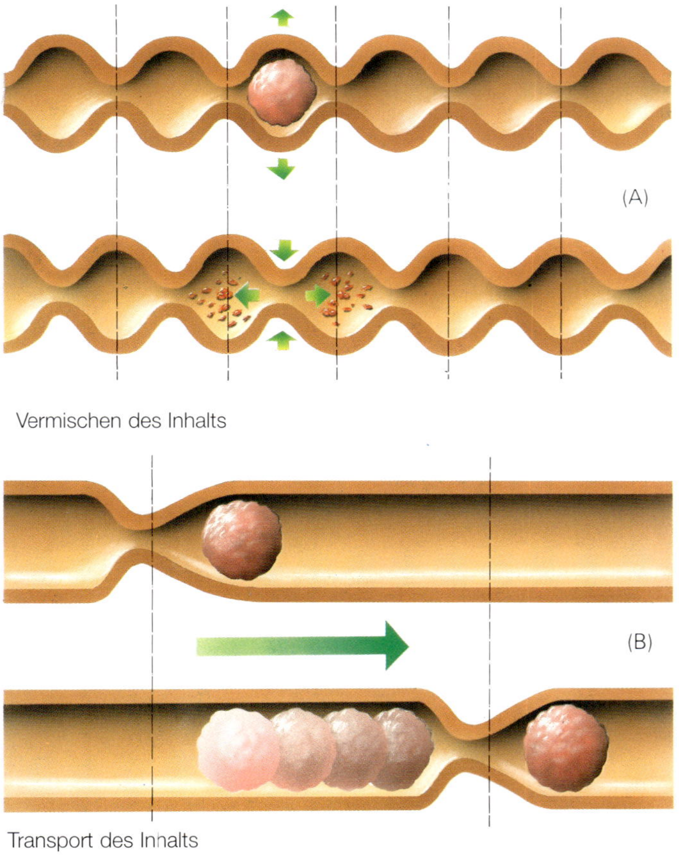

Es gibt zwei verschiedene Bewegungstypen im Darm: Bewegungen (A), die dazu dienen, den Inhalt zu mischen und zu zerkleinern, und peristaltische Bewegungen (B), die den Inhalt durch den Verdauungskanal transportieren.

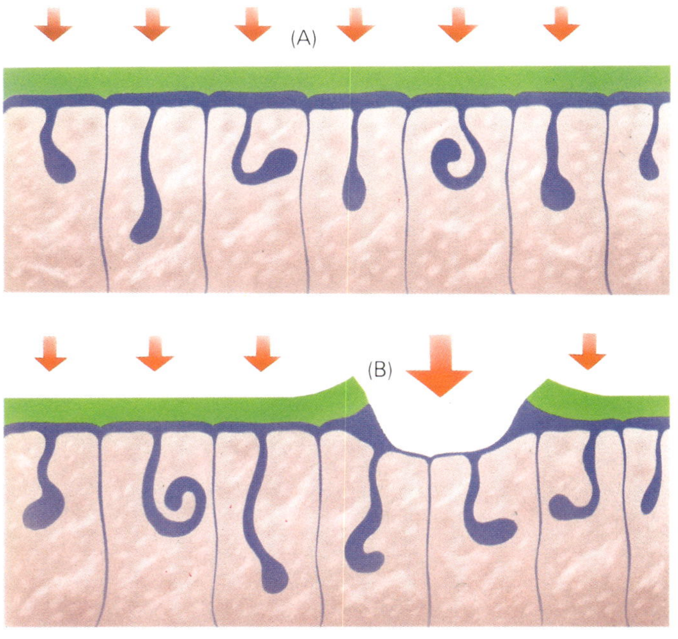

Die Magenschleimhaut wird durch eine Schleimschicht vor der Salzsäure geschützt (A). Wenn ein Bereich der Schleimhaut ungeschützt bleibt (B), zerstört sie der Magensaft und es entstehen Geschwüre.

Die Atemwege

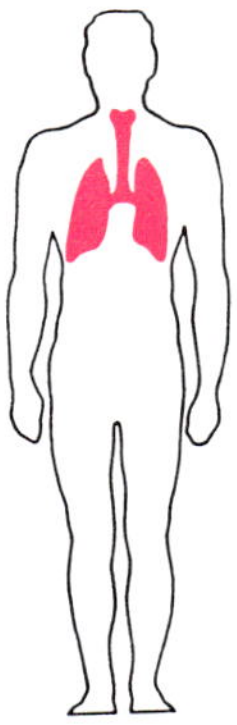

Um die energiereichen Substanzen nutzen zu können, benötigen die Zellen des Organismus die entsprechende Menge an Sauerstoff. Die Atemwege haben die Aufgabe, den Lungen Luft zuzuführen. In ihnen nimmt das Blut den Sauerstoff auf und verteilt ihn im gesamten Organismus.

DIE NASENHÖHLE

In den Nasenhöhlen beginnen die Atemwege. Es handelt sich um zwei Aushöhlungen, die sich in der Mitte des Gesichtsschädels befinden und durch eine Knochenplatte, die Nasenscheidewand, voneinander getrennt sind. Das Innere dieser Höhlen ist völlig von Schleimhaut überzogen. Ihre Seitenwände bestehen aus den Knochen des Oberkiefers. In ihnen befinden sich hervorspringende Knochengebilde, die (obere, mittlere und untere) Nasenmuscheln. Um die Nasenhöhlen herum sind im Inneren der Knochen mehrere lufthaltige Aushöhlungen, die sogenannten Nasennebenhöhlen. Sie lassen sich untergliedern in die Kiefer- und Stirnhöhlen sowie in die Sieb- und Keilbeinhöhlen. Bei Entzündungen kommt es zu Nebenhöhleneiterungen. Die Nasenhöhlen münden in den oberen Teil des Rachens, der auch Nasenrachen genannt wird.

DER KEHLKOPF

Der Kehlkopf ist ein Hohlorgan und befindet sich im vorderen Teil des Halses, vor der Speiseröhre. Er besteht aus einem Knorpelgerüst, dessen Teile über Muskeln und Bänder miteinander verbunden sind. Das obere Ende des Kehlkopfs ist mit dem Rachen verbunden. Hier ist ein tennisschlägerförmiger Knorpel, der Kehldeckel, der die Aufgabe innehat, den Kehlkopf zu öffnen und zu verschließen, damit während des Schluckvorgangs keine Nahrung in die Atemwege gelangt. Die untere Öffnung des Kehlkopfs ist direkt mit der Luftröhre verbunden. Die gesamte Innenoberfläche des Kehlkopfs ist von einer Schleimhaut überzogen. Der Kehlkopf besteht aus drei Teilen:

aus Knorpeln: Es handelt sich um widerstandsfähige Strukturen, die das Skelett des Kehlkopfs bilden.

aus der Kehlkopfmuskulatur: Einige Muskeln führen die Bewegungen des Kehlkopfs aus. Sie sind für den Schluckvorgang äußerst wichtig. Andere Muskeln bewegen und spannen die Stimmbänder zur Stimmbildung (Fonation).

aus den Stimmbändern: Es handelt sich um die wulstigen Ränder der Stimmfalten auf beiden Seiten des Kehlkopfs. Beim Sprechen berühren sich die beiden Stimmbänder und werden durch den Luftstrom in Schwingungen versetzt. Durch die unterschiedliche Weite der Stimmritze sowie durch die veränderbare Spannung der Stimmbänder werden die verschiedenen Töne erzeugt.

DIE LUFTRÖHRE UND DIE BRONCHIEN

Die Luftröhre ist schlauchförmig. Sie ist die Fortsetzung des Kehlkopfs und verbindet ihn mit den Bronchien. Ihre Länge beträgt 12 bis 15 cm, ihr Durchmesser 1,2 bis 2,5 cm. Die Luftröhre liegt im vorderen Teil des Halses im oberen Bereich des Brustkorbs. Die Wand der Luftröhre besteht aus Knorpelringen, die miteinander verbunden sind und einen äußerst widerstandsfähigen Wandschlauch bilden. Die Bronchien sind die Fortsetzung der Luftröhre. Es handelt sich bei ihnen um schlauchartige, sich verzweigende Strukturen. Teilweise sind diese Verzweigungen nur noch unter dem Mikroskop zu erkennen. Sie führen die eingeatmete Luft den Lungenbläschen (Alveolen) der Lunge zu. Die Innenwände der Luftröhre und der Bronchien sind mit einer Schleimschicht überzogen, deren Zellen reichlich Schleim produzieren. Die drei wesentlichen Aufgaben der Luftröhre und der Bronchien sind:

- Transport der Luft zu den Lungen.
- Erwärmen und Anfeuchten der Einatmungsluft.
- Reinigung der Atemluft von Fremdkörpern.

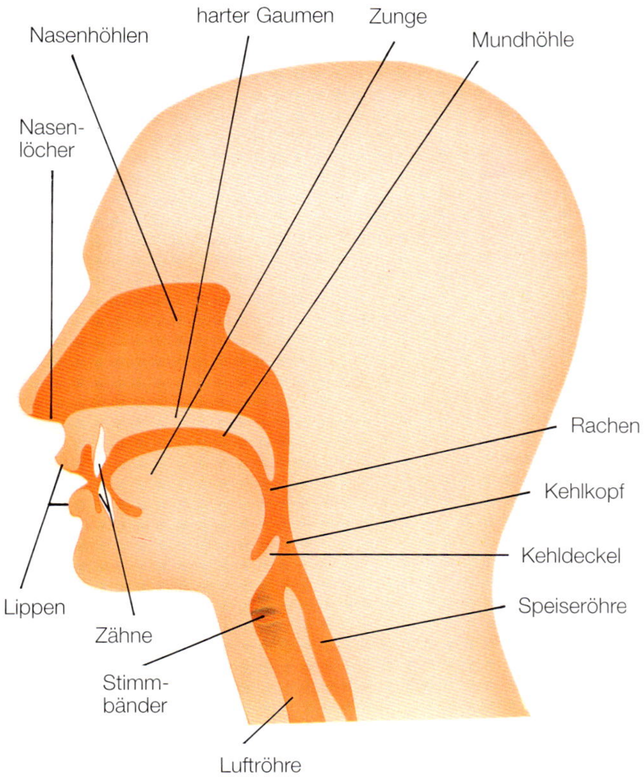

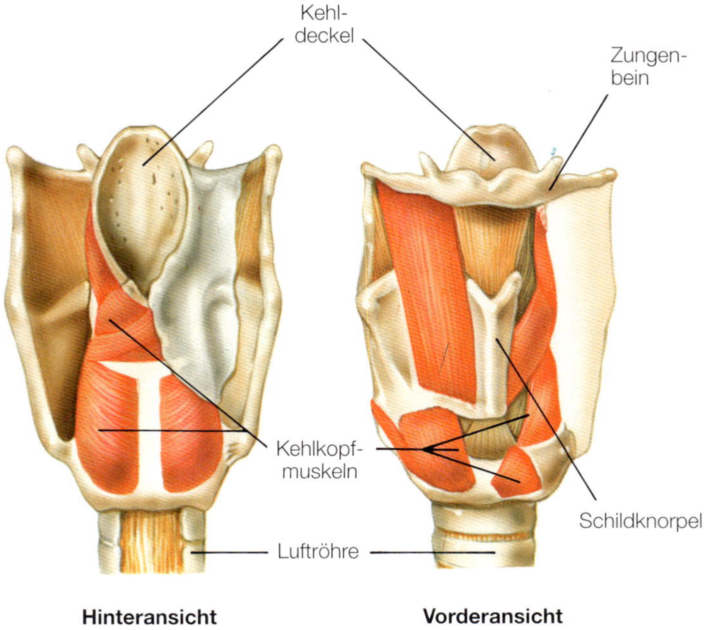

Kehlkopf

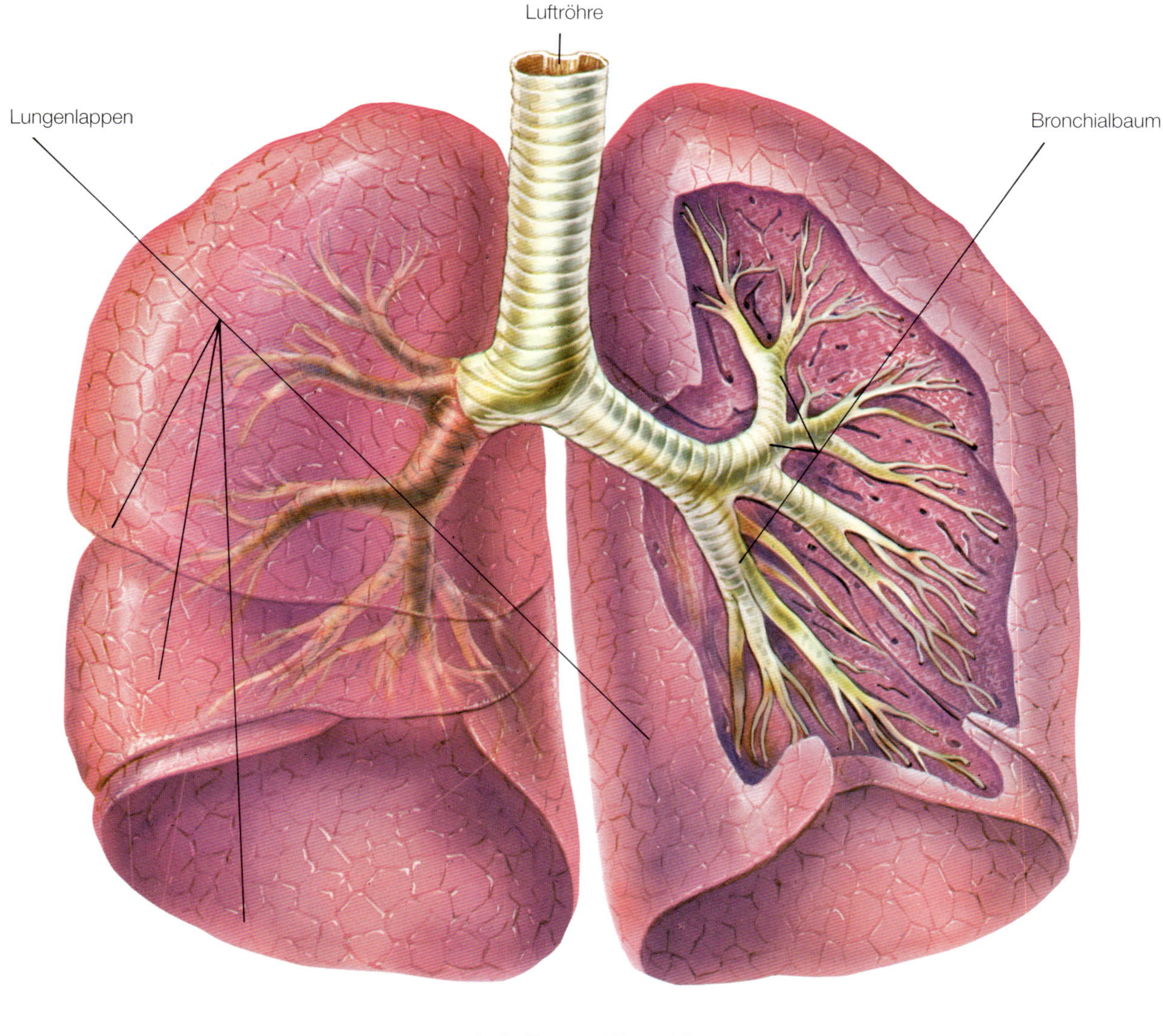

Luftröhre und Bronchien

Die Lungen. Die Atmung

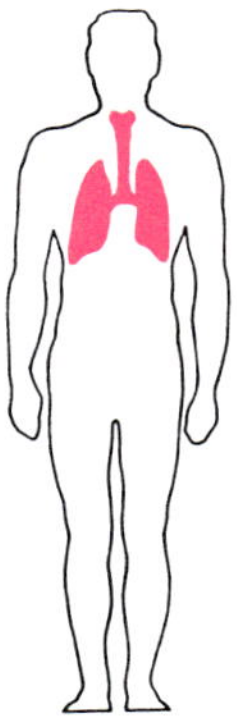

DIE LUNGEN

Die Lungen sind die Grundelemente der Atmung und befinden sich im Brustkorb. Ihre Form ähnelt zwei ungleichmäßigen Kegeln, die ca. 22-25 cm hoch sind. Ihre Innenseite ist mit dem Mittelfellraum, dem Raum zwischen den beiden Lungenflügeln, verbunden. In ihm befinden sich die Luft- und die Speiseröhre, das Herz und die großen Blutgefäße. Die äußere Oberfläche der Lungen ist glatt und glänzend, da sie völlig von einer dünnen Schicht, dem Brustfell (Pleura), überzogen ist. Der rechte Lungenflügel ist größer als der linke und besteht aus drei Lungenlappen: dem oberen, dem mittleren und dem unteren Lungenlappen, der linke aus dem oberen und dem unteren Lungenlappen. Das Gewebe der Lungen ist schwammartig und besteht aus unzählig vielen kleinen, kugelförmigen Strukturen, den Lungenbläschen (Alveolen). Die Alveolen sind mit den Bronchien und der Luftröhre verbunden. Sie nehmen bei jeder Atembewegung Luft auf und geben sie wieder ab.

DAS BRUSTFELL (PLEURA)

Das Brustfell ist eine dünne und glatte, seröse Membran, die die Außenoberfläche der Lungen und die Innenoberfläche des Brustkorbs auskleidet. Der Teil, der die Lungenflügel bedeckt, wird Lungenfell genannt. Der Teil an der Brustkorbwand heißt Rippenfell.

DIE LUNGENATMUNG

Bei der Lungenatmung lassen sich zwei Phasen unterscheiden: die Aufnahme und die Ausstoßung von Luft. Die Einatmung erfolgt durch Erweiterung des Brustkorbs. Er dehnt sich und ermöglicht der Luft, in das Innere der Atemwege bis in die Lungen einzuströmen. Die Ausatmung ist die genau gegenteilige Phase. Dabei verkleinert sich der Brustraum. Dies führt zur Ausstoßung der Luft aus den Lungen. Die Muskeln, die die Rippen anheben, werden als Einatmungsmuskeln bezeichnet, diejenigen, die die Rippen senken, als Ausatmungsmuskeln. Das Zwerchfell ist ein Einatmungsmuskel, da es bei der Bauchatmung die Rippen senkt und so die Kapazität des Brustkorbs vergrößert. Nachdem die eingeatmete Luft durch die Atemwege geströmt ist, dringt sie in die Lungen ein und vergrößert sie. In den Lungenbläschen durchdringt der Sauerstoff die Alveolar- und die Kapillarmembran, und verbindet sich mit dem Hämoglobin, dem roten Blutfarbstoff der roten Blutkörperchen. Das Kohlendioxyd legt den genau entgegengesetzten Weg zurück, vom roten Blutkörperchen in das Lungenbläschen und wird mit der Ausatmung ausgestoßen.

DIE ZELLATMUNG

Der wichtigste Atmungsvorgang des Organismus findet nicht in den Lungen statt, sondern erfolgt als Gasaustausch in jeder einzelnen Körperzelle. Das Herz verteilt das mit Sauerstoff angereicherte Blut (arterielles Blut) über die Blutgefäße im Körper. Von den roten Blutkörperchen tritt der Sauerstoff aus den Kapillargefäßen in das Innere der Zellen über. Das Kohlendioxyd aus dem Zellinneren legt den genau umgekehrten Weg zurück. Das mit Kohlendioxyd angereicherte Blut (venöses Blut) ist dunkler und fließt zu den Lungen zurück, dort wird Kohlendioxyd gegen Sauerstoff ausgetauscht. Dann wiederholt sich der Kreislauf.

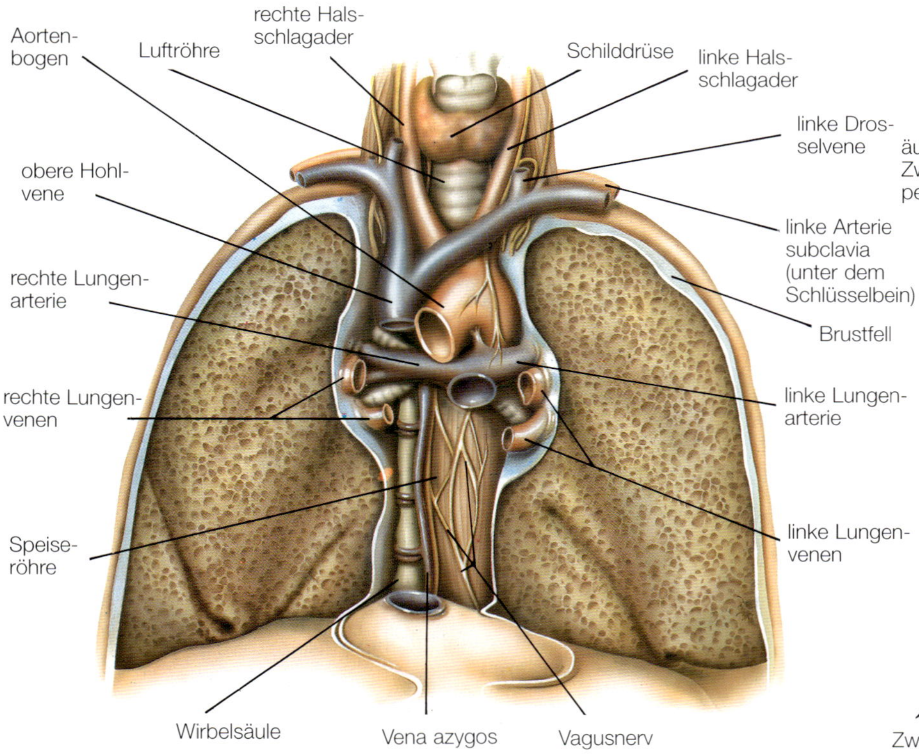

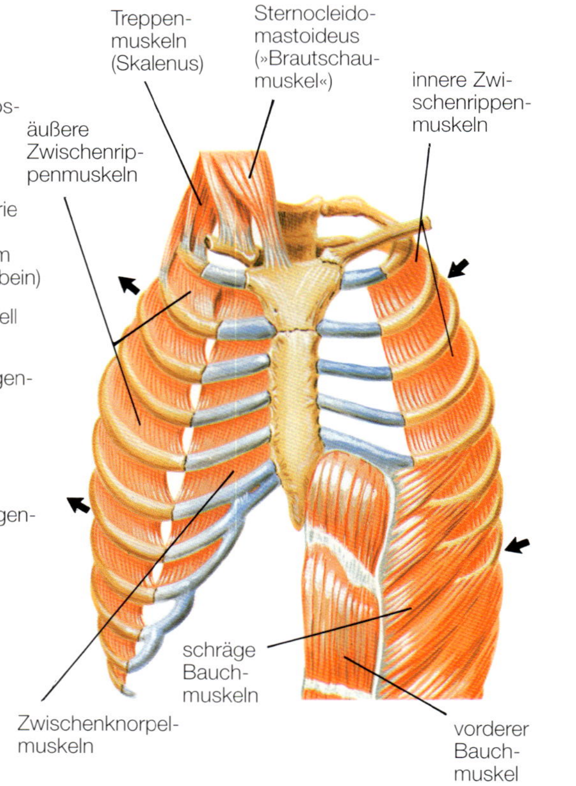

Einatmungsmuskeln **Ausatmungsmuskeln**

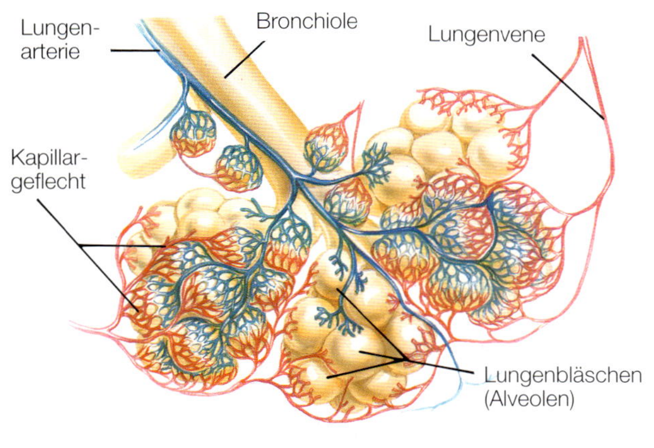

alveolärer Kreislauf

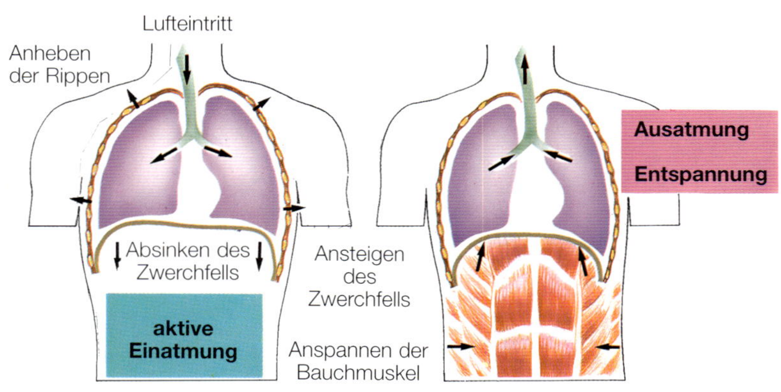

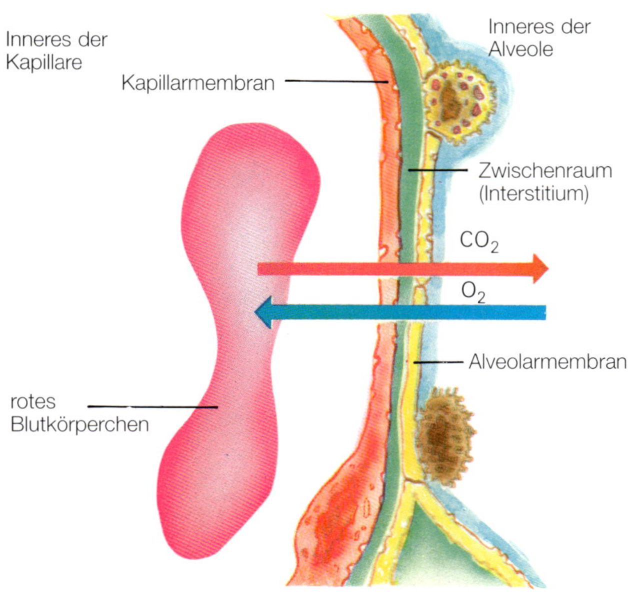

Gasaustausch in den Lungen

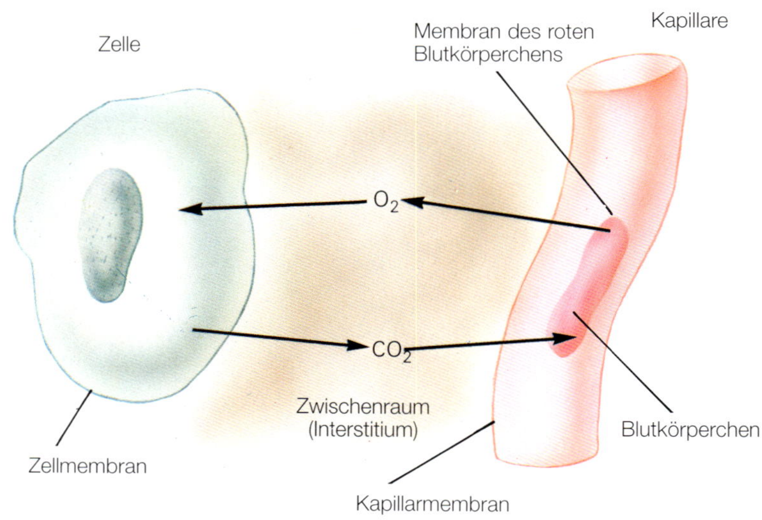

Gasaustausch in den Zellen

Allgemeines

GRUNDBEGRIFFE DER ANATOMIE

Den wesentlichen Teil unseres Atmungsapparats bilden die Lungen. Es handelt sich um zwei schwammartige, kegelförmige Organe, von denen sich das eine rechts und das andere links im Brustkorb befindet.

Der Atmungsapparat funktioniert wie eine Luftpumpe. Bei der Einatmung strömt Luft von außen in die Lungen ein, bei der Ausatmung wird sie ausgeschieden. Zwischen der Atmung und dem Blutkreislauf besteht ein wichtiger Zusammenhang. Die Atemwege transportieren den Sauerstoff zu den Lungen, von dort gelangt er in die Blutbahn und bindet an das Hämoglobin den roten Blutfarbstoff in den roten Blutkörperchen. Im Blutkreislauf gelangt das mit Sauerstoff beladene Hämoglobin zu sämtlichen Zellen des Organismus, um die Zellatmung zu ermöglichen. Das Blut nimmt dort umgekehrt Kohlendioxyd aus den Zellen auf, transportiert es zu den Lungen, damit es mit der Ausatmung ausgeschieden werden kann.

EINFÜHRUNG ZUR ATMUNG (RESPIRATION)

Hauptaufgabe der Atmung ist es, Sauerstoff aus der Luft zu den Gewebezellen zu bringen und das beim Zellstoffwechsel produzierte Kohlendioxyd auszuscheiden.

Der Atmungsapparat setzt sich aus zwei unterschiedlichen anatomischen Bereichen zusammen: aus den Transport-Atemwegen und aus dem Gasaustausch in den Lungen (Abb. 3).

Die sauerstoffhaltige Luft gelangt über Atemwegsorgane (Mund, Nasenhöhlen, Rachen, Kehlkopf, Luftröhre und Bronchialbaum) in die Lungenbläschen (Alveolen), dem Ort, an dem die Gase O_2 und CO_2 zwischen den Lungen und dem Blut ausgetauscht werden. Die Atemwege transportieren und befeuchten, reinigen und erwärmen die Luft. Da ihre Membranen dafür zu dick sind, findet in ihnen kein nennenswerter Gasaustausch statt. Deshalb wird der mit Luft gefüllte Raum in diesen Bahnen »Totraum« genannt.

Der Gasaustausch bei der Lungenatmung findet in den Lungenbläschen (Alveolen), kleinen Ausbuchtungen mit sehr dünnen, gasdurchlässigen Membranen statt. Man muß allerdings berücksichtigen, daß entsprechend den Ruhe- oder Bewegungsphasen, in denen wir uns gerade befinden, nicht immer alle Alveolen gleich intensiv belüftet werden (Abb. 4).

Beide Bereiche sind eng miteinander verbunden. Jeder von ihnen ist für die Funktion des Atmungsapparats unabdingbar.

GRUNDPRINZIPIEN

Voraussetzung für die Stoffwechselvorgänge in den Körperzellen ist eine kontinuierliche Sauerstoffzufuhr. Beim Stoffwechsel selbst werden große Mengen an Kohlendioxyd (CO_2) produziert, die später wieder ausgeschieden werden, da eine zu hohe Konzentration im Blut giftig ist.

Durch die (Bau)struktur der Lungenbläschen wird eine möglichst große Oberfläche geschaffen, durch die Sauerstoff aufgenommen und Kohlendioxyd ausgeschieden werden kann.

Die Gesamtoberfläche der Lungenbläschen (Alveolen) beträgt zwischen 40 und 80 m^2.

Das Blut transportiert den Sauerstoff von den Lungen in den roten Blutkörperchen zu den Geweben. In den Lungen erfolgt der Gasaustausch. Die Einatmung erfolgt über die gleichzeitigen Bewegungen des Zwerchfells und des Brustkorbs (Abb. 3a und 3c). Die sauerstoffhaltige Luft dringt in die Lungen ein (die Luft strömt wie das Wasser von Orten mit hohem zu Orten mit niedrigem Druck). Wäre der Druck in den Alveolen genauso groß wie in der Atmosphäre, wäre kein Luftaustausch möglich. Damit das Einatmen möglich wird, muß der Luftdruck in den Alveolen kleiner sein als der atmosphärische Luftdruck (Unterdruck). An der »Blut-Luft-Schranke« wird Kohlendioxyd freigesetzt und dafür Sauerstoff aufgenommen. Die Entspannung des Zwerchfells bzw. der Zwischenrippenmuskeln führen dazu, daß die elastischen Lungen die mit Kohlendioxyd angereicherte Luft ausscheiden (Abb. 5).

Wie sich die Luft, die wir einatmen, zusammensetzt, ist in Abbildung 6 zu sehen.

Die Luft, die wir einatmen, vermischt sich mit der Luft, die beim letzten Ausatmen in unserem Atmungssystem zurückblieb. Dieses weist einen sehr geringen Sauerstoffgehalt und einen sehr hohen Kohlendioxydgehalt auf. Wie wir in Abbildung 6 sehen, nimmt der Sauerstoffgehalt ab, je tiefer die Luft von außen in die Alveolen, in das Blut und in die Gewebe eindringt. Im Gegensatz dazu wird der Kohlendioxydgehalt vom Gewebe zum Blut und von den Lungen nach außen geringer.

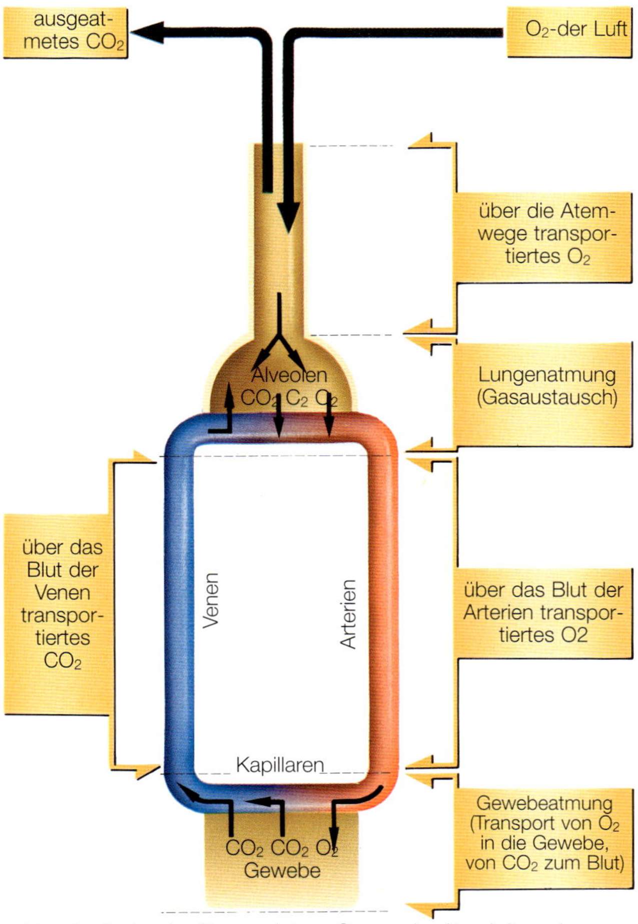

Hauptaufgabe der Atmung ist es, O_2 aus der Atemluft zu den Geweben der Zellen zu transportieren und das beim Zellenstoffwechsel produzierte CO_2 auszuscheiden.

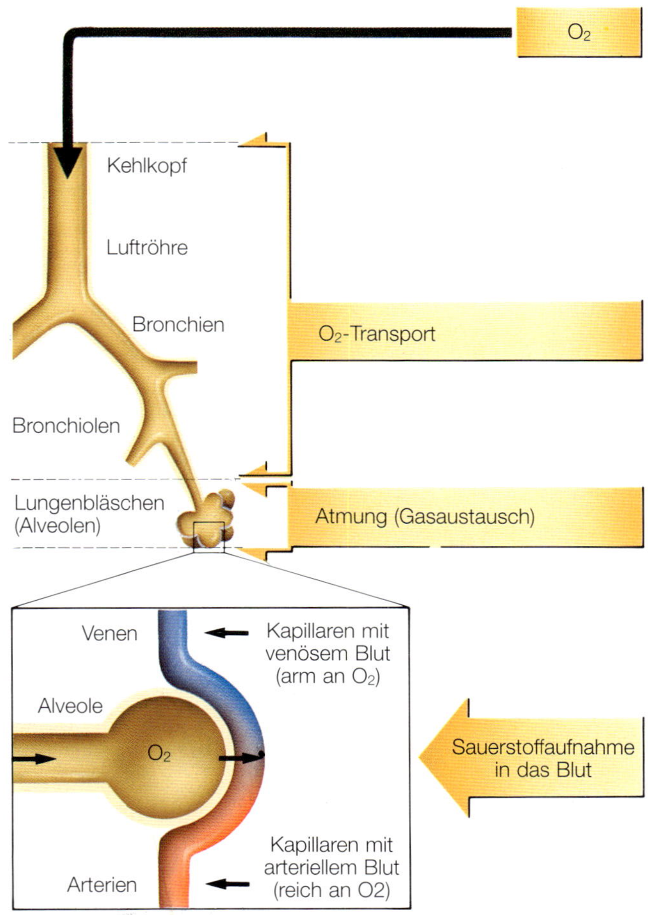

Die O_2-haltige Luft gelangt über die Atemwege (Mund, Kehlkpf, Luftröhre etc.) zu den Lungenbläschen (Alveolen) (Ort des Gasaustausches von O_2 und CO_2 zwischen der Lunge und dem Blut).

MECHANISCHE KOMPONENTEN DER ATMUNG

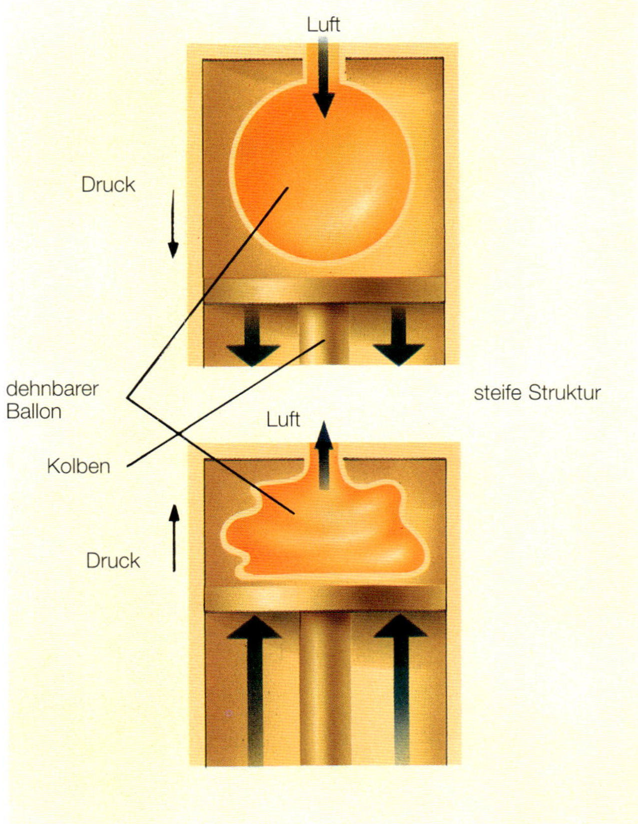

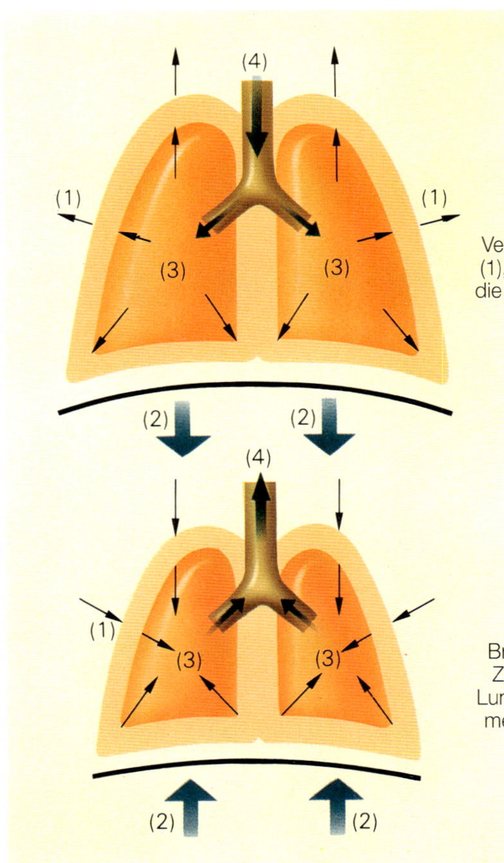

Vergrößert sich die Brusthöhle (1), sinkt das Zwerchfell ab (2), die Lungen dehnen sich (3) und Luft kann einströmen (4).

Verkleinert sich die Brusthöhle (1), steigt das Zwerchfell höher (2), die Lungen ziehen sich zusammen (3) und die Luft kann ausströmen (4).

Das Herz

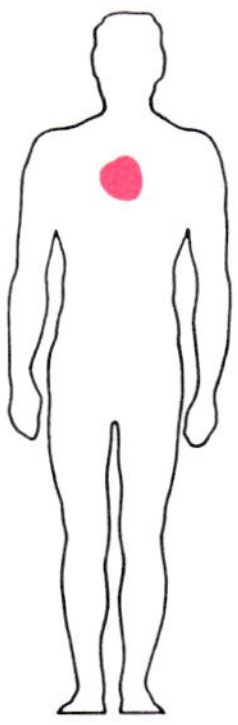

Das Kreislaufsystem besteht aus verschiedenen Organen, die alle dieselbe Aufgabe haben: die gleichmäßige Verteilung des Bluts im gesamten Organismus. Das Kreislaufsystem führt wichtigste Lebensvorgänge durch, so hält er zum Beispiel die Körpertemperatur konstant, versorgt die Zellen mit dem notwendigen Sauerstoff und Nährstoffen. Die beiden Hauptstrukturen des Kreislaufsystems sind:

Das Herz: Es ist sein Motor, funktioniert wie eine Pumpe und sorgt für den Blutfluß.

Die Blutgefäße: Sie bilden das Gefäßsystem, durch dessen Inneres das Blut fließt. Sie lassen sich in zwei Gruppen aufteilen:

- in die Arterien. Die Gefäße, in denen das Blut vom Herzen wegfließt.

- in die Venen. Sie sind die Gefäße, durch die das Blut zum Herzen zurückfließt.

DAS HERZ

Das Herz ist ein Hohlorgan. Seine Wände bestehen aus Muskelstrukturen, d. h. sie sind in der Lage zu kontrahieren. Im Inneren des Herzens befinden sich vier Hohlräume (die beiden Herzvorhöfe und die beiden Herzkammern) sowie zwei Herzklappen, die die Fließrichtung des Bluts bestimmen.

Der rechte Herzvorhof: In diesen Hohlraum münden die beiden (obere und untere) Hohlvenen, die dem Herzen das Blut aus dem gesamten Organismus zuführen, ausgenommen das mit Sauerstoff angereicherte Blut aus den Lungen.

Der linke Herzvorhof: In diesen Hohlraum sammelt sich das aus den Lungen kommende sauerstoffreiche Blut.

Die rechte Herzkammer nimmt über die Trikuspidalklappe das Blut aus dem rechten Herzvorhof auf. Sie hat die Aufgabe, das sauerstoffarme Blut über den Stamm der Lungenarterien (Truncus pulmonalis) in den Lungen zu pumpen.

Die linke Herzkammer nimmt über die Mitralklappe das sauerstoffreiche Blut aus dem linken Herzvorhof auf und pumpt es über die Aortenklappe in die Aorta (Hauptschlagader).

DER HERZBEUTEL (PERIKARD)

Der Herzbeutel ist eine Membran, die das Herz und den Anfangsteil der großen Blutgefäße ganz umhüllt. Sie besteht aus verschiedenen Blättern bzw. Schichten.

Die Außenschicht ist faserig und haftet an den benachbarten Organen (Zwerchfell, Brustbein).

Die Innen- oder Eingeweideschicht umschließt das Herz.

DER HERZMUSKEL (MYOKARD)

Der Herzmuskel bildet die Muskelwand des Herzens. Durch seine Kontraktionen wird die Herzpumpe in Gang gesetzt. Er besteht ähnlich der Skelettmuskulatur aus gestreiften Muskelfasern, die sich netzartig überkreuzen.

DIE HERZINNENHAUT (ENDOKARD)

Die Herzinnenhaut ist die Schicht, die das Innere der Herzhohlräume überzieht. Sie besteht aus Epithel- und elastischem Gewebe, ist weiß, glatt und glänzend.

DER KREISLAUF DER HERZKRANZGEFÄẞE

Der Kreislauf der Herzkranzgefäße hat die Aufgabe, das Herz mit Blut und somit mit Sauerstoff und Nährstoffen zu versorgen. Wichtig sind die beiden (linke und rechte) Herzkranzarterien, die aus der Aorta entspringen.

DAS ELEKTRISCHE REIZLEITUNGSSYSTEM

Im oberen Teil des rechten Herzvorhofs befindet sich ein Gebilde, das Sinusknoten genannt wird. Er erzeugt 60-80 mal pro Minute selbst elektrisch Impulse. Diese Reize werden über Nervenfasern zu einem ähnlichen Gebilde übertragen, dem Atrioventrikularknoten (AV-Knoten), der im unteren Teil des rechten Herzvorhofs liegt. Er überträgt die Reize auf die Hisschen Bündel, die diese dann zu allen anderen Bereichen der Herzkammern weiterleiten. Bei jeder elektrischen Reizung des Sinusknotens kontrahiert der Herzmuskel. Das Nervensystem kann die Frequenz dieser Impulse erhöhen oder senken und reguliert auf diese Weise die Funktion des Herzens.

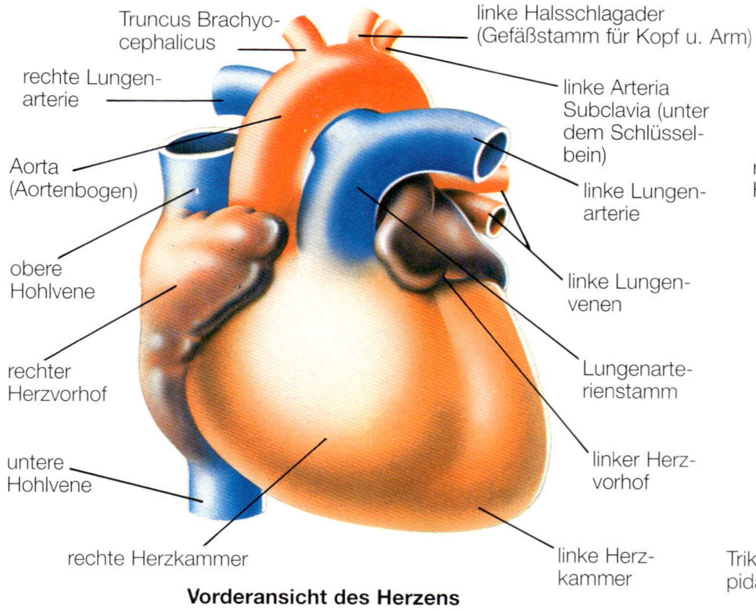

Vorderansicht des Herzens

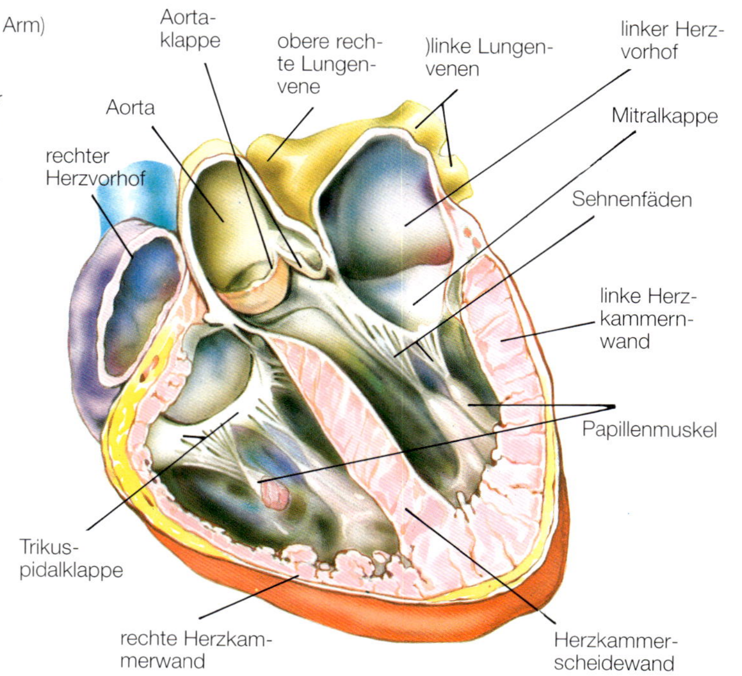

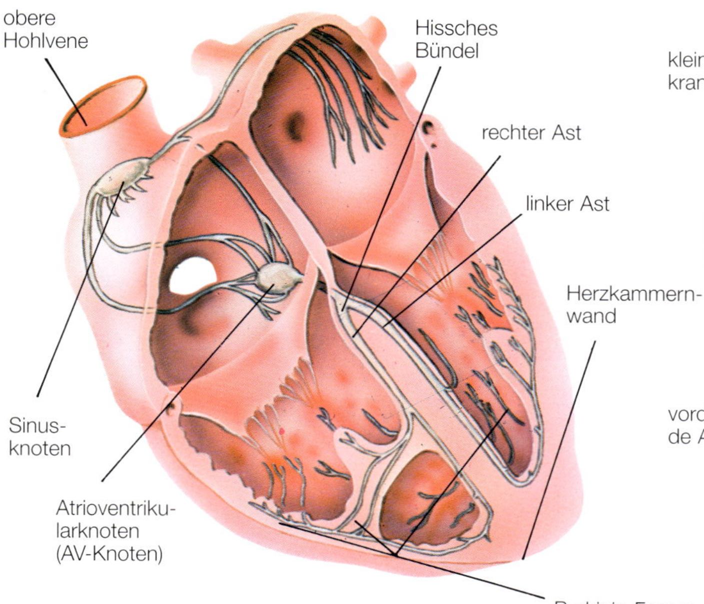

elektrisches Reizleitungssystem

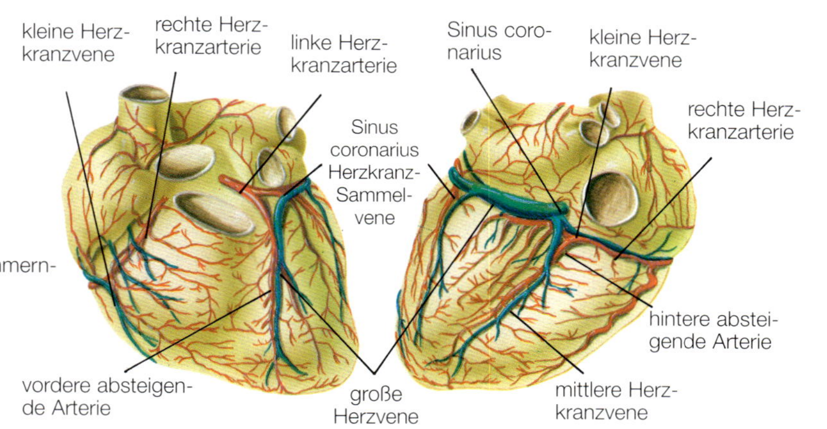

Vorderansicht **Hinteransicht**

Herzkranzgefäße

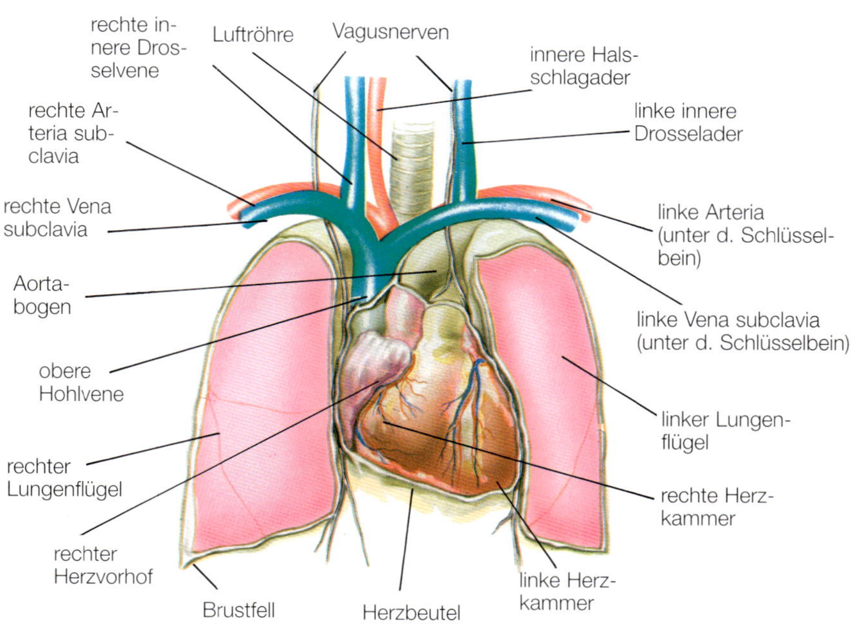

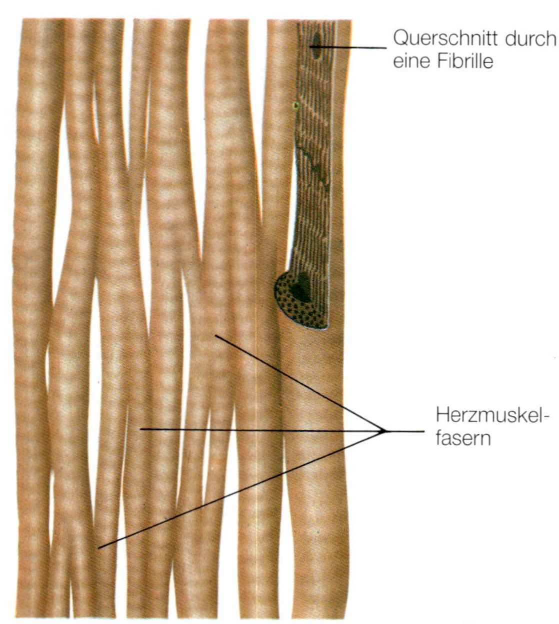

Herzmuskelfasern

Der Blutkreislauf

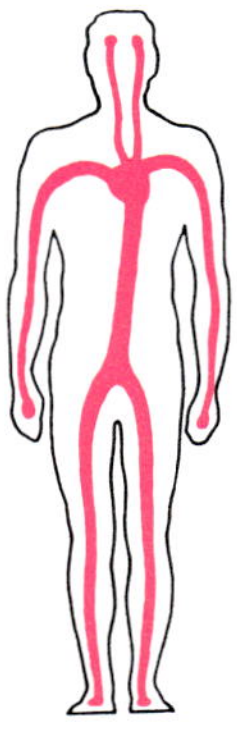

DIE HERZBEWEGUNGEN

Über die Kontraktion des Herzens wird das Blut durch den Körper gepumpt. Dieser Vorgang läuft über eine Reihe aufeinanderfolgender Kontraktions- und Entspannungsbewegungen der Herzmuskulatur ab. Um das Funktionieren des Herzens besser zu verstehen, beschreiben wir die beiden Bewegungsphasen - Systole und Diastole - getrennt voneinander.

Die Systole ist die Phase, in der die Herzkammern kontrahieren und auf diese Weise das Blut in die Arterien pumpen. Vor diesem Vorgang füllen sich die Herzkammern stark mit Blut an, das sie aus den Herzvorhöfen aufnehmen. Mit Beginn der Kontraktion wird der Druck im Inneren der Herzkammern beträchtlich erhöht. Zuerst schließen sich die Segel-Klappen, die die Herzkammern von den Herzvorhöfen trennen und verhindern somit, daß das Blut in die Herzvorhöfe zurückfließt (Anspannungsphase). Dann werden die Arterienklappen (Taschenklappen) geöffnet, damit das Blut in die Gefäße ausströmen kann (Austreibungsphase).

Die Diastole ist die Phase, in der sich die Herzkammern entspannen (Entspannungsphase) und sich mit dem Blut aus den Herzvorhöfen füllen (Füllungsphase). Am Ende der Kammerfüllung erfolgt zusätzlich eine Kontraktion der Herzvorhöfe, die zu deren Entleerung führt. Der Vorgang der Diastole dauert ca. 0,4 Sekunden. Diesen Zeitraum der Muskelentspannung nutzt der Herzmuskel und reichert sich über das Blut aus den Herzkranzarterien mit Sauerstoff an.

DER BLUTKREISLAUF

Der menschliche Organismus hat zwei unterschiedliche Kreisläufe, den großen bzw. Körperkreislauf und den kleinen bzw. Lungenkreislauf.

Der große bzw. Körperkreislauf: Sein Ausgangspunkt ist die linke Herzkammer und die Aorta (Hauptschlagader). Von dieser Arterie zweigen unendlich viele Gefäße ab und verästeln sich mehr und mehr bis in die Kapillaren (Haargefäßen).

Nach dem Gasaustausch im Kapillargebiet der Organe und Gewebe vereinigen sich die Kapillaren zu immer größeren Gefäßen, den Venen. Sie transportieren sauerstoffarmes Blut (venöses Blut) und bilden im weiteren Verlauf zwei größere Gefäßstränge, die in den rechten Herzvorhof münden. Sie heißen obere Hohlvene, die das Blut aus dem Kopf und aus den oberen Gliedmaßen aufnimmt, und untere Hohlvene, die dem Herzen das Blut des restlichen Körpers zuführt.

Der kleine bzw. Lungenkreislauf beginnt in der rechten Herzkammer, durch deren Kontraktion das Blut über die Lungenarterie zu den Lungen gepumpt wird. Es handelt sich hierbei um venöses Blut, da es aus dem rechten Herzvorhof kommt und zu den Lungenkapillaren fließt. Hier wird es, wie wir bereits in unserem Kapitel über den Atmungsapparat beschrieben, in arterielles Blut umgewandelt, das durch die Venen fließt, sich zu vier Gefäßen, den Lungenvenen, verbindet und in den linken Herzvorhof mündet.

DIE GEFÄSSE DES GROSSEN BLUTKREISLAUFS

Wir besprechen nun die wichtigsten Blutgefäße nach ihrer Größe und Bedeutung.

Die beiden (linke und rechte) Subclavia-Arterien (unter dem Schlüsselbein) sorgen für die Durchblutung der oberen Gliedmaßen.

Die beiden (ebenfalls linke und rechte) Halsschlagadern (Carotis-Arterien) verlaufen im Hals und sorgen für die Durchblutung des Kopfes.

Der Bauchhöhlenstrang (Cöliacus-Stamm) entspringt der Bauchaorta und sorgt für die Durchblutung in Magen, Leber und Milz.

Die beiden (obere und untere) Arterien des Dünndarmgekröses (Mesenterialarterien) entspringen etwas tiefer ebenfalls im Bereich der Bauchaorta und sind für die Durchblutung des Dünn- und Dickdarms verantwortlich.

Die beiden Nierenarterien (Renalis-Arterien) (auf jeder Nierenseite eine) versorgen die Nieren reichlich mit Blut.

Die Darmbeinarterien (Iliaca-Arterien) (ebenfalls zwei) setzen die Aorta nach der Aortengabelung fort und versorgen den Damm zwischen dem After und den Geschlechtsorganen sowie die unteren Gliedmaßen mit Blut.

DIE MORPHOLOGIE DER ARTERIEN

Die Arterien haben dickere Wände als die Venen. Ihre Wände bestehen aus drei Schichten:

Die innere Schicht (Intima) ist mit Gefäßendothel überzogen, das einen sanften Blutfluß ermöglicht.

Die mittlere Schicht (Tunika) ist die dickste, da sie Muskelfasern enthält. Diese können durch Kontraktion den Durchmesser der Arterie verändern.

Die äußere Schicht (Adventitia) besteht aus Kollagengewebe.

DIE MORPHOLOGIE DER VENEN

Die Venen verfügen über dünnere Wände und sind nur in geringem Maße kontraktionsfähig. Sie können sich jedoch erweitern. Ihre Schichten haben dieselben Namen wie die der Arterien:

Die Intima ist mit Epithelgewebe überzogen.

Die Tunika setzt sich aus elastischem Gewebe und aus Muskelfasern zusammen, jedoch in geringerem Maße als die Arterien.

Die Adventitia, die äußerste, elastische Schicht, besteht aus zusammenhängenden Fasern. Die Venen verfügen, anders als die Arterien, über Gefäßklappen, die den Blutfluß nur in die Richtung zum Herzen hin zulassen.

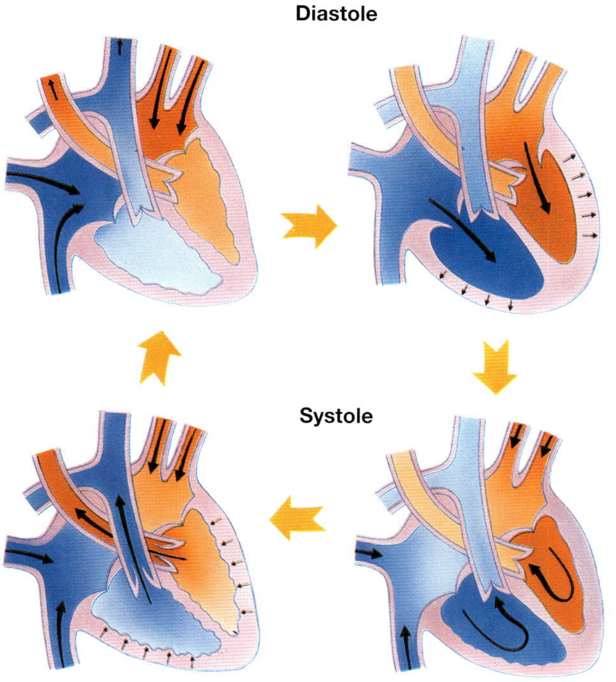
Diastole
Systole

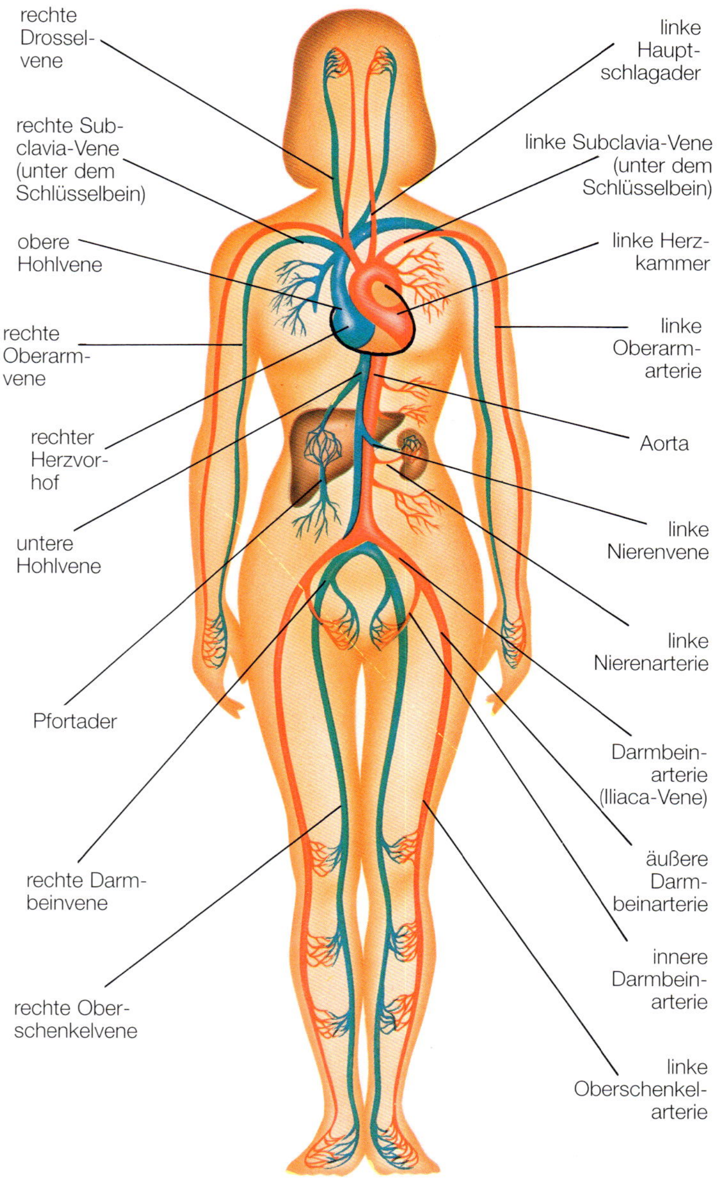
rechte Drosselvene
rechte Subclavia-Vene (unter dem Schlüsselbein)
obere Hohlvene
rechte Oberarmvene
rechter Herzvorhof
untere Hohlvene
Pfortader
rechte Darmbeinvene
rechte Oberschenkelvene
linke Hauptschlagader
linke Subclavia-Vene (unter dem Schlüsselbein)
linke Herzkammer
linke Oberarmarterie
Aorta
linke Nierenvene
linke Nierenarterie
Darmbeinarterie (Iliaca-Vene)
äußere Darmbeinarterie
innere Darmbeinarterie
linke Oberschenkelarterie

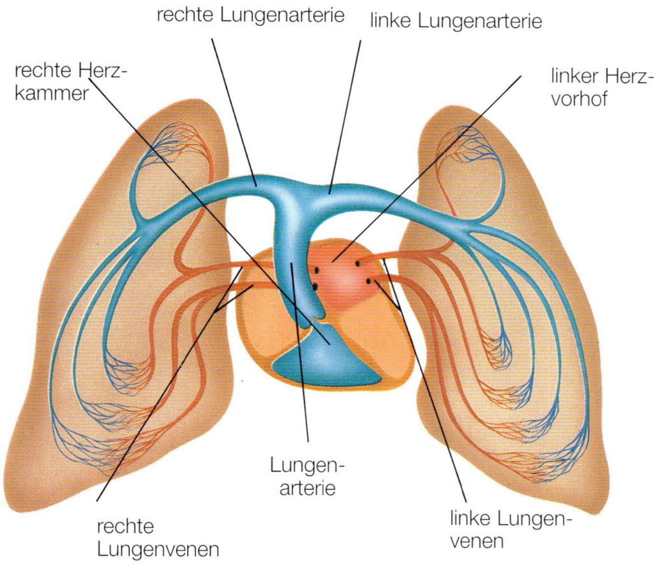
rechte Lungenarterie
linke Lungenarterie
rechte Herzkammer
linker Herzvorhof
Lungenarterie
rechte Lungenvenen
linke Lungenvenen

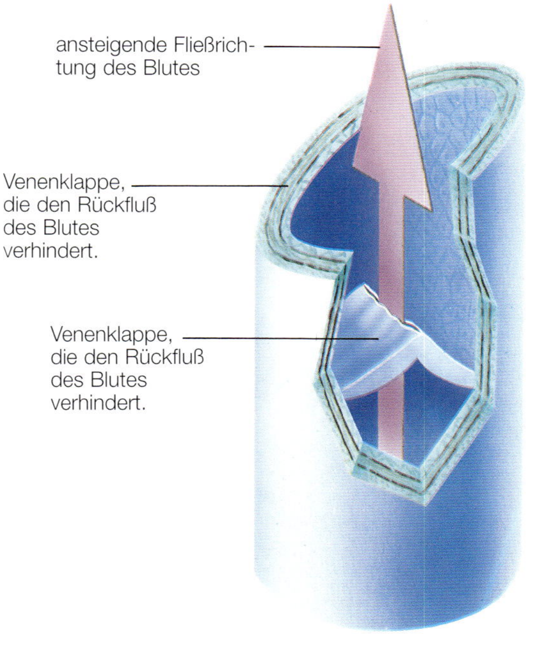
ansteigende Fließrichtung des Blutes
Venenklappe, die den Rückfluß des Blutes verhindert.
Venenklappe, die den Rückfluß des Blutes verhindert.

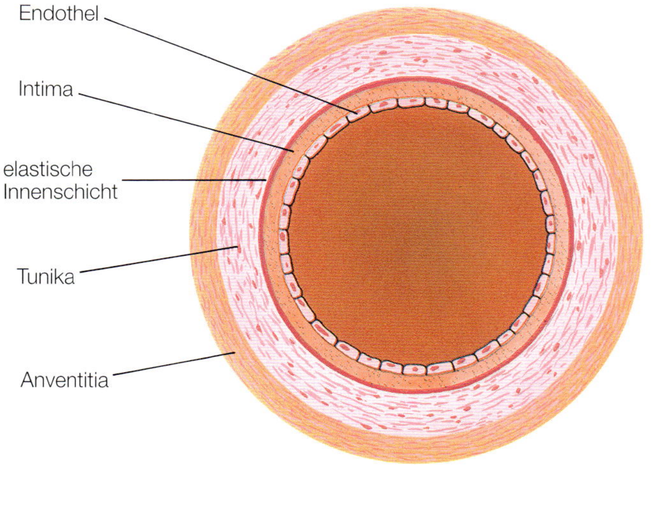
Endothel
Intima
elastische Innenschicht
Tunika
Anventitia

Die Hauptkomponenten

DAS HERZ

Das Herz pumpt das Blut jeweils in eine Richtung, von der rechten Herzkammer in die Lungenarterie bzw. von der linken Herzkammer in die Hauptschlagader (Aorta).

Die serielle Anordnung der linken und rechten Herzhälfte: Die linke und die rechte Herzhälfte sind in Serie zueinander angeordnet. Die rechte Herzhälfte nimmt das Blut der Venen aus den verschiedenen Körperteilen (außer aus dem Lungenkreislauf) über drei Wege auf: Die obere Hohl-Vene nimmt das Blut aus dem Kopf, dem Gesicht, den oberen Gliedmaßen, dem Brustkorb und aus Teilen der Eingeweide auf. Die untere Hohl-Vene nimmt das Blut aus der unteren Körperhälfte auf. Die Venen der Herzkranzgefäße nehmen das Blut des Herzmuskels auf. Die Summe dieser drei (obere und untere Hohl-Vene, Venen der Herzkranzgefäße) nennt man den venösen Rückfluß. Das Blut aus den Venen fließt in den rechten Herzvorhof, strömt in die rechte Herzkammer und wird in die Lungenarterie gepumpt. Nachdem das Blut zu den Lungenkapillaren gelangt ist, in denen der Gasaustausch erfolgt, fließt es durch die Venen der Lunge zum linken Herzvorhof, strömt in die linke Herzkammer und wird in die Hauptschlagader gepumpt. Über die Hauptschlagader und ihre Verzweigungen wird es auf die verschiedenen Körperteile verteilt, um später durch die Hohlvenen zur rechten Herzhälfte zurückzufließen.

Die Klappen des Blutkreislaufs: Die einseitige Fließrichtung im Kreislauf wird durch Klappen ermöglicht. Die Segelklappen, die sich zwischen den Herzvorhöfen und den Herzkammern befinden (die Trikuspidalklappe rechts und die Mitralklappe links) lassen das Blut nur vom Herzvorhof in die Herzkammer fließen. Die Klappen, die sich am Ausgang der Herzkammern befinden (die Lungenklappe rechts und die Aortenklappe links), lassen das Blut nur von der linken Herzkammer in die Hauptschlagader und von der rechten Herzkammer in die Lungenarterie fließen.

Periodische Funktion: Die Herzkammern arbeiten periodisch. Sie wechseln zwischen einer Ruhephase (Diastole), in der sie sich mit dem Blut füllen, das aus den Vorhöfen kommt, und einer Kontraktionsphase (Systole), in der sie mit Hilfe der Klappen ihren Inhalt in die entsprechende Arterie stoßen. Dieser Vorgang wird durch koordinierte Kontraktionen der Herzwand möglich. Bei jeder Kammeraktion wird während der Austreibungsphase eine bestimmte Blutmenge (Schlagvolumen) in die Blutbahn gepumpt. Das Herz verrichtet mechanische Arbeit und jede Herzkammeraktion pumpt ein bestimmtes Schlagvolumen während der Austreibungsphase in den Blutkreislauf. Das Herz verrichtet mechanische Arbeit. Jede Kontraktion der Herzkammern erzeugt eine Druck-Volumen-Kurve, die der ausgeführten Herz-Arbeit entspricht und die wir berechnen können.

DIE BLUTGEFÄSSE

Die Blutgefäße transportieren das Blut in alle Teile des Körpers.

Allgemeine Struktur der regionalen Kreislaufabschnitte: Der Aufbau der regionalen Strömungssysteme ist immer gleich. In Fließrichtung entsteht ein sich mehr verzweigendes Arteriennetz und ein sich mehr und mehr vereinendes Venennetz. In den Arterien und Venen zirkuliert das Blut, ohne daß es zu einem Austausch mit dem umgebenden Gewebe kommt. Im Gegensatz dazu ist das Kapillargebiet der Bereich des Stoffaustausches zwischen dem Blut und den Geweben.

Lungen- und Körperkreislauf: Der Lungenkreislauf ist das Strömungssystem zwischen der Lungenklappe und dem linken Herzvorhof. Das gesamte aus dem Herz kommende Blut fließt hier hindurch. Im großen Kreislauf (Körperkreislauf) zwischen der Hauptschlagader und dem rechten Vorhof gibt es zahlreiche parallel angeordnete Teilkreislaufe (z. B. Nieren- oder Darm-Kreislauf).

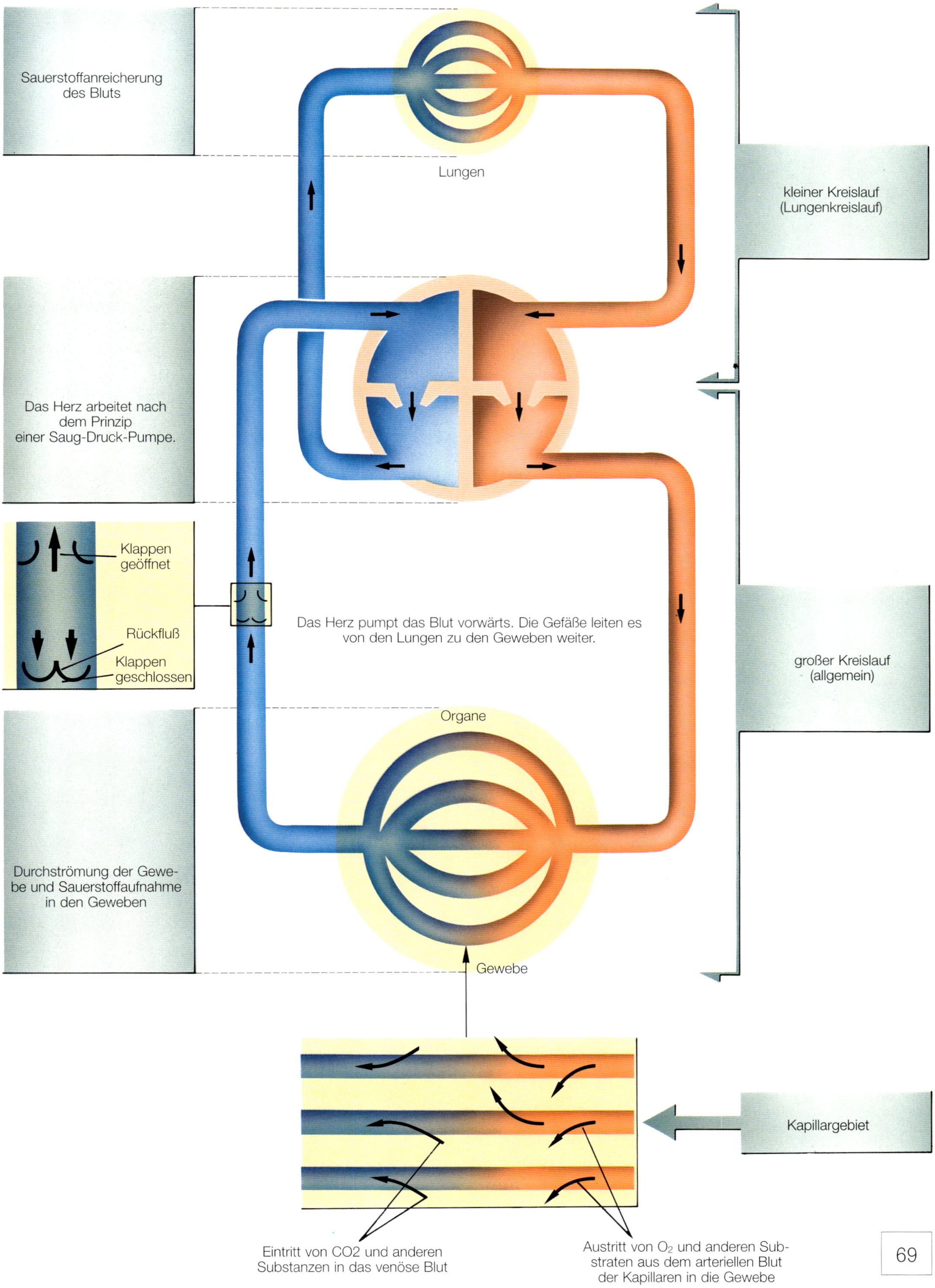
Sauerstoffanreicherung des Bluts
Lungen
kleiner Kreislauf (Lungenkreislauf)
Das Herz arbeitet nach dem Prinzip einer Saug-Druck-Pumpe.
Klappen geöffnet
Rückfluß
Klappen geschlossen
Das Herz pumpt das Blut vorwärts. Die Gefäße leiten es von den Lungen zu den Geweben weiter.
großer Kreislauf (allgemein)
Organe
Durchströmung der Gewebe und Sauerstoffaufnahme in den Geweben
Gewebe
Kapillargebiet
Eintritt von CO2 und anderen Substanzen in das venöse Blut
Austritt von O_2 und anderen Substraten aus dem arteriellen Blut der Kapillaren in die Gewebe

Die Lymphgefäße und Lymphknoten

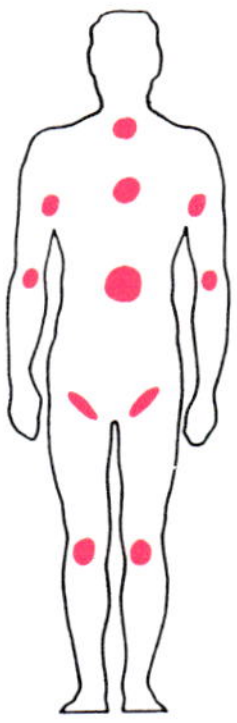

Das Lymphsystem ist ein äußerst komplexes Strukturgefüge, das wie ein Netz den gesamten Organismus überzieht.

Die Immunisierung ist eine wichtige Aufgabe dieses Systems.

Die Lymphkapillaren dienen der Wiederaufnahme von Flüssigkeit und großen Molekülen aus den Geweben, die von den Blutkapillaren nicht wieder aufgenommen werden können. Diese Flüssigkeit wird später in den Blutkreislauf zurückgeleitet.

Reinigungsfunktion: Bestimmte Zellen dieses Systems können Teilchen oder Keime, die sich im Inneren des Organismus befinden, aufnehmen oder neutralisieren. Das Lymphsystem setzt sich aus den Lymphgefäßen und den Lymphknoten zusammen.

DIE LYMPHGEFÄSSE

Die Lymphgefäße bilden einen Parallelweg zum venösen System. Sie finden sich über den gesamten Körper verteilt. Sie haben die Aufgabe, die Lymphe aufzunehmen und sie zur Brusthöhle zu leiten, wo sie in das Blutkreislaufsystem zurückgeleitet wird. Anfangs sind diese Gefäße sehr klein und stehen in engem Kontakt mit den Körperzellen. Sie werden Lymphkapillaren genannt. Diese vereinigen sich zu Lymphgefäßen, die allmählich größer werden. Dazwischenliegende Verdickungen lassen sie wie ein Rosenkranz aussehen. Der Rückstrom in den Lymphgefäßen wird von Zeit zu Zeit durch kugelförmige Gebilde, die Lymphknoten, unterbrochen. Alle Lymphgefäße vereinigen sich letztlich zu zwei großen Lymphgefäßen, die in das dem Venensystem münden:

Der Ductus thoracicus (der linke Lymph-Sammelstamm): Er beginnt in der Höhe des zweiten Lendenwirbels und fällt an der Wirbelsäule nach unten ab, bis er in die linke Subclavia-Vene (unter dem Schlüsselbein) mündet. Er nimmt die gesamte Lymphe aus den unteren Gliedmaßen, dem Unterleib, dem linken Arm, dem linken Teil des Brustkorbs, dem Hals und dem Kopf auf.

Der Ductus lymphaticus dexter (der rechte Lymph-Sammelstamm): Er ist viel kleiner als der Ductus thoracicus und mündet in die rechte Subclavia-Vene (unter dem Schlüsselbein). Er nimmt die Lymphe aus dem rechten Arm, dem rechten Teil des Brustkorbs, dem Hals und dem Kopf auf. Die Flüssigkeit im Inneren der Lymphgefäße wird Lymphe genannt. Sie setzt sich aus verschiedenen chemischen Stoffen und aus zahlreichen weißen Blutkörperchen zusammen. Die Lymphe besteht aus Flüssigkeit und großen Molekülen, die aus dem Zellzwischenraum stammen und von den, den gesamten Körper überziehenden kleinen Lymphkapillaren aufgenommen werden. Sie ist hellgelb.

DIE LYMPHKNOTEN

Sie sind kugelförmige Gebilde, die in die Lymphgefäße eingeschaftet sind und haben eine Größe zwischen 1 und 25 mm. Zwar kommen sie fast überall im Körper vor, doch gibt es in bestimmten Körperbereichen größere Lymphknotenansammlungen. Es handelt sich um foglende Bereiche:

Den Halsbereich: Im Hals befinden sich sehr viele Lymphknoten. Sie bilden eine Schutzmauer gegen die vielen Krankheitserreger, die über den Mund, die Nasenhöhlen, die Nebenhöhlen, die Ohren usw. eindringen können.

Der Achselbereich: Sie ist die Schutzmauer gegen Infektionen in den oberen Gliedmaßen.

Die Leistengegend: Auch sie ist reichlich mit Lymphknoten ausgestattet, die eine Schutzmauer für die unteren Gliedmaßen und den Bereich des Afters und der Geschlechtsteile bilden. Abgesehen von diesen äußerlich sichtbaren Lymphknotenansammlungen gibt es noch andere (im Bauch- und Brustraum).

Das lymphatische Gewebe der Lymphknoten enthält vor allem zwei Arten von Abwehrzellen:

Lymphozythen: Sie stehen im Abwehrsystem des Organismus an vorderster Front.

Makrophagen: Es handelt sich um Zellen mit der Fähigkeit, fremde Teilchen oder Keime aus dem Organismus aufzunehmen. Wird das lymphatische Gewebe durch Krankheit oder Gift lahmgelegt, entsteht im Organismus ein großes Abwehrdefizit. Jede Infektion - und sei sie noch so harmlos - wird dann zu einem großen Risiko.

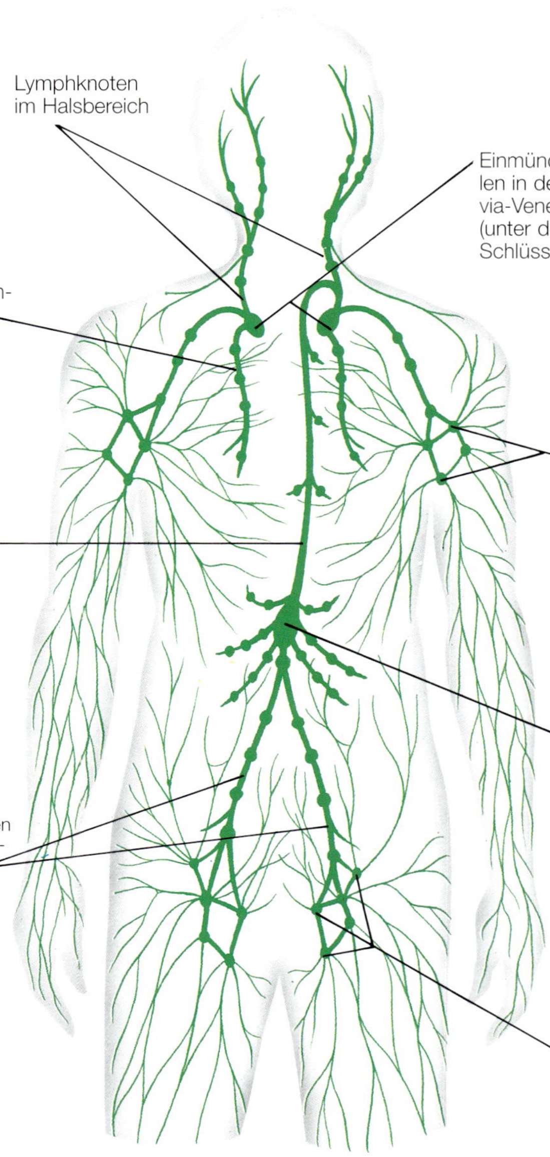

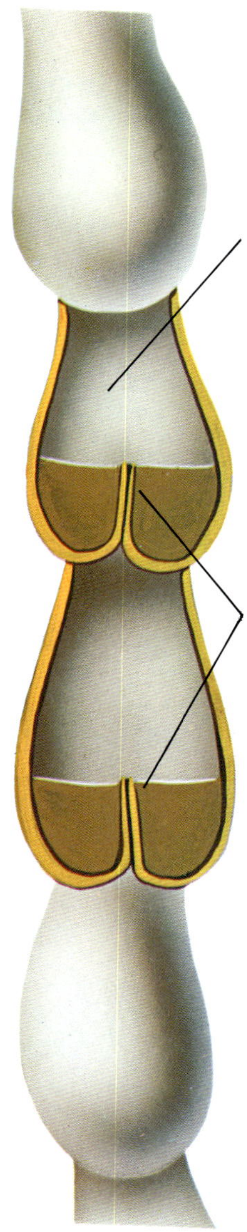

Lymphgefäße

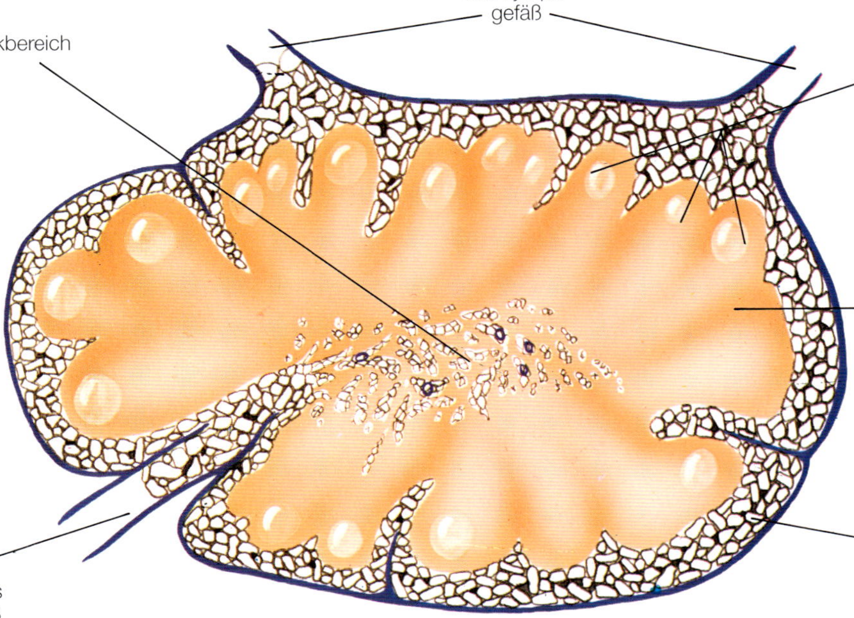

Querschnitt durch einen Lymphknoten

Die Nieren und die Harnwege

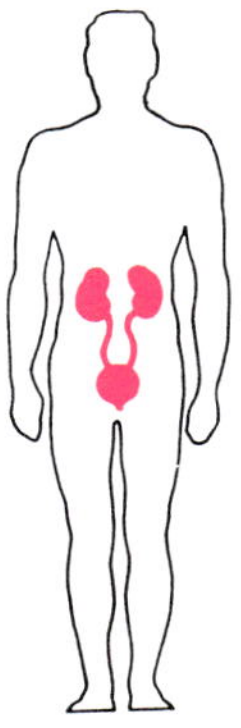

Die Ausscheidungsorgane erfüllen den Zweck, die Rückstände aus dem gesamten Organismus aufzunehmen und auszuscheiden. Diese fallen bei den biochemischen Stoffwechselvorgängen, die das Leben aufrechterhalten, an. Die Nieren sind die Hauptorgane, in denen durch Filtration des Bluts der Urin gebildet wird. Die Aufgaben der Ausscheidungsorgane sind folgende:

- Bildung von Urin in den Nieren.
- Transport des Urins über die Harnleiter zur Blase.
- Speicherung des Urins in der Blase.
- Ausscheidung des Urins über die Harnröhre.

DIE NIEREN

Die Nieren sind zwei Organe im Lendenbereich, links und rechts von der Wirbelsäule etwas nach vorne gesetzt. Sie sind rotbraun und ca. 11 x 3 x 5 cm groß. Ihr Gewicht schwankt zwischen 110 und 180 Gramm. Im Querschnitt kann man folgende Zonen erkennen:

Die Nierenrinde ist der äußere, einheitlich aussehende Teil.

Das Nierenmark ist der innere Teil und besteht aus den Malpighi-Pyramiden (Markpyramiden), deren Spitzen dreieckige Strukturen in Richtung Nierenbecken stehen.

Das Harnsammelsystem besteht aus den Nierenkelchen, die das Nierenbecken bilden. In jeden Nierenkelch münden mehrere Papillen, die nach den Spitzen der Malpighi-Pyramiden benannt sind.

DAS NEPHRON

Das Nephron ist eine Struktur- und Funktionseinheit der Niere. In jeder Niere befinden sich eine bis drei Millionen Nephrone. Das Nephron setzt sich wie folgt zusammen:

Der Glomerolus ist der Bereich, in dem der Urin gebildet wird. Er besteht aus einem Kapillarknäuel, das von einem doppelwandigen Becher, der Bowman-Kapsel, umhüllt ist. Die Kapillarschlingen destillieren eine sehr klare Flüssigkeit, den Vorharn, der zwischen den beiden Wänden der Bowman-Kapsel angesammelt wird.

Durch die Nierenkanälchen (Tubuli) fließt der Urin zu den Nierenpapillen.

DIE HARNLEITER

Die Harnleiter sind zwei lange Leitungsbahnen, die die Niere mit der Harnblase verbinden und den Urin befördern. Hier sind die Schichten, die die Harnleiterwand bilden:

Die Schleimhaut kleidet die Innenseite der Harnleiter aus.

Die Muskelschicht verleiht dem Harnleiter die Fähigkeit sich zusammenzuziehen. Der Harnleiter ist oben die Fortführung des Nierenbeckens. Sein unteres Ende mündet in die Harnblase.

DIE HARNBLASE

Die Harnblase ist ein sackförmiges Hohlorgan, in der der von den Nieren erzeugte Urin gesammelt und aufbewahrt und von Zeit zu Zeit nach außen entleert wird. Sie befindet sich im kleinen Becken hinter dem Schambein und besitzt eine große Aufnahmekapazität, bis zu 1000 cm^3 und mehr. In ihrem unteren Teil liegt die Harnröhrenmündung, die Harnblase und Harnröhre miteinander verbindet. Die Wand der Harnblase weist folgende Schichten auf:

- die Schleimhaut, mit der das Innere der Blase ausgekleidet ist.
- die dreischichtige Muskelwand mit netzartigen Muskelzügen.
- das Bauchfell, mit dem das Äußere der Blase überzogen ist.

DIE HARNRÖHRE

Sie ist die Leitungsbahn, die den Urin nach außen befördert. Bei der Frau ist sie sehr kurz und endet im Scheidenvorhof. Beim Mann ist sie länger und besteht aus einem Teil innerhalb der Prostata und einem Teil im Penis. Wir werden die Harnröhre noch genauer untersuchen, wenn wir die männlichen Geschlechtsorgane behandeln.

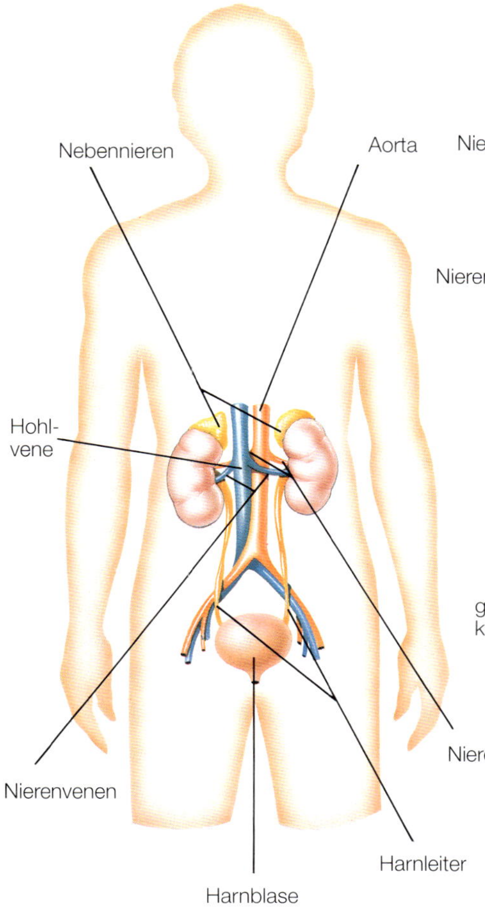

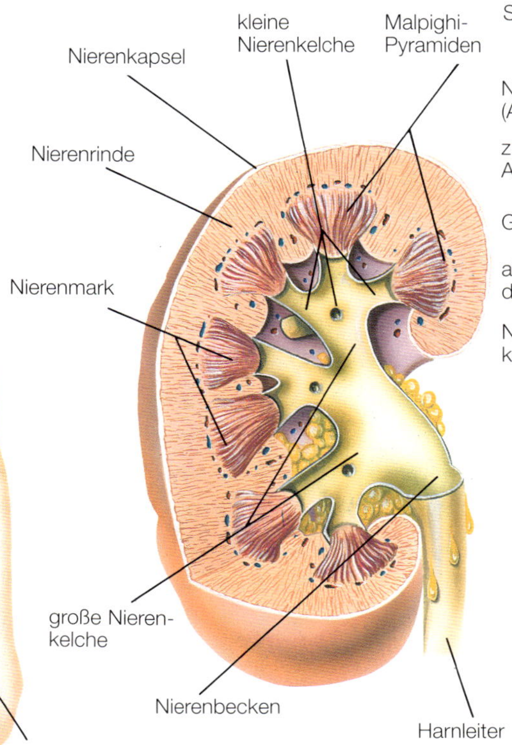

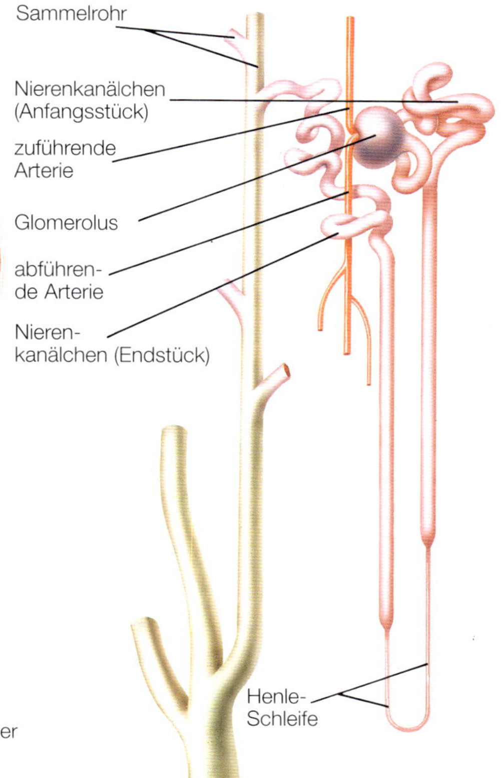

Nephron

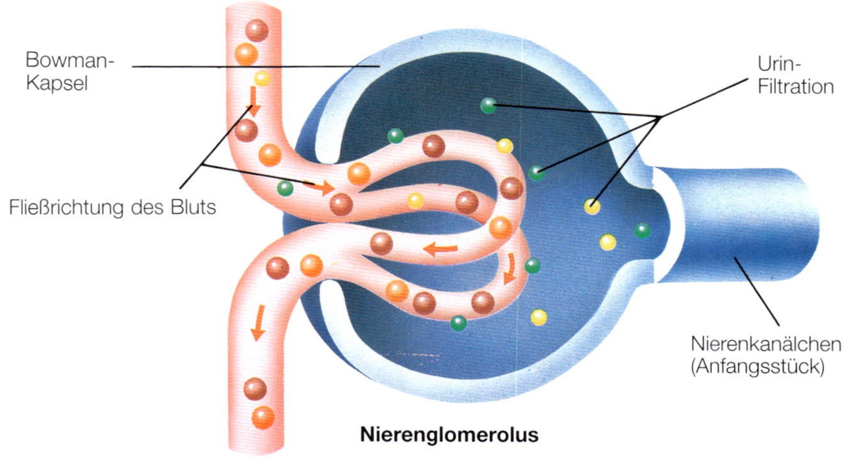

Nierenglomerolus

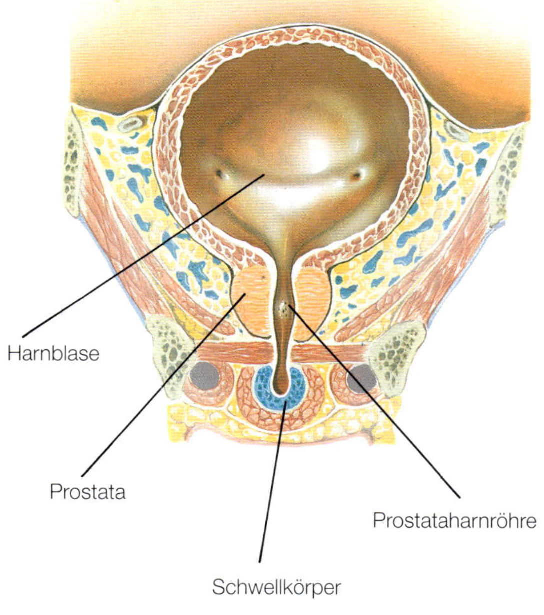

Vorderansicht beim Mann

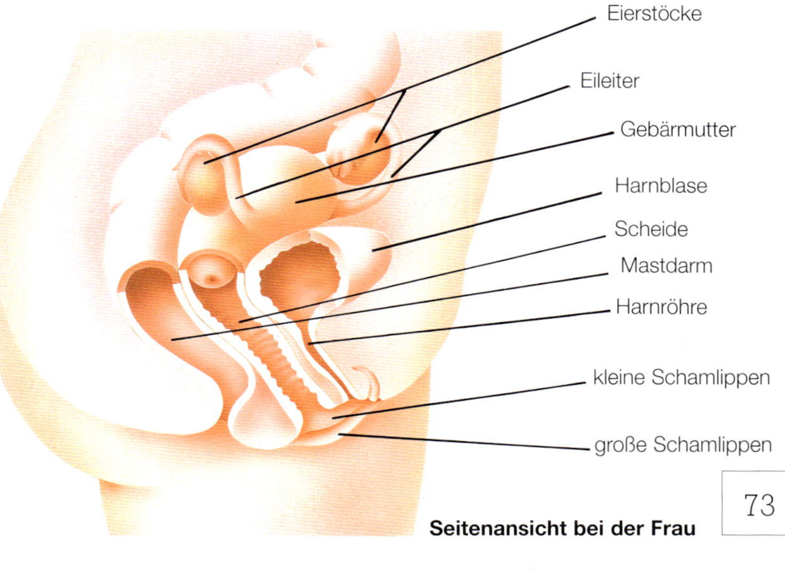

Seitenansicht bei der Frau

Die männlichen Geschlechtsorgane

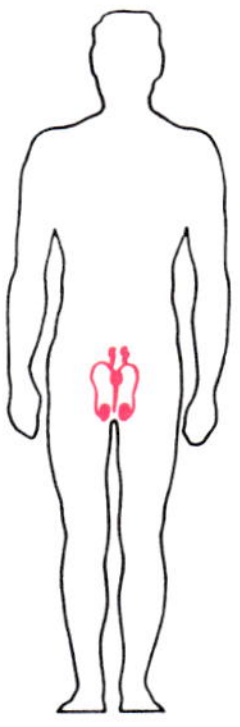

Die männlichen Geschlechtsorgane sind zusammen mit den weiblichen dazu bestimmt, neues Leben entstehen zu lassen. So ist die Erhaltung der Art gewährleistet. Die wichtigsten männlichen Geschlechtsorgane sind die beiden Hoden, da sie die Samenzellen produzieren, die die weibliche Eizelle befruchten. Neben den Hoden ist die Prostata, der Penis und die Leitungsbahnen, die die Samenzellen befördern, von Bedeutung.

DIE HODEN

Die Hoden sind pflaumenförmige Drüsen, beim erwachsenen Mann ca. 4-5 cm lang, 2,5-3,5 cm breit und 15-20 g schwer. Sie hängen im Hodensack zwischen Damm und Penis. Die Hoden erfüllen zwei sehr unterschiedliche Aufgaben:

Die Spermatogenese (Samenbildung): Unter diesem Begriff versteht man die Produktion von Samenzellen (Spermien), die im Inneren der Samenkanälchen stattfindet.

Die Produktion von Testosteron: Testosteron ist das männliche Geschlechtshormon, d. h. es verleiht dem Mann sein typisches Aussehen.

DIE SAMENLEITER (DUCTUS DEFERENTES)

Die Samenleiter sind zwei ca. 50 cm lange Leitungsbahnen. Sie beginnen am Nebenhoden, führen dann nach oben durch den Leistenkanal, umrunden die Harnblase und enden innerhalb der Prostata jeweils in einem Abschnitt, der Ductus ejaculatorius genannt wird. Die Aufgabe der Samenleiter besteht darin, die Samenzellen von ihrer Produktionsstätte, den Hoden, zur Harnröhre zu befördern.

DIE SAMENBLÄSCHEN

Die Samenbläschen sind kleine sackförmige Drüsen über der Prostata. Sie münden zusammen mit den Samenleitern innerhalb der Prostata in den Ductus ejaculatorius. Ihre Aufgabe ist es, eine schleimige, alkalische Flüssigkeit zu bilden, die die Samenzellen nährt und schützt.

DIE PROSTATA (VORSTEHERDRÜSE)

Bei der Prostata handelt es sich um eine genau unterhalb der Harnblase liegende Drüse. Sie produziert ein dickflüssiges, milchiges Sekret, das die Samenzellen zu schützen, ihre Lebensdauer zu erhöhen, und so die Befruchtung zu erleichtern hat.

DER HARNRÖHRE

Der Harnleiter ist gleichzeitig Fortpflanzung- und Ausscheidungsorgan, denn durch ihn wird sowohl Urin als auch Sperma ausgeschüttet. Er besteht aus drei Teilen:

- Der Teil innerhalb der Prostata verläuft durch das Innere der Prostata.

- Der Pars membranacea ist sehr kurz und tritt durch den Beckenboden.

- Der Teil innerhalb des Schwellkörpers ist der längste Teil (20 cm) und verläuft sich im Inneren von Penis und Eichel, dem Endstück des Penis.

DER PENIS

Der Penis ist das beim Geschlechtsverkehr eingesetzte Geschlechtssorgan. Sein Endstück heißt, wie erwähnt, Eichel. Das Innere des Penis besteht aus folgenden Teilen:

Die Schwellkörper sind zwei längliche Gebilde, die aus Gefäßkavernen aufgebaut sind und den gesamten Penis durchziehen. Der obere, paarig angelegte dient nur der Erektion.

Der Harnleiter verläuft durch den unteren Schwellkörper. Bei der Erektion füllen sich die Schwellkörper mit Blut, wobei der Blutabfluß aus den Venen gedrosselt wird, der Bluteinstrom durch die Arterien jedoch weitergeht. Diese Zunahme des Blutvolumens ist für das Steifwerden des Glieds verantwortlich.

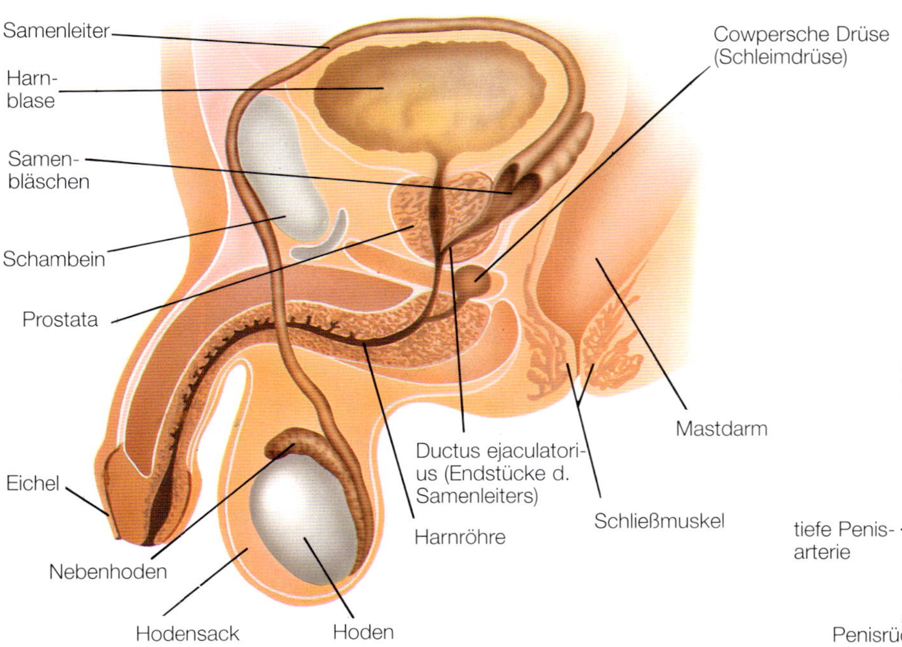

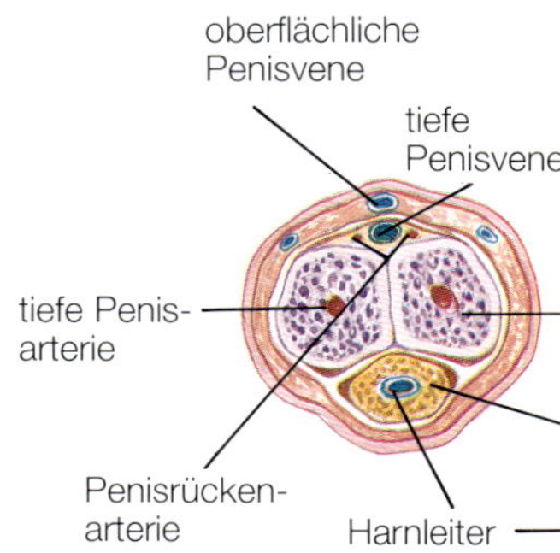

Querschnitt durch den Penis

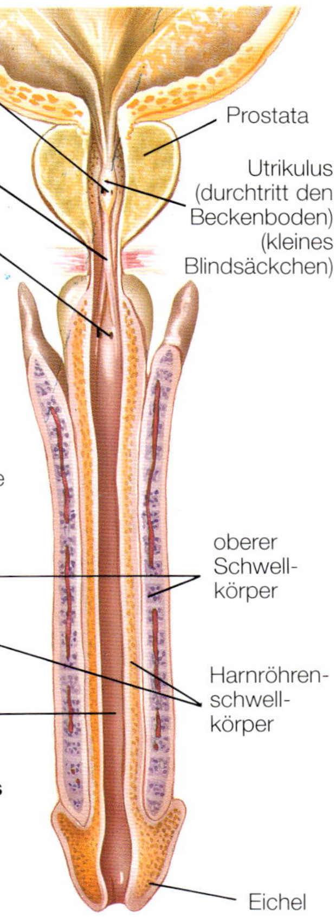

Längschnitt durch den Penis

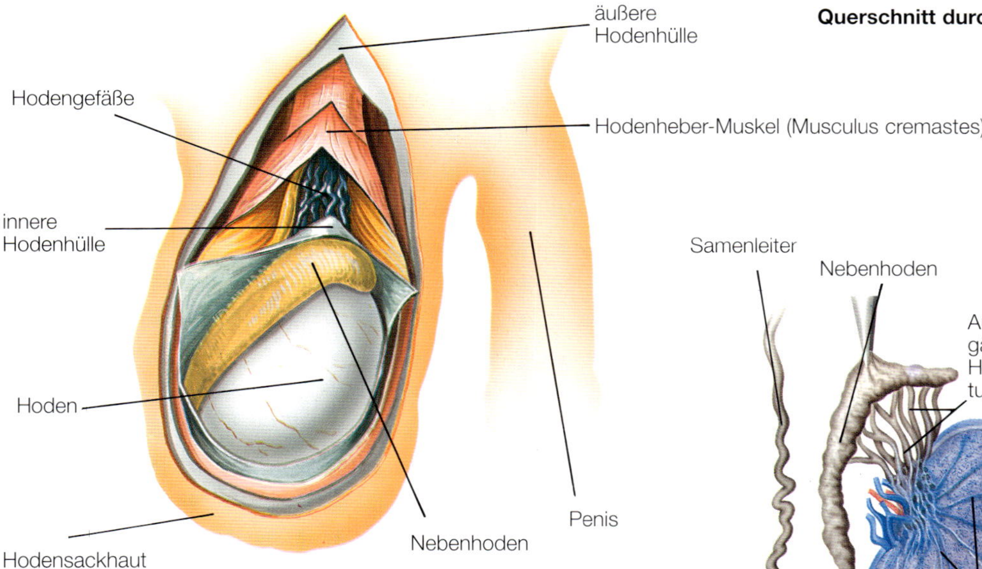

Hodenhüllen

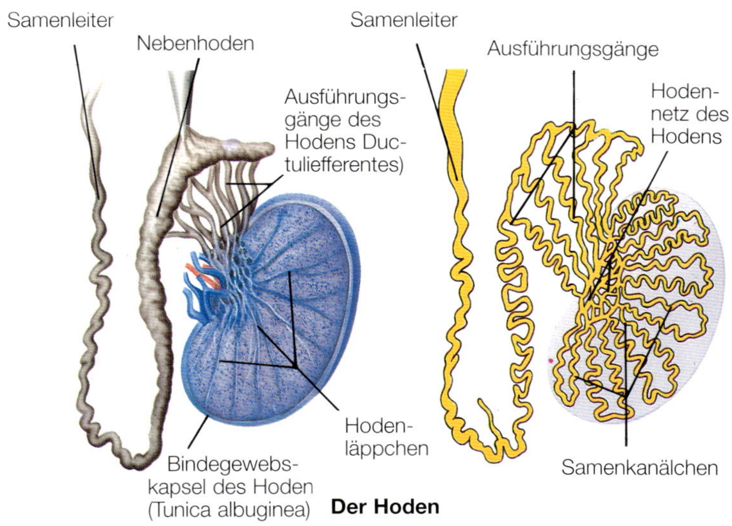

Der Hoden

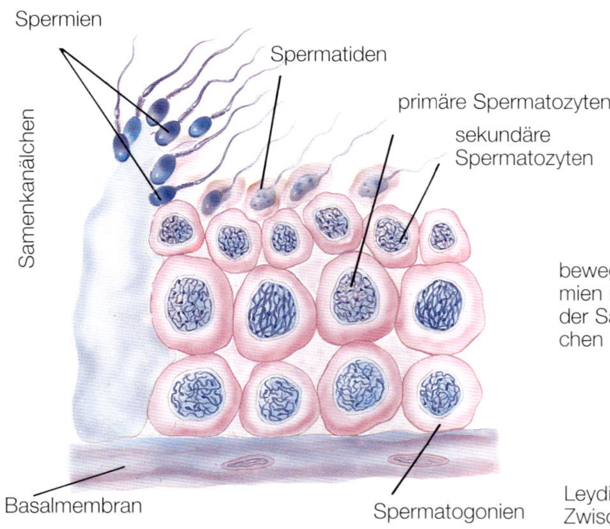

Spermatogenese (Samenbildung)

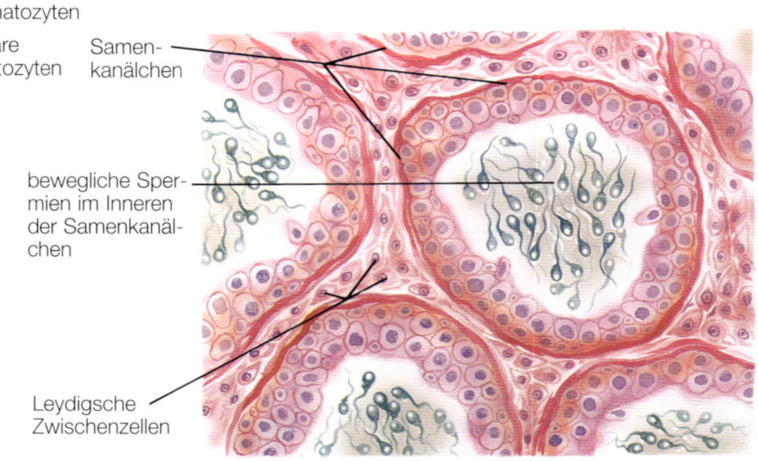

Die weiblichen Geschlechtsorgane

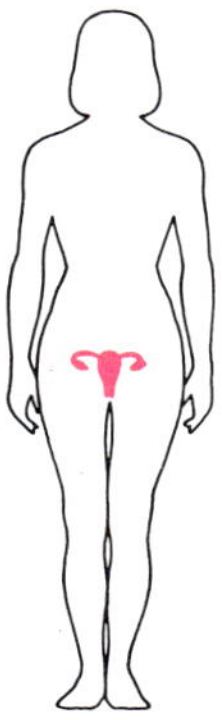

Die weiblichen Geschlechtsorgane haben die Aufgabe in den Eierstöcken Eizellen zu produzieren, die von den männlichen Samenzellen befruchtet werden können. Weiterhin findet in der Gebärmutter die Einnistung des befruchteten Eies und das Wachstum des Fötus statt sowie die Geburt des Fötus nach neun Monaten Schwangerschaft. Zu den Geschlechtsorganen zählen auch die Brustdrüsen, die eine ausreichende Ernährung des Kindes während der ersten Lebensmonate gewährleisten.

DIE EIERSTÖCKE

Die Eierstöcke sind zwei mandelförmige Organe, die sich im Becken seitlich neben der Gebärmutter befinden. Sie werden vom freien trichterförmigen Ende der Eileiter umfaßt. Bei der Geburt enthält jeder Eierstock ca. 700 000 Follikel (Primärfollikel) oder zukünftige Eizellen. Ihre Anzahl verringert sich mit zunehmendem Alter. Während der Geschlechtsreife reifen Monat für Monat einige Follikel heran (Sekundärfollikel). Jedoch reift in der Regel nur einer zum Tertiärfollikel und weiter zum sprungreifen Follikel, platzt beim sogenannten Eisprung auf und schüttet eine Eizelle aus, die vom Ende des Eileiters aufgenommen wird. Die Eierstöcke produzieren die Hormone Progesteron und Östrogene. Die Hormonproduktion wird über die Hypophyse reguliert.

DIE EILEITER (TUBEN)

Die Eileiter sind, wie der Name Tuben bereits verrät, am Ende trichterförmige, hohle Leitungsbahnen, die auf der einen Seite mit der Gebärmutter verbunden sind und deren freie Enden in der Bauchhöhle den Eierstöcken aufliegen. Sie haben die Aufgabe, die Eizelle nach dem Eisprung aufzunehmen und zur Gebärmutter zu transportieren.

DIE GEBÄRMUTTER (UTERUS)

Die Gebärmutter liegt im Becken und hat die Gestalt einer Birne. Sie nimmt das befruchtete Ei auf, das sich in der Schleimhaut einnistet und während der Schwangerschaft zu einem selbständigen, neuen Lebewesen entwickelt. Bei einer Frau, die noch kein Kind geboren hat, ist dieses Organ ca. 7 x 4 x 3 cm groß. Die Gebärmutter besteht aus folgenden Schichten:

- aus dem Bauchfell (Peritoneum). Sie ist der äußere Überzug, der die Gebärmutter sowie die restlichen Organe im Bauchraum umhüllt.

- aus der Muskelwand (Myometrium). Diese mittlere Schicht ist etwa 2 cm dick. Ihre Kontraktionen während der Geburt (die Geburtswehen) ermöglichen das Austreten des Kindes durch den sogenannten Geburtskanal.

- aus der Schleimhaut (Endometrium). An dieser inneren Auskleidung der Gebärmutter finden viele Veränderungen statt. Je nach Phase des Menstruationszyklus bereitet sie sich auf die Einnistung des Keims vor und vergrößert sich oder wird großteils bei der monatlichen Blutung ausgestoßen.

DIE SCHEIDE (VAGINA)

Die Vagina ist ein dünnwandiges, schlauchförmiges, 8–10 cm langes Rohr. Sie ist mit dem Gebärmutterhals und den äußeren Geschlechtsteilen (äußere Genitalien) verbunden. Der Scheideneingang ist zum Teil durch eine Schleimhautfalte verschlossen, dem Jungfernhäutchen (Hymen). Die Scheide ermöglicht den Geschlechtsverkehr, da sie den Penis aufnehmen kann.

DIE ÄUSSEREN GESCHLECHTSORGANE (VULVA)

Die äußeren Geschlechtsorgane der Frau werden Vulva genannt. Sie befinden sich vorne am Damm und bestehen aus folgenden Teilen:

- aus den großen Schamlippen: Diese beiden Hautfalten begrenzen die Schamspalte, sind außen behaart und gehen vorne in den sogenannten Venushügel (Schamberg) über.

- aus den kleinen Schamlippen: Zwei dünne Hautfalten, die weiter innen liegen und den Scheidenvorhof umschließen. Sie treffen sich vorne an einem erregbaren Bereich, dem Kitzler (Klitoris), der beim Geschlechtsverkehr eine wichtige Rolle spielt.

DIE BRUSTDRÜSEN

Die Brustdrüsen oder Brüste sind zwei Drüsen an der Vorderwand des Brustkorbs, deren Aufgabe die Ernährung des Neugeborenen ist.

Nach der Geburt beginnen diese Drüsen mit der Milchproduktion, die durch die Milchporen an den Brustwarzen über die Milchkanälchen nach außen dringen kann.

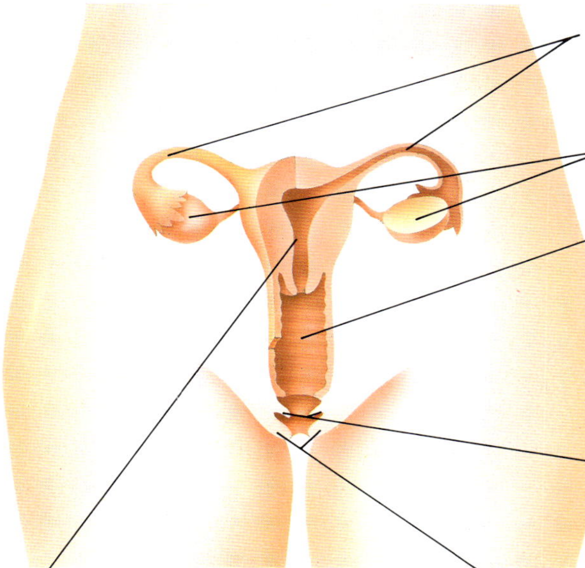

weibliche Geschlechtsorgane

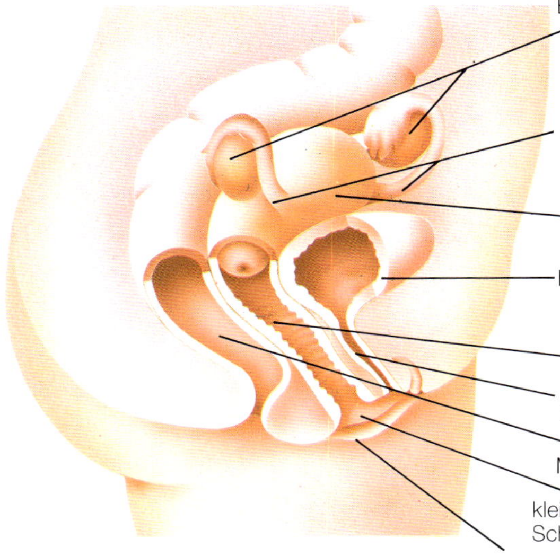

Längsschnitt

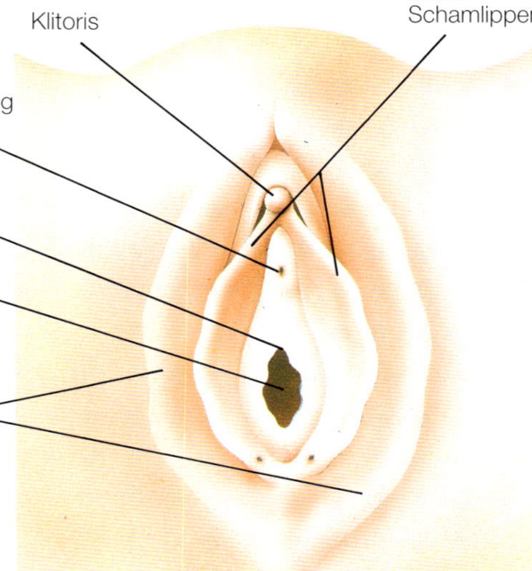

äußere weibliche Geschlechtsteile

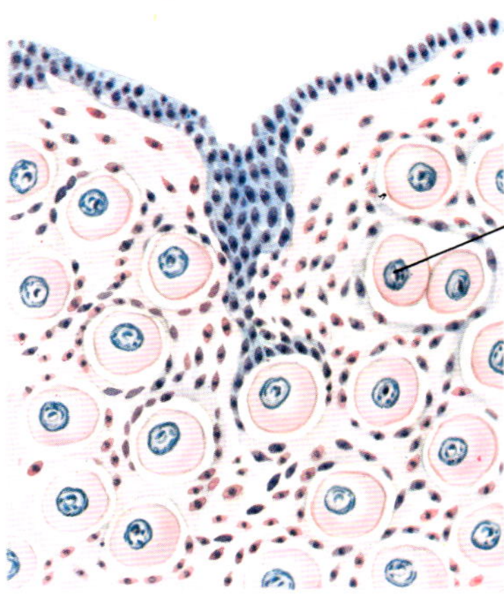

Eierstock einer jungen Frau

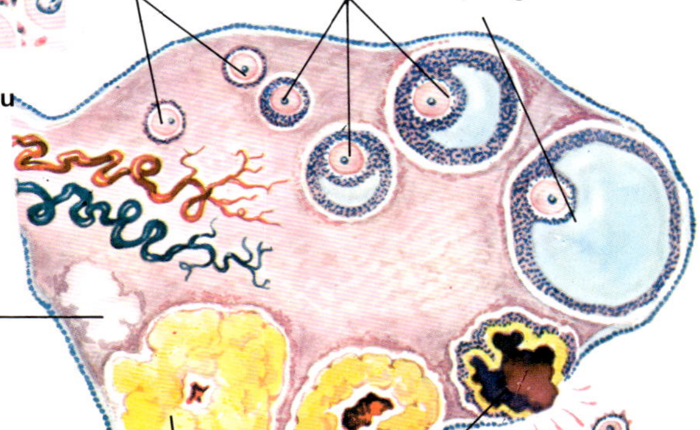

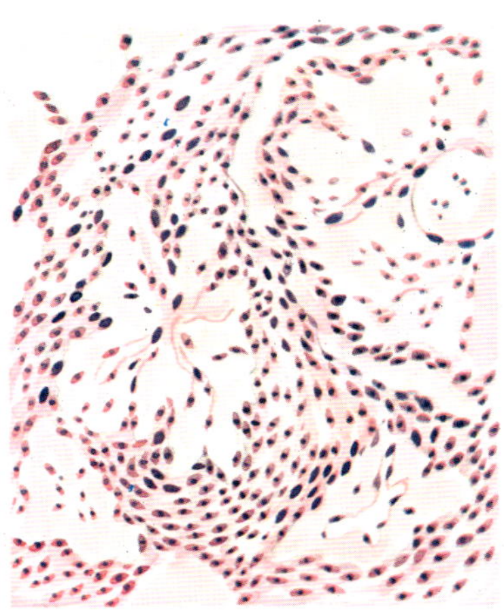

Eierstock einer älteren Frau

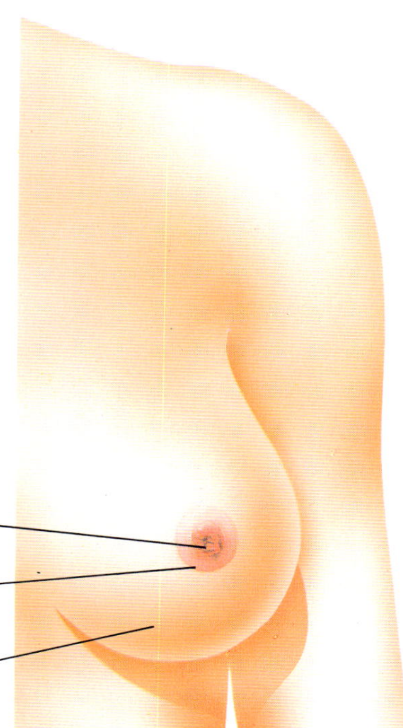

Die endokrinen Drüsen

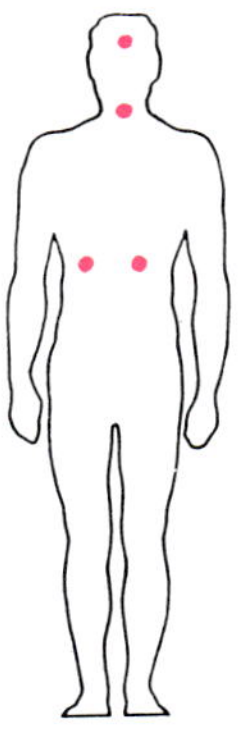

Der menschliche Körper besteht aus vielen komplizierten und unterschiedlichen Strukturen, die harmonisch aufeinander abgestimmt sind. Das endokrine System hat die Aufgabe, diese harmonische Funktion aufrechtzuerhalten. Es sorgt dafür, daß jedes Organ zum richtigen Zeitpunkt seine Arbeit verrichtet. Deshalb gibt jede endokrine Drüse die von ihr produzierten Substanzen, die Hormone, in der benötigten Menge in das Blut ab, die so auf die Organe einwirken können.

DIE HYPOPHYSE

Die Hypophyse ist ein kirschgroßes endokrines Organ, das im sogenannten »Türkensattel«, einer Aushöhlung in der mittleren Schädelgrube, der Schädelbasis liegt. Sie besteht aus mehreren Anteilen, hat einen Durchmesser von 1 cm und wiegt 1 g. Trotz ihrer geringen Größe beherrscht sie das gesamte endokrine System, denn die von ihr produzierten Hormone steuern die Funktion der untergeordneten Drüsen. Die Hypophyse produziert folgende Hormone:

Das Wachstumshormon (STH) wirkt im gesamten Organismus und bestimmt durch die Steuerung des Stoffwechsels das Körperwachstum.

Das adrenocorticotrope Hormon (ACTH) kontrolliert die Funktion der Nebennierenrinde.

Das thyreotrope Hormon (TSH) kontrolliert die Funktion der Schilddrüse.

Das gonadotrope Hormon kontrolliert die Funktion der Keimdrüsen (Eierstöcke, Hoden).

Das melanozytenstimulierende Hormon (MSH) kontrolliert die Melaninproduktion in spezialisierten Pigmentzellen, den Melanozythen. Melanin ist das Pigment, das der Haut ihre Farbe verleiht.

Das Oxytozin kontrolliert die Kontraktionen der Gebärmutter.

Das antidiuretische Hormon sorgt dafür, daß dem Urin in den Nieren wieder Wasser entzogen wird, und führt so zur Harnkonzentration, reguliert also den Wasserhaushalt.

DIE SCHILDDRÜSE

Die Schilddrüse liegt im vorderen Halsbereich seitlich und vor der Luftröhre. Sie besteht aus dem linken und einem rechten Schilddrüsenlappen, die an der Mittellinie über eine Brücke, die Schilddrüsenenge, verbunden sind. Die Schilddrüse wiegt ca. 20-25 g. Ein Hormon das sie bildet heißt Thyroxin und beeinflußt verschiedene Körperfunktionen (Atmung, Herzrhythmus), stimuliert den Zellstoffwechsel und ist für ein normales Körperwachstum notwendig. Dieses Hormon findet sich in allen Körperzellen. Seine Funktion wird von der Hypophyse gesteuert. Das Hormon Kulzitonin fordert die Knochenbildung.

DIE EPITHELKÖRPERCHEN

Diese Drüsen, normalerweise vier, liegen im Hals an der Rückseite der Schilddrüse. Ihr Sekret, das Parathormon, reguliert den Kalzium- und Phosphathaushalt. Bei steigender Hormonkonzentration, steigt der Blutkalziumspiegel an und umgekehrt und die Phosphatausscheidung steigt bzw. sinkt.

DIE NEBENNIEREN

Diese beiden Drüsen sitzen dem oberen Teil der Nieren wie knapp auf. Sie sind bräunlich-gelb und ca. 5 cm lang. Die von ihnen abgesonderten Hormone sind die für den Stoffwechsel wichtigen Kortikoide, das Adrenalin und das Noradrenalin, die auf das Nervensystem des Sympathikus stimulierend wirken.

DIE KEIMDRÜSEN

Die Haupteigenschaften dieser Drüsen (Eierstöcke und Hoden) lernten wir bereits kennen, als wir die Geschlechtsorgane besprochen haben. Deshalb erinnern wir hier nur daran, daß sie von den Hormonen der Hypophyse kontrolliert werden.

DIE BAUCHSPEICHELDRÜSE

Außer ihrer exokrinen Funktion, der Produktion von Verdauungssaft, hat die Bauchspeicheldrüse eine endokrine Aufgabe. In den über das ganze Organ verstreuten Langerhansschen Inseln, dem Inselorgan, werden zwei unterschiedliche Hormone produziert:

Das Insulin wird in den sogenannten Betazellen oder B-Zellen erzeugt und senkt den Blutzuckerspiegel.

Das Glukagon wird in den sogenannten Alphazellen oder A-Zellen gebildet und wirkt dem Insulin entgegengesetzt: Es erhöht den Blutzuckerspiegel.

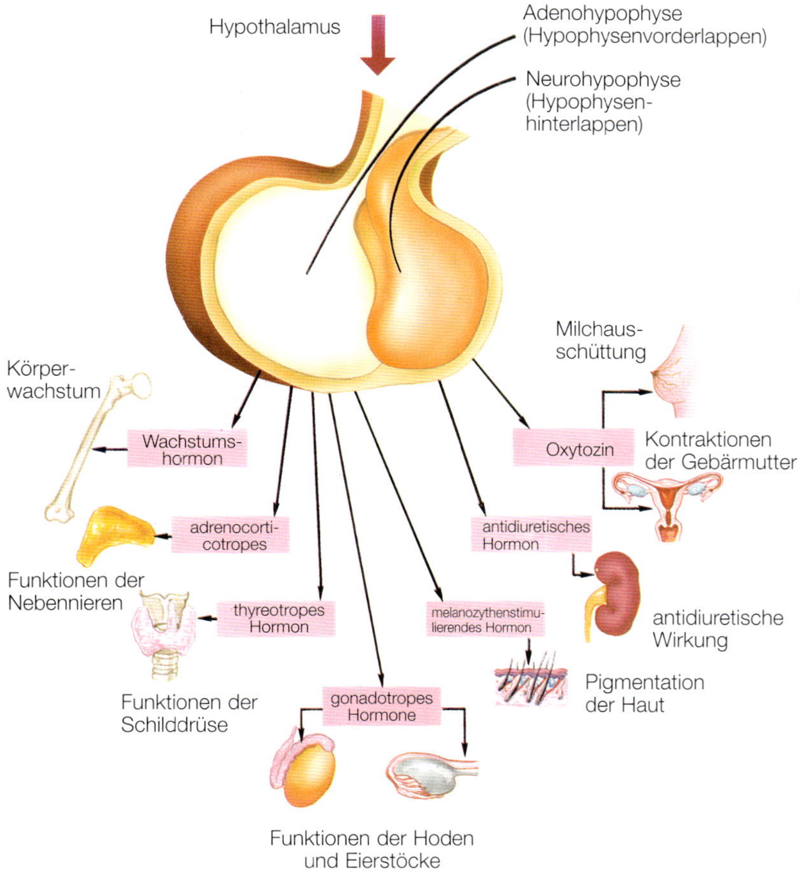

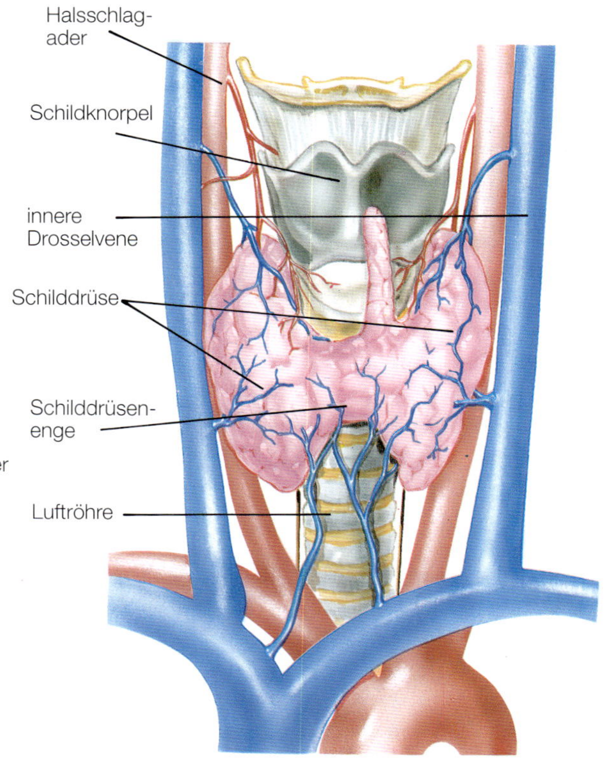

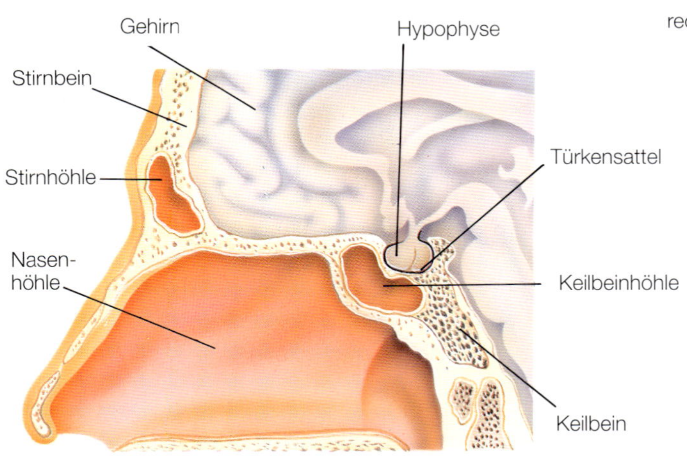

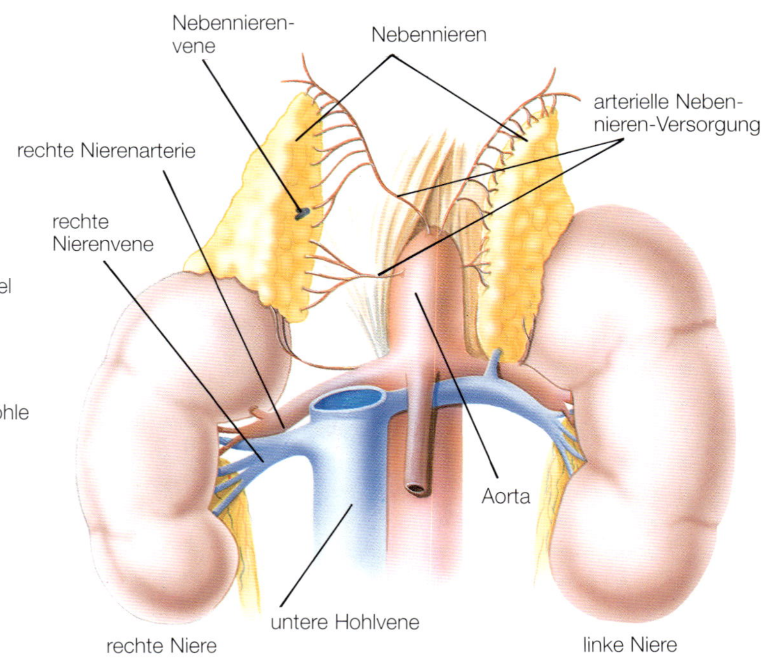

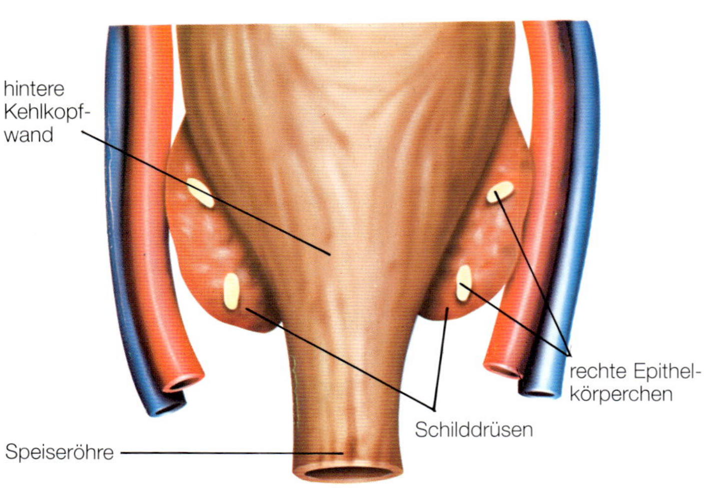

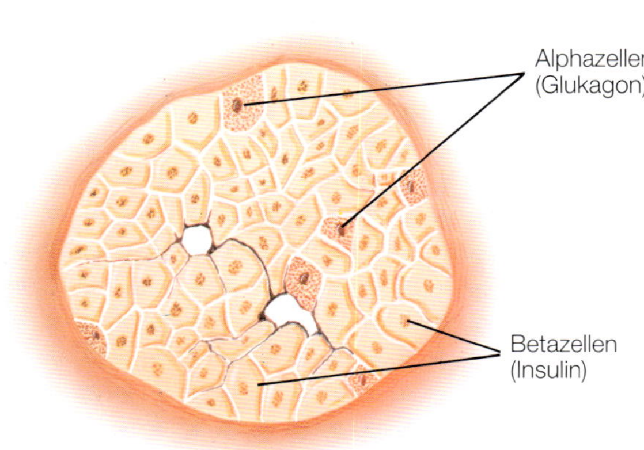

Langerhanssche Inseln (Inselorgan)

Allgemeines

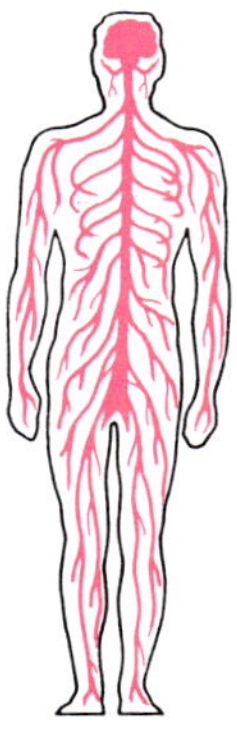

Das Nervensystem besteht aus Elementen, die die Funktion unseres Körpers schnell kontrollieren können, ob sie willkürlich oder unwillkürlich (Reflexe und automatische Abläufe) ablaufen. Nervenzellen (Neuronen) finden sich in allen Körperabschnitten. Das Nervensystem ist sehr komplex angelegt. Es besteht aus Millionen kurzer und langer elektrischer Kreisläufe, die bremsend, stimulierend und kontrollierend wirken. Das Nervensystem selekriert in jedem Augenblick die eintreffenden Informationen und beantwortet sie. Seine Funktion hängt von der Fähigkeit ab, Information aufzunehmen und zu beantworten. Das Nervensystem besteht aus:

- dem zentralen Nervensystem (ZNS) und setzt sich aus dem Gehirn und dem Rückenmark zusammen, die beide durch die Schädel- und Wirbelknochen geschützt sind.

- dem peripheren Nervensystem, die Nervenbahnen, die vom Rückenmark aus zu den Organen, den Muskeln und der Haut ziehen.

- dem autonomen Nervensystem, dem sympathischen und parasympathischen Nervensystem, die Kontrollfunktionen auf innere Vorgänge wie Atmung, Verdauung etc. ausüben.

DAS NEURON

Das Neuron ist die Funktionseinheit des Nervensystems und besteht aus drei Teilen:

Dem Zell-Körper (Soma), der einen Kern und verschiedene Zellorganellen für die Zellfunktion enthält. Seine Größe ist variabel.

Den Dentriten, kurze verzweigte Verlängerungen, die zahlreich aus dem Zellkörper herauswachsen.

Dem Axon oder Neuriten, der längsten Verlängerung der Zelle. Jede Zelle hat nur ein Axon.

Die Nervenzellen stehen über das Axon und die Dentriten mit anderen Zellen in Verbindung. über diese Verbindungen werden die elektrischen Reize empfangen, weitergeleitet und übertragen und können so in konkrete Handlungen umgewandelt werden. Die Neurone sind lernfähig, d. h., wenn eine bestimmte Handlung mehrmals ausgeübt wird, stellen sie eine Reihe bestimmter Verbindungen her, die diese Bewegung automatisiert ablaufen lassen.

DIE HIRNHAUT

Die Hirnhaut besteht aus drei Membranen, die das zentrale Nervensystem umhüllen. Sie schützen das Gehirn und das Rückenmark vor Verletzungen. Die drei Hirnhäute von außen nach innen sind:

Die harte Hirnhaut (Dura mater), die mit dem Knochen verbunden ist.

Die Spinngewebshaut (Arachnoidea). Sie bildet zusammen mit der Pia mater die weiche Haut. Zwischen diesen beiden Schichten befindet sich der Subarachnoidal Raum, in dem die Gehirnflüssigkeit (Liquor) fließt.

Die Pia mater ist die Membran, die das zentrale Nervensystem, das Gehirn und das Rückenmark, direkt umhüllt. Sie liegt allen Ein- und Ausgängen des zentralen Nervensystems dicht an.

DIE GEHIRN-RÜCKENMARK-FLÜSSIGKEIT

(Liquor cerebrospinalis)

Diese Flüssigkeit ist im Subarachniodalraum und den vier Hirnventrikeln enthalten. Im Adergeflecht in den Seitenventrikeln mim Gehirn werden täglich 1,5 l Liquor gebildet. Dieser fließt über die Hirnventrikeln in den Subarachniodalraum und wird dort von Zotten aufgenommen und in den venösen Blut- und den Lymphenkreislauf zurückgeleitet. Im Subarachnoidalraum unterhalb des Schädelknochens befinden sich noch mehrere liquorgefüllte Ausbuchtungen, die Zisternen. Die Gehirnflüssigkeit ist klar wie Wasser. Ihre Funktionen sind folgende:

- Schutz des zentralen Nervensystems gegen Stöße und Druck von außen.

- Gewährleistung des Stoffwechsels für die Zellen des zentralen Nervensystems. Es werden Nährstoffe heran und Abfallprodukte weggeschafft.

DIE DURCHBLUTUNG DES GEHIRNS

Damit die Nervenzellen ihre Funktionen erfüllen können, benötigen sie viel Sauerstoff. Die Nervenzellen können höchstens drei bis fünf Minuten ohne Sauerstoffzufuhr auskommen, ohne irreversible Schäden davonzutragen. Um Schädigungen im Gehirn zu vermeiden, gibt es ein Gefäßnetz, das, falls die Blutversorgung durch eine Arterie ausfallen würde, noch Blut durch andere Arterien die betroffene Stelle erreichen und versorgen würde. Dieses Netz wird circulus arteriosus genannt und liegt an der Schädelbasis. Es besteht aus:

- der vorderen Hirnarterie (A. Cerebri auterior), einem Ast der inneren Halsschlagader.

- der vorderen Verbindungsarterie (A. Communicans auterior), die die beiden vorderen Hirnarterien verbindet.

- der mittleren Hirnarterie, einem Ast der Halsschlagader.

- der hinteren Hirnarterie, einem Ast der Schädelbasisarterie (A. basilaris).

- der hinteren Verbindungsarterie (A. Communicans posterior), die das Arteriennetz aus der Halsschlagader mit dem aus der Schädelbasisarterie verbindet.

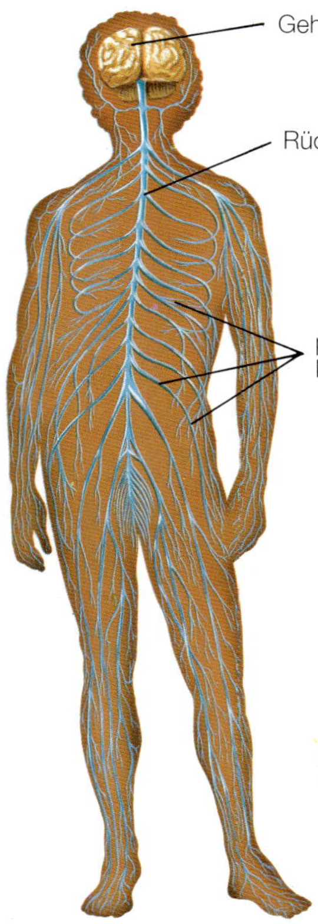

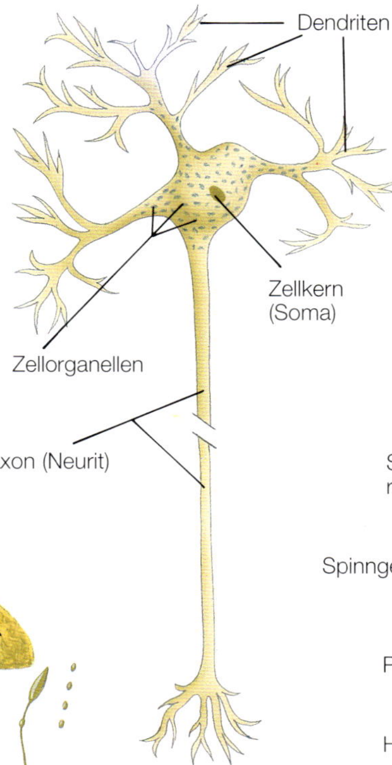

Nervenzelle (Neuron)

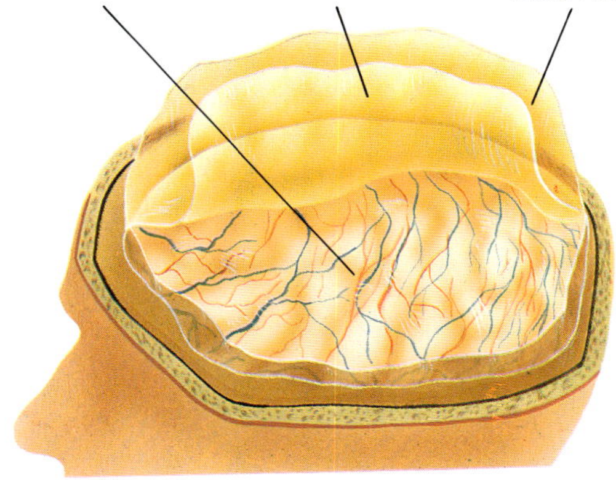

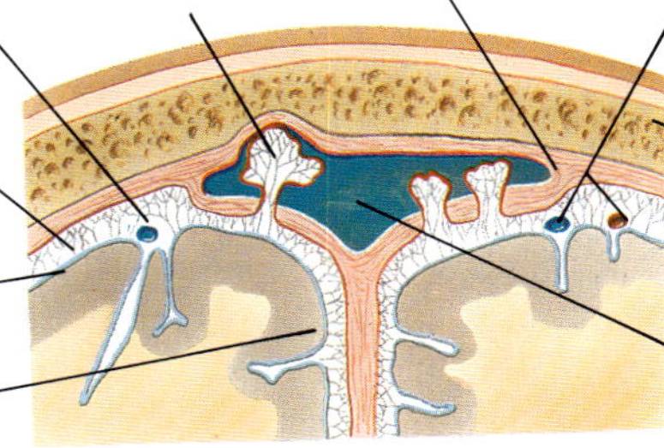

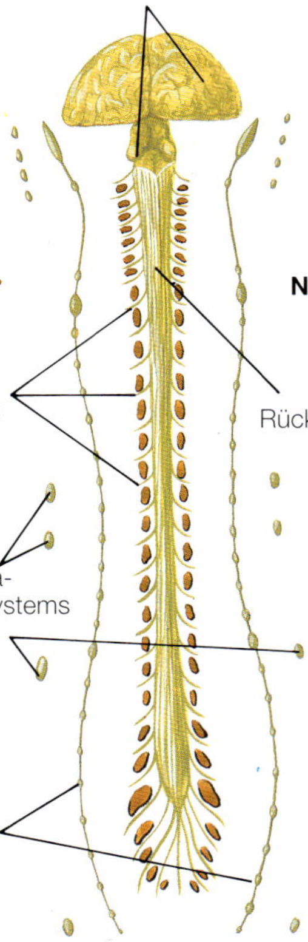

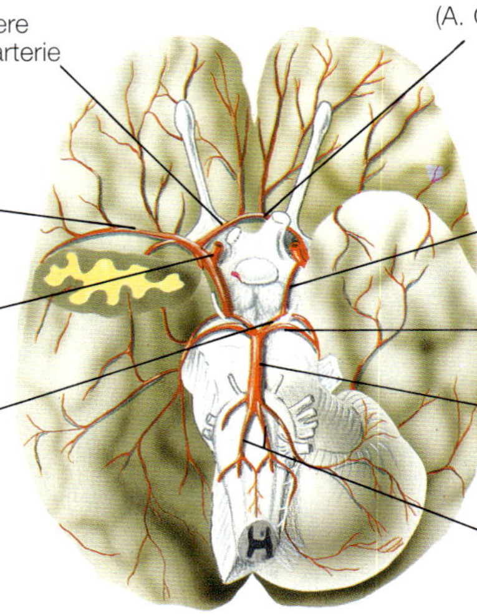

Kreislauf an der Schädelbasis

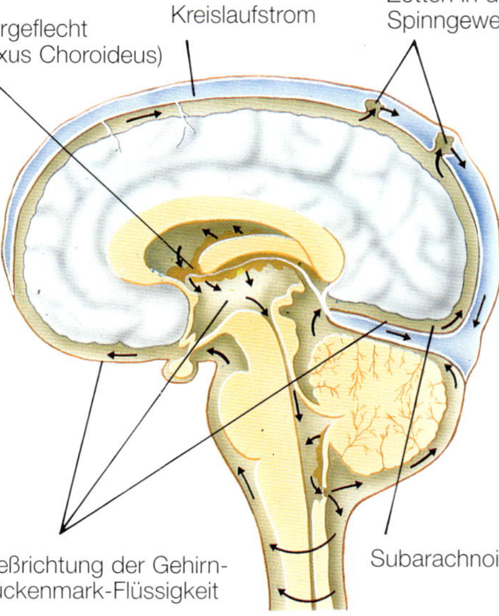

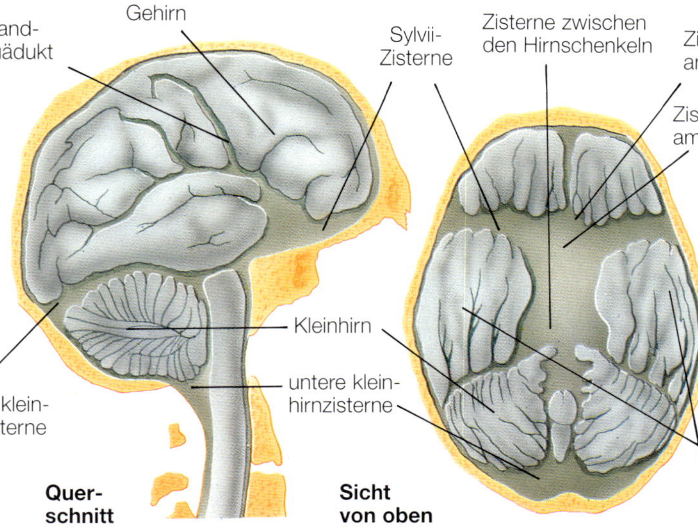

Zisternen des Subarachnoidalraums

Das Gehirn

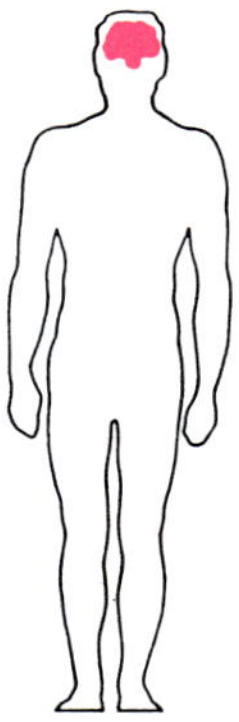

Der Teil des zentralen Nervensystems, der sich im Inneren des Schädels befindet, ist unter dem Namen Gehirn bekannt. Es besteht aus mehreren Organen: dem Großhirn, dem Kleinhirn, der Brücke und dem verlängerten Mark.

DAS GROSSHIRN

Das Großhirn liegt in der Schädelhöhle. Es führt die übergeordneten und differenzierten Leistungen des gesamten Systems durch. Ihm unterliegt die Kontrolle der willentlichen und teilweise der nicht vom Willen beeinflußbaren Körperfunktionen. Alle Reize, die die verschiedenen Sinnesorgane über ihre Rezeptoren aufnehmen, werden, um erkannt zu werden, in das Großhirn geleitet. Zudem ist es der Sitz der Erinnerung, die Intelligenz usw. Die Ausmaße des Großhirns umfassen ungefähr 17 x 14 x 13 cm. Sein Gewicht reicht von 1100 bis 1200 g; seine Oberfläche ist nicht glatt, sondern weist tiefe Einbuchtungen (Fissuren) und flache Furchen auf. Die Frontansicht läßt eine große Fissur erkennen, die die beiden Hemisphären, die linke und die rechte Hirnhälfte voneinander trennt. Die Seitenansicht läßt zwei Fissuren erkennen:

die Rolando Furche (Mittelfurche), die von der Fissur zwischen den Hemisphären vertikal abfällt.

die Fissura Sylvii (seitliche Furche), die schräg verläuft und sich in der Tiefe in eine Grube erweitert.

Diese begrenzen folgende Lappen:

Der Stirnlappen befindet sich vor der Rolando Furche.

Der Scheitellappen befindet sich hinteren der Rolando-Furche.

Der Schläfenlappen befindet sich hinter und unter der Fissura Sylvii.

Der Hinterhauptslappen bildet den hinteren Teil des Hirns und ist nicht genau begrenzt.

Bei einem Querschnitt durch das Gehirn zeigen sich verschiedene Strukturen:

Die Großhirnrinde ist grau, ca. 3-4 mm dick und weist ein Relief aus Furchen und Windungen auf, so wird eine größere Oberfläche erreicht. In diesem Bereich der Nervenzellen für die höheren Funktionen (Erkenntnis, Intelligenz usw.) des Menschen ab. Jeder Bereich der Großhirnrinde hat eine mehr oder weniger konkrete Funktion inne. Die einzelnen Funktionsbereiche sind jedoch nicht deutlich voneinander abgegrenzt und überlagern sich häufig.

Die weiße Substanz (Marksubstanz) besteht aus Nervenfasern, die von der Markscheide (Myelin) überzogen sind.

Die Basalganglien (Stammganglien) sind aus grauer Substanz bestehende Kernkomplexe in der Tiefe des Gehirns. Sie sind Teile des Regulationssystems der Motorik und stehen durch Bahnen mit verschiedenen Bereichen des zentralen Nervensystems in Verbindung.

Die Ventrikel sind die inneren Liquorräume und sind mit Gehirn-Rückenmark-Flüssigkeit gefüllt.

DAS KLEINHIRN

Das Kleinhirn liegt im Inneren des Schädels, unter dem Hinterhauptslappen des Großhirns hinter dem verlängerten Mark. Es besteht aus zwei miteinander verbundenen Hälften (Hemisphären) und aus einem mittleren Teil, dem Kleinhirnwurm. Das Kleinhirn wiegt ca. 150 g. Seine Oberfläche wird durch zahlreiche Furchen in schmale Windungen unterteilt. Die Kleinhirnrinde ist grau und umhüllt die weiße Hirnsubstanz im Inneren. Das Kleinhirn hat im wesentlichen zwei Aufgaben:

Die Bewegungskoordination sorgt für einen feinabgestimmten und koordinierten Ablauf der Bewegungen.

Die Steuerung des Körpergleichgewichts über motorische Befehle wird der Muskeltonus der Skelettmuskulatur so gesteuert, daß das Gleichgewicht aufrechterhalten bleibt.

DIE BRÜCKE (PONS)

Er befindet sich zwischen verlängertem Mark und Kleinhirn und hat die Ausmaße von ca. 27 x 38 x 26 mm. In der Brücke verlaufen motorische und sensorische Bahnen. In ihr liegen auch die Kerne verschiedener Hirnnerven.

DAS VERLÄNGERTE MARK (MEDULLA OBLOUGATA)

Es befindet sich zwischen Rückenmark und Brücke auf der Höhe der Hinterhauptöffnung zwischen Kopf und Hals. Das verlängerte Mark wirkt, wie der Name sagt, wie eine Fortsetzung des Rückenmarks. In seinem Inneren verlaufen Bahnen vom Großhirn zum Rückenmark. Es enthält auch drei Regulationszentren von großer Bedeutung:

- Das Atemzentrum kontrolliert die periodischen Atmungsbewegungen.

- Das Kreislaufzentrum reguliert den Herzschlag und den Blutdruck.

- Das Brechzentrum führt bei einer Reizung zu Erbrechen.

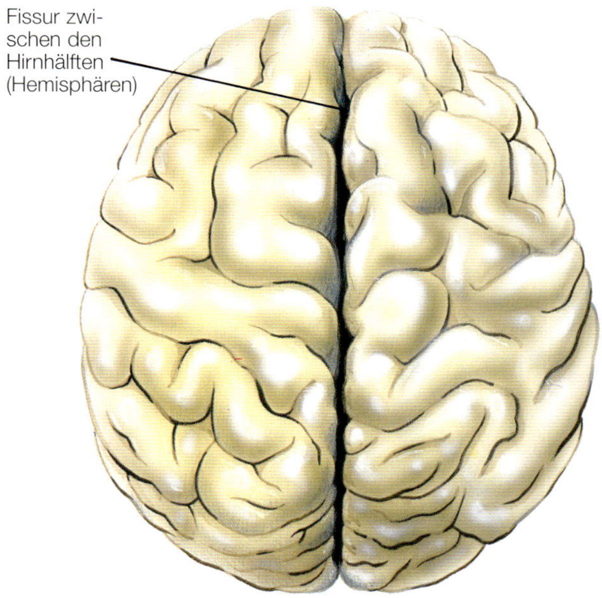

Ansicht des Gehirns von oben

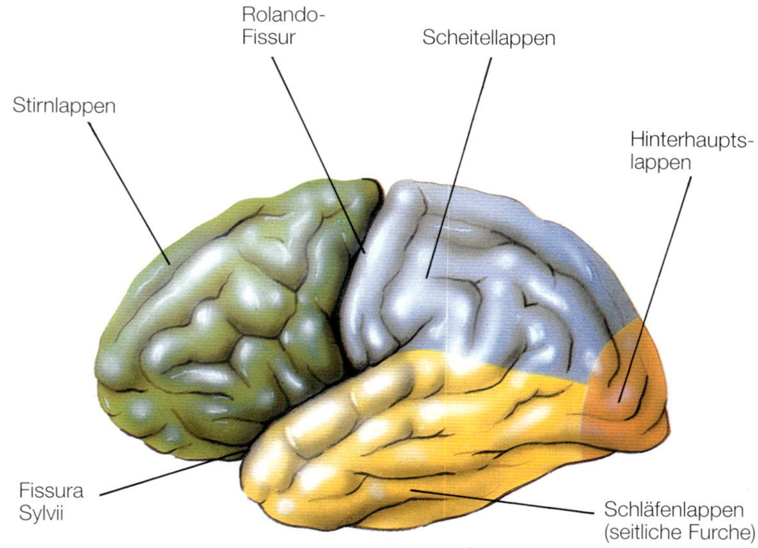

Seitenansicht des Gehirns

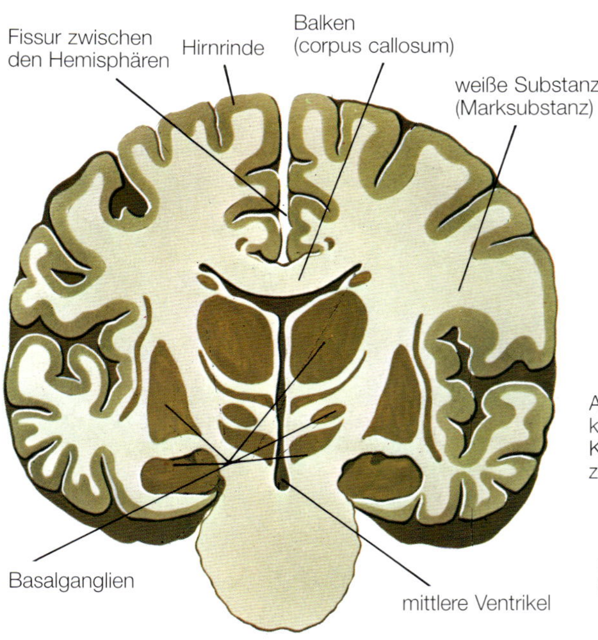

Frontalschnitt durch das Gehirn

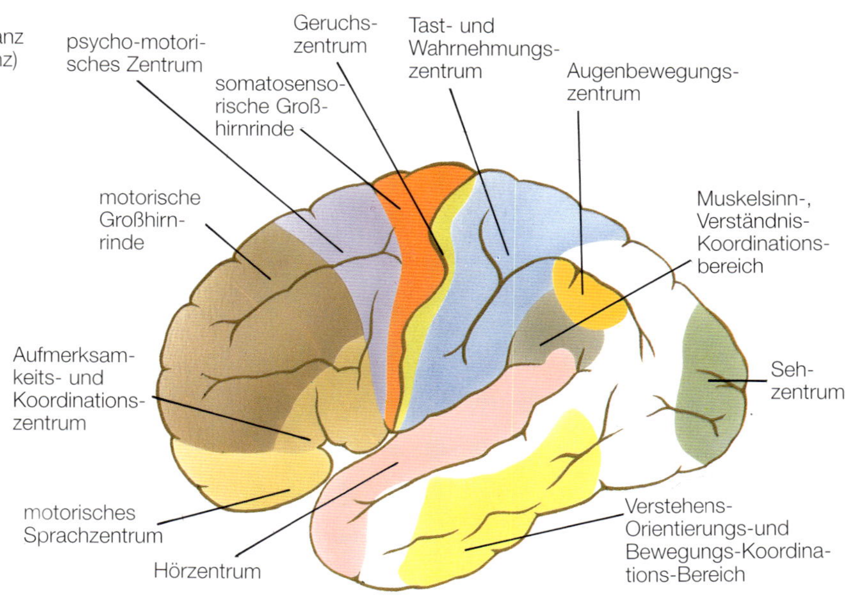

Außenseite des Hirns

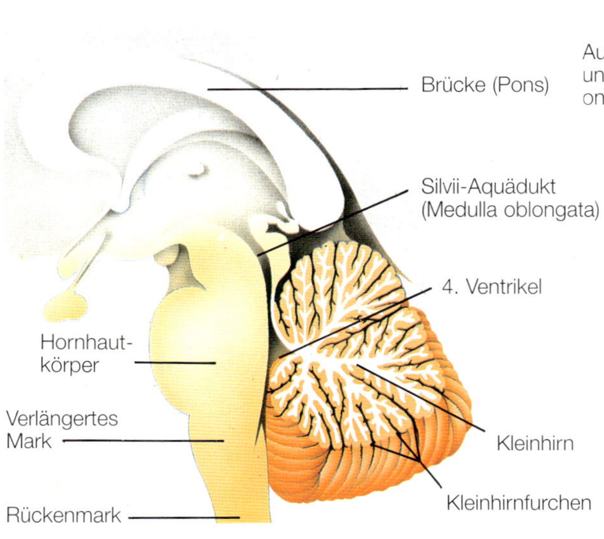

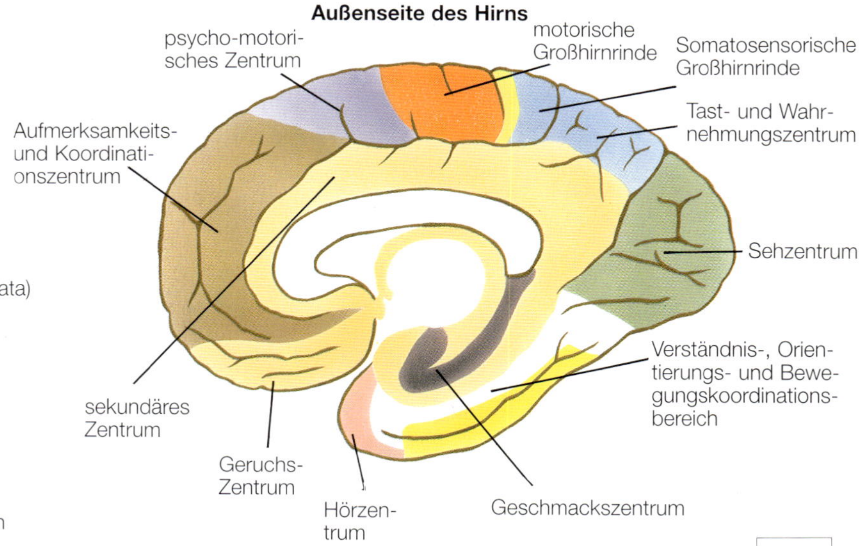

Innenseite des Hirns

Die Hirnnerven. Das Rückenmark

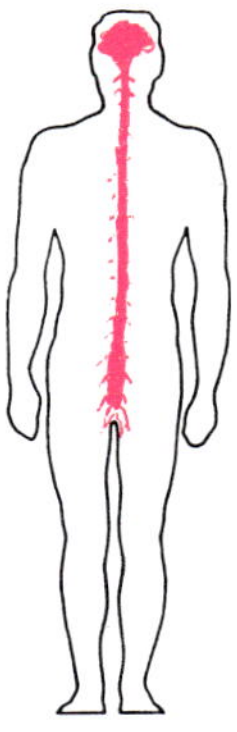

DIE HIRNNERVEN

Es handelt sich um zwölf Nervenpaare, die vom Gehirn ausgehen und zu ihrem jeweiligen Versorgungsgebiet führen. Sie treten dabei durch den knöchernen Boden der Schädelbasis und die verschiedenen Schichten der Hirnhaut (Dura mater, Pia mater, Arachnoidea). Sie erfüllen (willkürliche und unwillkürliche) motorische, sensorische und kombinierte, sensomotorische Funktionen gleichzeitig. Die Nerven und ihre Funktionen:

I. Hirnnerv (Riechnerv). Es handelt sich um einen Nerv an der Unterseite des Gehirns, von dem aus einige Fasern zur Schleimhaut der Nasenhöhle führen. Dort nehmen sie die Geruchsreize auf.

II. Hirnnerv (Sehnerv). Die Sehnerven gehen von der Netzhaut der Augen aus überkreuzen sich in Chiasma opticum und verlaufen über die Sehsalm zum Sehzentrum hinten am Gehirn.

III. Hirnnerv (Augenmuskelnerv). Dieser Nerv ist für einen Großteil der Augenbewegungen zuständig. Durch seine Stimulation wird auch die Pupillenverengung (Miosis) ausgelöst.

IV. Hirnnerv (Nervus trochlearis). Es handelt sich um einen motorischen Augenmuskelnerv.

V. Hirnnerv (Trigeminusnerv). Sein sensorischer Teil verleiht dem gesamten Gesicht Empfindungsfähigkeit. Sein motorische Anteil versorgt die Kaumuskeln.

VI. Hirnnerv (N. abduceus). Es handelt sich um einen motorischen Augenmuskelnerv, dessen Stimulation den Augapfel nach außen bewegt.

VII. Hirnnerv Gesichtsnerv (Facialisnerv). Sein sensorischer Teil nimmt die Reize von der vorderen Zungenhälfte auf; sein motorischer Teil versorgt die mimische Gesichtsmuskulatur (eine äußerst wichtige Funktion).

VIII. Hirnnerv (Hörnerv). Es handelt sich um einen sensorischen Nerv. Er überträgt akustische Signale vom Innenohr zum Gehirn. Er nimmt auch Signale aus dem Gleichgewichtsorgan auf, das für die Aufrechterhaltung des Körpergleichgewichts verantwortlich ist.

IX. Hirnnerv (Nervus glossopharyugeus). Sein motorischer Anteil sorgt für die Bewegung der Rachenmuskulatur, sein sensorischer Anteil kommt aus dem Mund-, Rachen- und Zungenbereich.

X. Hirnnerv (Vagusnerv). Es handelt sich um den wichtigsten parasympathischen Eingeweidenerv. Er führt sensomotorische Fasern zum Kehlkopf. Sein ausgedehntes parasympathisches Versorgungsgebiet umfaßt das Herz und andere Brustorgane sowie Bauchorgane.

XI. Hirnnerv (Nervus accessorius). Ein motorischer Nerv, der die Halsmuskeln, den Kehlkopf und den weichen Gaumen versorgt.

XII. Hirnnerv (Zungennerv). Dieser motorische Nerv erleichtert die Bewegungen der Zunge, die zum Kau- und Schluckvorgang sowie zur Stimmbildung notwendig sind.

DAS RÜCKENMARK

Das Rückenmark ist der Teil des zentralen Nervensystems, der sich im Spinalkanal der Wirbelsäule befindet. Von ihm gehen alle Nerven des Körpers aus, die das periphere Nervensystem bilden. Aus dem Bereich zwischen den Wirbeln tritt jeweils ein Nerv auf jeder Seite aus, der von dort zu seinem Versorgungsgebiet zieht. Die Verteilung dieser Nerven ist segmentiert. Die Oberfläche des Rückenmarks ist aufgrund der Markscheiden (Myelins), die die Nervenfasern umhüllen, weiß. In seinem Inneren läßt sich graue Substanz feststellen. Diese Substanz ist H-förmig, d. h. sie hat vorne und hinten jeweils zwei Hörner, aus denen die Nervenfasern sprießen. Das Vorderhorn enthält jeweils motorische Nervenzellen, sogenannte Motoneuronen.

DIE RÜCKENMARKSREFLEXE (REFLEXBOGEN)

Jeder Reflex besteht aus einem sensorischen Reiz und einer motorischen Antwort. Wenn an der Haut ein Reiz oder eine Verletzung auftritt, entsteht im zugehörigen Nerv ein elektrischer Impuls, der über das Hinterhorn ins Rückenmark führt. Die Erregung wird dann auf eine motorische Vorderhornzelle übertragen, die einen elektrischen Impuls zum entsprechenden Muskelbereich sendet. Die so ausgelöste Muskelreaktion ist notwendig, um die Ursache der Verletzung abzuwehren. Dieser Reflex läuft unwillentlich, ohne Beeinflussung des Bewußtseins ab. Andere, vom Hinterhorn zum Gehirn laufende Nervenfasern können eine bewußte Reaktion auf den Reiz auslösen.

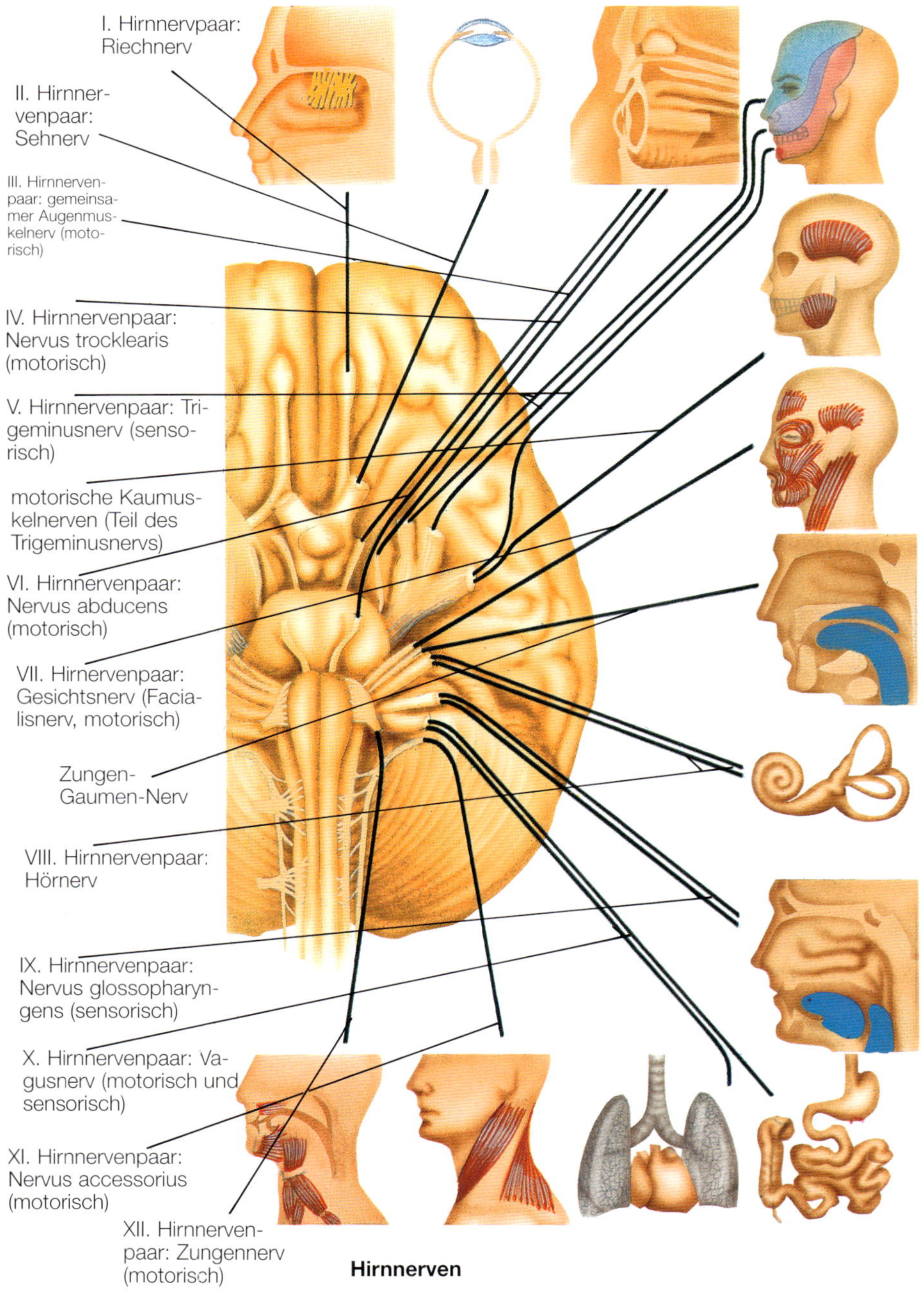

Hirnnerven

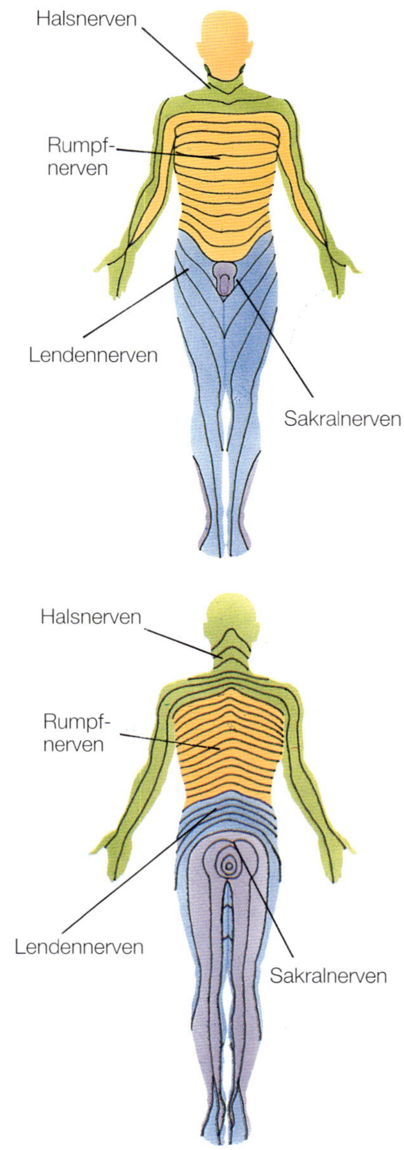

Verteilung der sensiblen Hautzonen

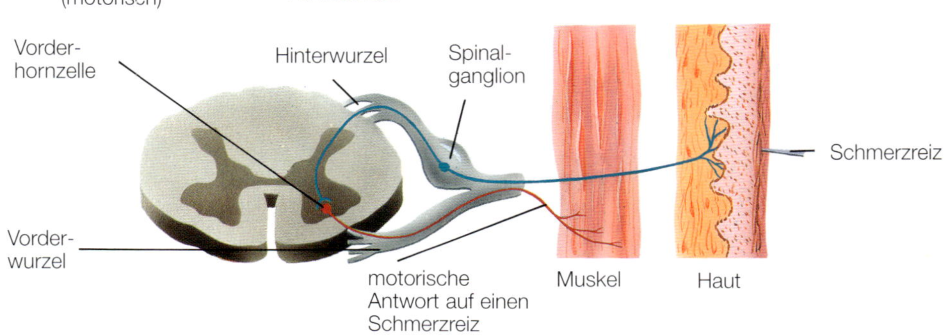

Nervenwurzeln und Rückenmarksreflexe

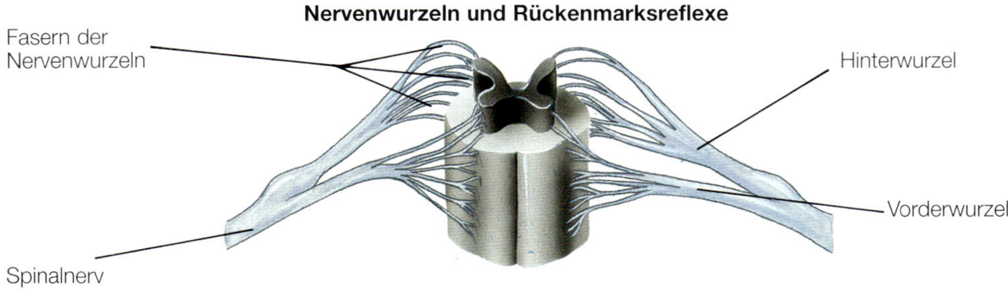

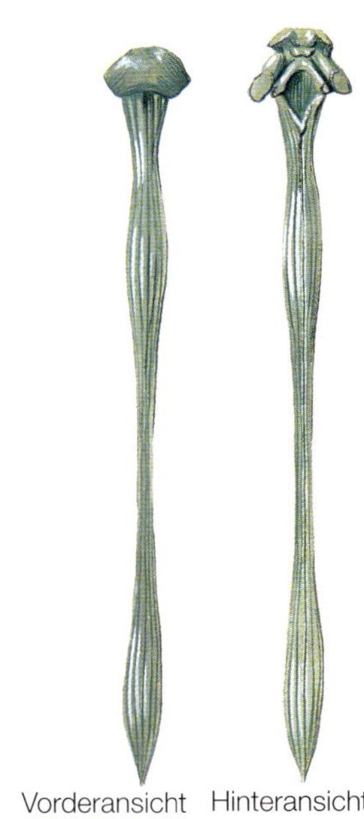

Rückenmark

Die peripheren Nerven. Das vegetative Nervensystem

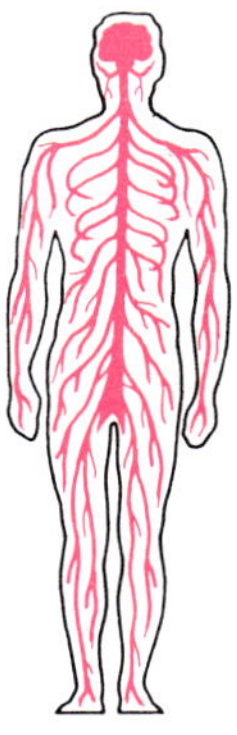

DIE NERVENSTRÄNGE

Im zentralen Nervensystem bestehen viele Schaltkreise mit mehr oder weniger festgelegten Aufgaben. Diese Schaltkreise sind aus Nervenbahnen von großer Komplexität aufgebaut. Es gibt Nervenbahnen, die sensible Reize von der Oberflächen weiterleiten, andere, die Reize aus dem Körperinneren weiterleiten, und wieder andere, die die motorischen Befehle weiterleiten. Die Nervenbahnen, die willentlich motorische Impulse weiterleiten, werden unter der Bezeichnug Pyramidenbahn zusammengefaßt. Die Fasern der Pyramidenbahn haben ihren Ursprung in den Zellen des Stirnlappens hinter der Rolando-Fissur und entscheiden auf welche Art die jeweilige Bewegung ausgeführt wird, die sie steuern. Diese Fasern reichen bis zum Rückenmark und enden dort an Nervenzellen (Zwischenneuronen), die meist Verbindungen zu den motorischen Neuronen herstellen. Diese senden über die peripheren Nerven Impulse zu den Muskeln des Körpers.

DIE PERIPHEREN NERVEN

Die vom zentralen Nervensystem wegführenden Nervenfasern sind in unterschiedlich großer Zahl zu sogenannten Bündeln (Faszikeln) zusammengefaßt. Dabei sind sie von mehreren Schichten aus Bindegewebe umhüllt, die ihnen durch ihre spezielle Anordnung große mechanische Beanspruchbarkeit und ihr weißgraues Ansehen verleihen. Die Bündel, die gemeinsam zu ihrem zugehörigen Erfolgsorgan im Körper ziehen werden durch eine Bindegewebshülle zusammengehalten. Diese äußere Hülle heißt Epineurium und umgibt unterschiedlich viele Bündel aus Nervenfasern, sog. Primärbündel. Jedes Bündel wird vom Perineurium umhüllt, dessen einzelne Nervenfasern noch von einer eigenen Hülle, dem Endoneurium umgeben sind. Die peripheren Nerven treten als 31 symmetrische Paare jeweils auf beiden Seiten durch Austrittslöcher zwischen den Wirbeln aus dem Rückenmark aus. Jeder dieser Rückenmarksnerven besteht aus dem Zusammenschluß der Vorderwurzel und der Hinterwurzel.

In Inneren der peripheren Nerven befinden sich drei verschiedene Fasertypen:

- Die sensorischen Fasern leiten den sensorischen Reiz zur Hinterwurzel.

- Die motorischen Fasern leiten den aus dem Vorderhorn des Rückenmarks kommenden motorischen Reiz weiter.

- Die motorisch-vegetativen Fasern. Ihre unwillentlichen Reize werden zu den Eingeweiden, den Drüsen, dem Gefäßsystem usw. weitergeleitet.

DAS VEGETATIVE NERVENSYSTEM

Das vegetative oder autonome Nervensystem ist der Teil des Nervensystems, der die vom Willen unabhängig ablaufenden Funktionen der Eingeweide steuert. Es reguliert so unterschiedliche Funktionen wie den Herzschlag, die Schweiß- und Speichelabsonderung usw. Die Regulation wird durch das Zusammenspiel der beiden entgegengesetzten Teile des autonomen Systems ermöglicht, die über zwei unterschiedliche Bahnen geleitet werden:

Das sympathische Nervensystem: Es besteht aus einer Kette miteinander verbundener Ganglien auf jeder Seite der Wirbelsäule (Grenzstrang), sowie aus anderen, weiter von ihr entfernt liegenden Ganglien. Aus diesen Strukturen entspringen viele Nervenfasern, die durch den gesamten Körper ziehen. Die wichtigsten Aufgaben des sympathischen Nervensystems sind:

- Aktivierung des Stoffwechsels und der Hirntätigkeit

- Erweiterung der Bronchien

- Erweiterung der Pupille (Mydriasis)

- Aktivierung der Schweißproduktion

- Erhöhung der Herzfrequenz und der Herzkapazität

- Erhöhung des Blutdrucks über die Arterien und die Arteriolen

- Stimulation der Nebennieren zur Sekretion von Noradrenalin, das alle diese Wirkungen aufrechterhält

Das parasympathische Nervensystem: Die Fasern dieses Systems ziehen vom zentralen Nervensystem in verschiedenen Hirnnerven zu parasympathischen Ganglien im Kopfbereich. Die meisten parasympathischen Nervenfasern laufen im Vagusnerv (X. Hirnnerv), der Lungen, Herz, Magen, Darm, Leber und Blase versorgt. Die Hauptaufgaben des parasympathischen Systems sind:

- die Kontraktion der Pupille (Miosis) und Fokussierung des Blicks je nach Entfernung

- Aktivierung der Nasen-, Speichel und Tränenabsonderungen

– Aktivierung der peristaltischen Bewegungen im Verdauungstrakt und Absonderung von Verdauungssäften

- Senkung der Herzfrequenz und der Herzkapazität

- Senkung des arteriellen Blutdrucks

- Regulation der Harnorgane

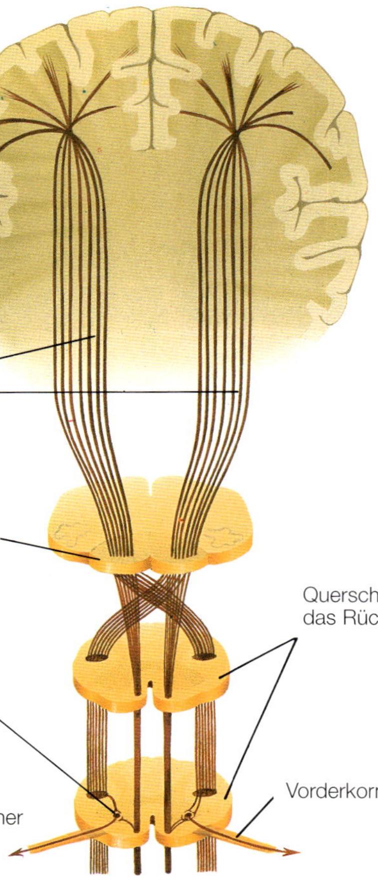

Pyramidenbahn

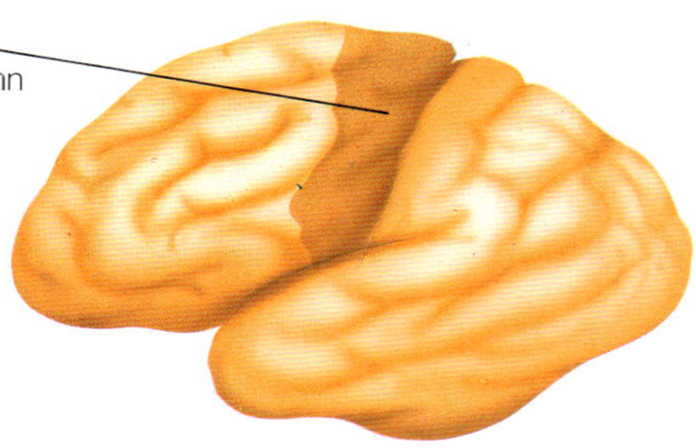

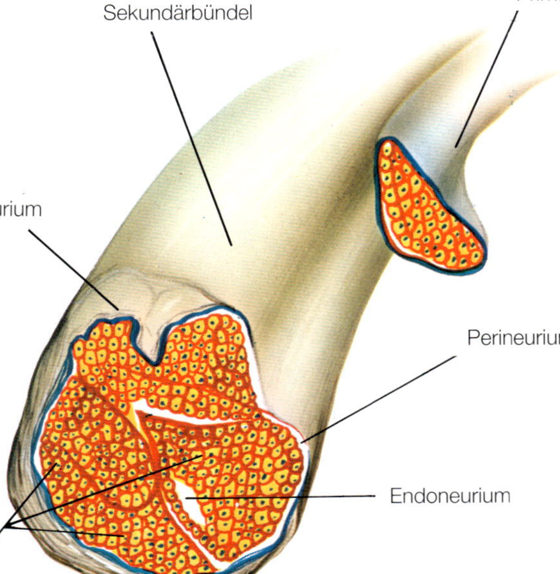

Querschnitt durch einen peripheren Nerv

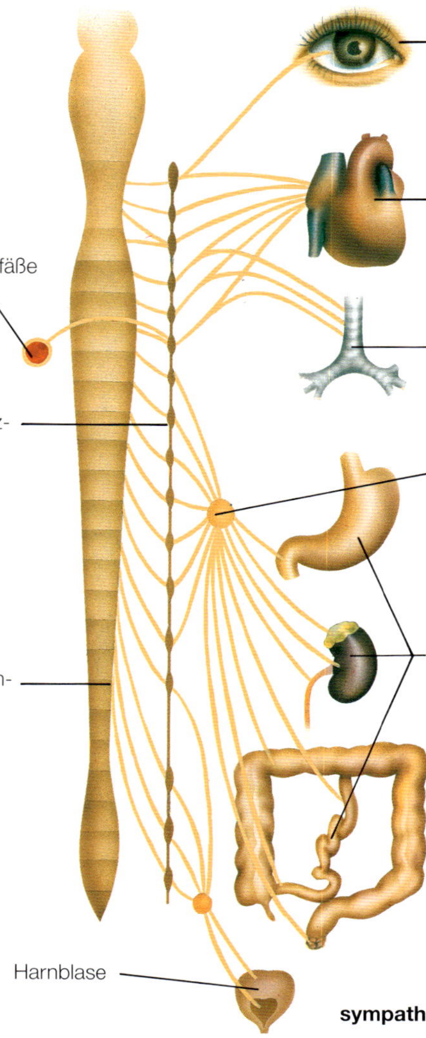

sympathisches System

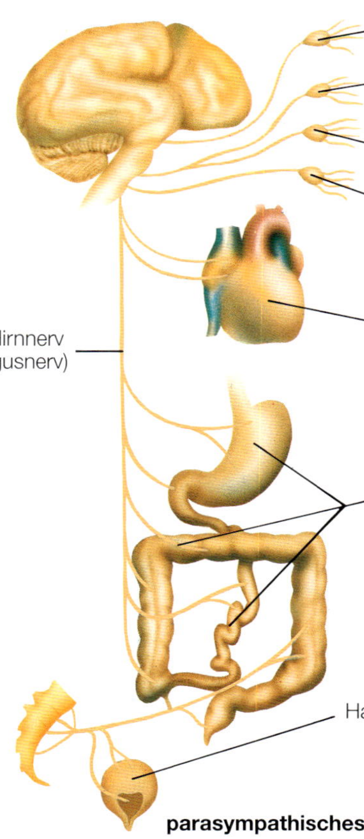

parasympathisches System

Die Nervenzelle (Neuron)

Der Mensch funktioniert, wie alle anderen Lebewesen, als eine Einheit, die sich in ihrem Inneren sowie mit ihrer Umwelt im Gleichgewicht befindet.

Deshalb ist es notwendig, daß alle Funktionen, die der menschliche Körper ausführt, perfekt koordiniert sind. Es gibt zwei Koordinationstypen:

- Die chemische Steuerung läuft über die Produktion von Substanzen (Hormone) ab, die unterschiedlichen Bereichen des Körpers produziert und über das Blut weiter transportiert werden. Sie wirken auf die verschiedenen Körperstrukturen rufen dabei eine Reaktion hervor. Die Regulationsmechanismen steuert das Hormon- oder endokrine System.

- nervöse Steuerung ermöglichen spezielle Zellen (Nervenzellen oder Neurone), die in der Lage sind, in Form elektrischer Impulse (Aktionspotentiale) die vom eigenen Körper oder aus der Umwelt empfangenen Informationen weiterleiten. Die Nervenzellen bilden ein Netz, das den gesamten Körper durchzieht, und über das Information schnell und genau weitergeleitet wird.

Beide Systeme - das Hormon- und das Nervensystem - sind eng miteinander verbunden.

DIE FUNKTIONEN DES NERVENSYSTEMS

1. Informationsaufnahme von außerhalb und innerhalb des Körpers mittels Rezeptoren.

2. Übertragung, Verarbeitung und Umsetzung dieser Information.

DIE NERVENZELLE (NEURON)

Die strukturelle Grundeinheit des Nervensystems ist die Nervenzelle. Das Nervensystem des Menschen umfaßt ungefähr 100 000 Millionen Nervenzellen. Von ihrer Struktur her sind die Nervenzellen jeder anderen Zelle des Organismus ähnlich. Ihr unterscheidendes Merkmal ist, daß sie als einzige in der Lage sind, Information zu übertragen.

Eine Nervenzelle hat einen Zellkörper, das Soma. Man unterscheidet zwei verschiedene Typen der Verlängerung, die von ihm ausgehen: mehrere verzweigte, die man Dentriten nennt, und einen langen Hauptfortsatz, den man Axon nennt.

Das Axon endet in einer Reihe von Aufzweigungen, die Endknöpfchen tragen und ist, abgesehen von einigen Ausnahmen, von einer Myelinschicht umgeben.

Die Dentriten haben die Aufgabe, den Reiz aufzunehmen, das Axon hat die Aufgabe, den Nervenimpuls weiterzuleiten.

DIE PHYSIOLOGIE DES NEURONS

Mittels elektrochemischer Vorgänge überträgt die Nervenzelle Information. Sämtliche Zellen weisen elektrische Eigenschaften auf. Die Membran der Nervenzelle besitzt jedoch spezielle Eigenschaften, die ihr erlauben, elektrische Impulse zu empfangen und weiterzuleiten. Während eine normale Körperzelle auf einem elektrischen Reiz nicht reagiert, reagiert die Nervenzelle aktiv.

a. Das Ruhepotential der Membran

Wie andere Zellen auch, besitzt die Nervenzelle innen und außen unterschiedliche elektrische Ladungen. Aufgrund dieses Unterschieds spricht man von der polarisierten Zelle.

Die Zelle befindet sich in einem dynamischen Gleichgewicht – dank der Natrium-Kalium-Pumpe, die einen konstanten Ionenfluß aufrechthält.

b. Das Aktionspotential

Das Aktionspotential ist ein abrupter elektrischer Wechsel, der sich über das Axon vom Zellkörper bis zur Synapse erstreckt, wo es in einen chemischen Reiz umgewandelt wird und so auf eine andere Nervenzelle übertragen werden kann.

Das Aktionspotential wird nicht ausgelöst, wenn der Reiz nicht eine bestimmte Schwellenstärke übersteigt. Ist die Reizschwelle erreicht oder der Reiz überschwellig tritt ein Aktionspotential mit konstanter Amplitude auf. Man spricht von dem Alles-oder-Nichts-Gesetz.

c. Die Ausbreitung des elektrischen Potentials

Das Aktionspotential kann an verschiedenen Punkten der Nervenzelle ausgelöst werden, doch egal woher es kommt, es löst immer einen elektrischen Impuls aus, der in Richtung der Synapse des Axons läuft.

Je größer der Durchmesser der Nervenfaser, desto schneller geschieht die Reizweiterleitung. Die umhüllende Myelin bewirkt eine schnellere Weiterleitung des Reizes.

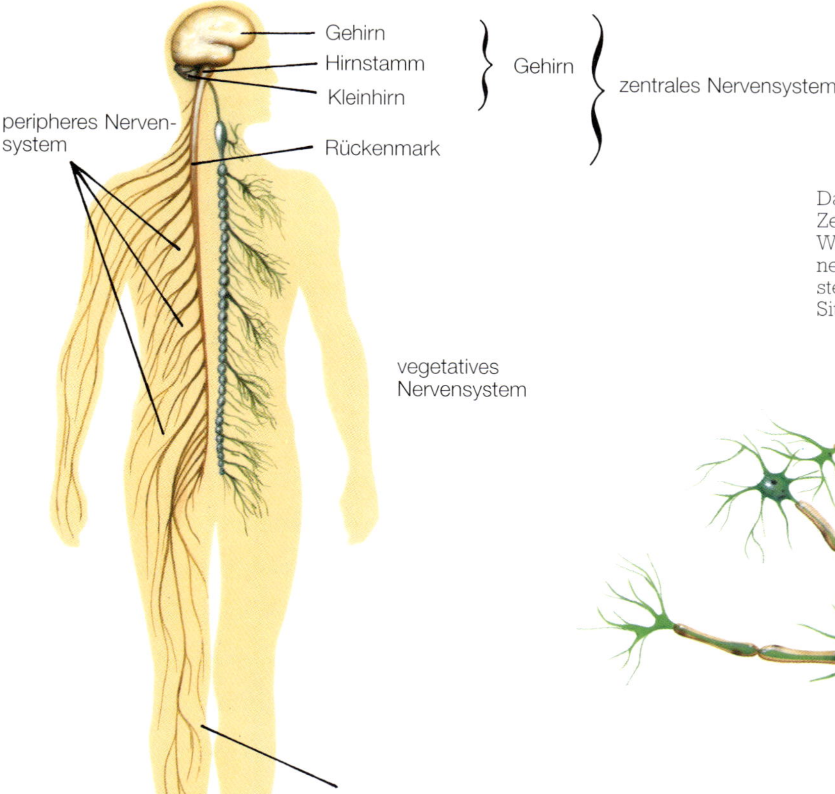

Das Nervengeflecht besteht aus unzähligen speziellen Zellen, den Neuronen, die untereinander auf komplexe Weise verbunden sind. Dank seiner vielen verschiedenen Verknüpfungsmöglichkeiten weist das Nervensystem eine große Vielfalt an Antworten auf, die an jede Situation angepaßt sind.

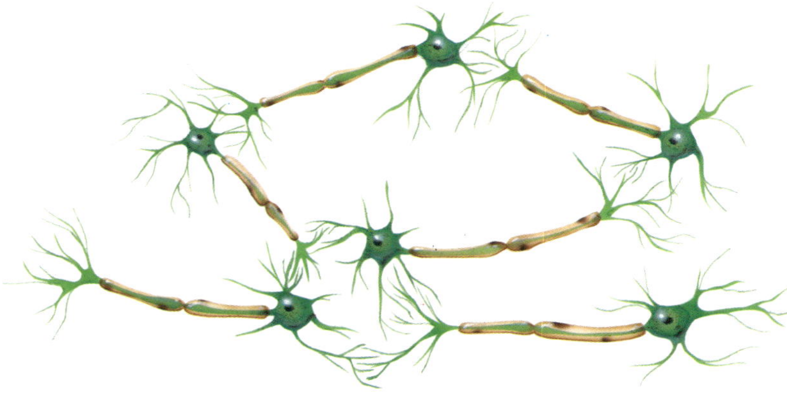

Das Nervensystem besteht aus unterschiedlichen Strukturen, deren Funktionen ebenfalls verschieden sind, obwohl sie eng miteinander verbunden sind. Das zentrale Nervensystem empfängt über das peripheren Nervensystem von innen und außen Information und schickt sie als Nachrichten weiten, damit die notwendigen Regulationsmechanismen durchgeführt werden können. Das neurovegetative Nervensystem kontrolliert unbewußt und automatisch das innere Gleichgewicht.

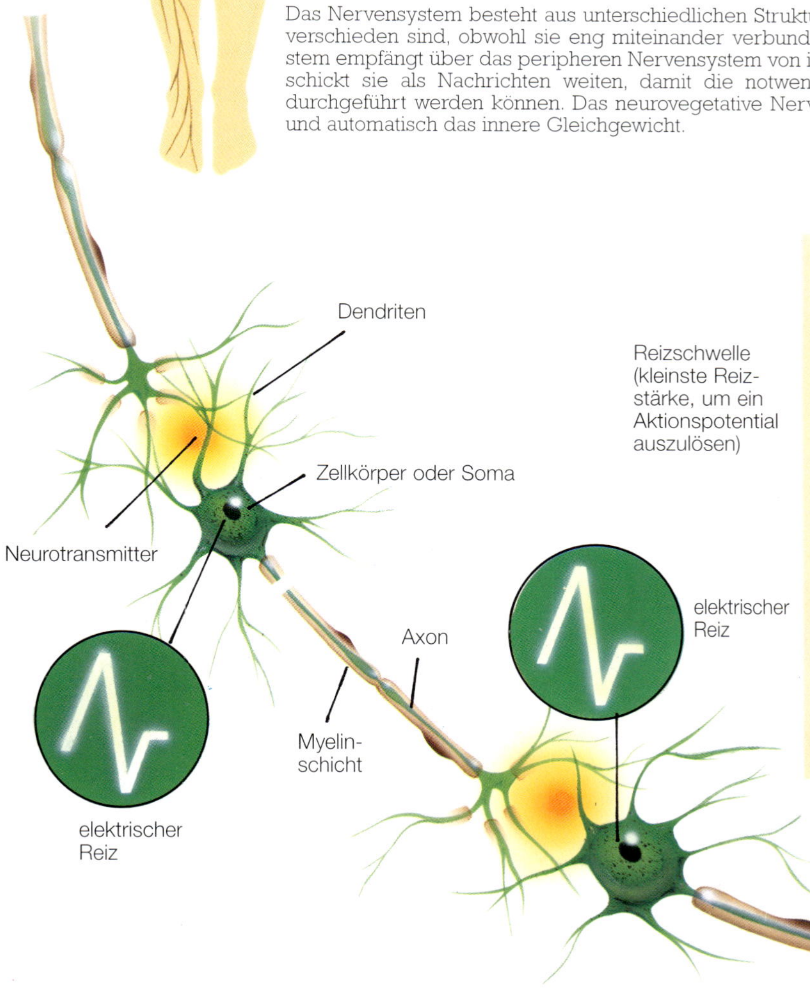

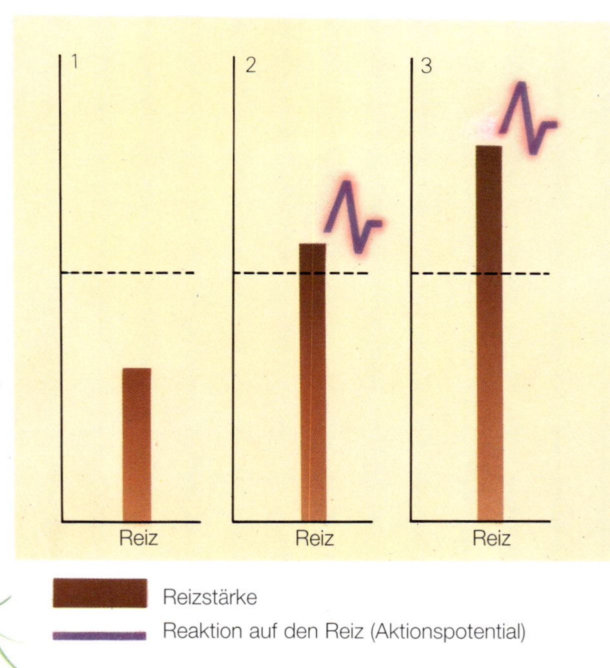

Aufgrund chemischer und elektrischer Vorgänge besitzen Nervenzellen die Fähigkeit, untereinander Information auszutauschen. Die Information kommt über einen chemischen Reiz am Dentriten an, wandelt sich in einen elektrischen Reiz um und durchläuft die ganze Zelle, bis sie am Ende des Axons auf andere Axone übergeht.

Die Reizung eines Neurons erfolgt nach dem sogenannten Alles-oder-Nichts-Gesetz. Wenn die Reizschwelle nicht erreicht wird, erfolgt auch keine Reaktion (1). Wird jedoch die Reizschwelle erreicht, so wird immer die gleiche Reaktion hervorgerufen, unabhängig davon, wie groß die Reizstärke ist (2 und 3).

Das Sehen (Der Gesichtssinn). Das Gehör

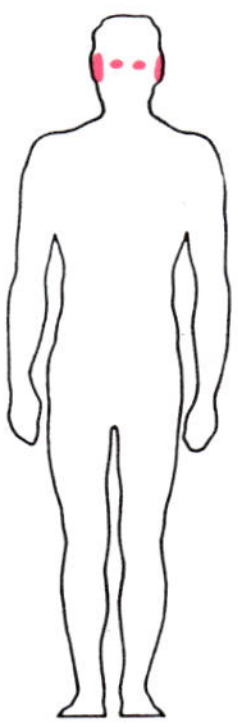

Die Sinnesorgane sind Strukturen mit bestimmten Mechanismen und Rezeptorzellen, die in der Lage sind, von außen ankommende Reize in elektrische Nervenreize umzuwandeln. Diese zum Gehirn geleiteten Reize sind als Gesichtssinn, Tastsinn usw. bekannt.

DAS SEHEN

Der Gesichtssinn ist der wichtigste Sinn. Er erlaubt es uns, die Welt, in der wir leben, zu sehen. Ihm haben wir es zu verdanken, daß wir den größten Teil unserer Erkenntnis gewonnen haben. Sein Rezeptororgan ist der Augapfel.

Der Augapfel ist kugelförmig und hat einen Durchmesser von ca. 23 mm. Er besteht aus verschiedenen Schichten und weist in seinem Inneren durchsichtige Elemente auf, die es dem Licht ermöglichen, zur Netzhaut vorzudringen.

Die Lederhaut ist die äußere Augenhaut, die weiß und sehr widerstandsfähig ist. Vorne steht sie mit der durchsichtigen Hornhaut des Auges in Verbindung. Beide sind, ebenso wie die Innenwand der Lider, mit einer feinen Membran überzogen, der Bindehaut, die ebenfalls durchsichtig ist.

Die mittlere Augenhaut (Uvea) ist die mittlere Schicht. Sie enthält viele Gefäße und setzt sich aus folgenden Elementen von vorn nach hinten aus drei Abschnitten zusammen:

aus der Regenbogenhaut (Iris): Ihre Farbe variiert. Sie befindet sich hinter der vorderen Augenkammer. In ihrer Mitte ist eine Öffnung, die Pupille, die ihre Größe je nach Lichteinstrahlung verändert.

aus dem Strahlenkörper: Er schließt sich hinten an die Iris an und reicht bis zur Netzhaut.

aus der Aderhaut: Sie ist eine stark durchblutete Schicht und liegt zwischen der Lederhaut und der Netzhaut hinten im Auge.

Die Netzhaut ist die innere Augenhaut. Sie ist durchsichtig und sehr dünn. Mit ihren lichtempfindlichen Zellen, den Stäbchen und Zapfen nimmt sie Lichtreize auf. Von diesen Photorezeptoren wird über hintereinander geschaltete Nervenzellen der Reiz geleitet, der sie zum Gehirn weiterleitet .

Abgesehen von den drei Augenhäuten enthält der Augapfel in seinem Inneren durchsichtige Strukturen. Diese sind:

- die Hornhaut: Es handelt sich um eine völlig durchsichtige Membran, die sich vorne am Auge, als Fortsetzung der Lederhaut befindet.

- das Kammerwasser: Eine wasserklare Flüssigkeit mit der die Augenkammern, die vor und um die Linse herum liegen, gefüllt sind.

- die Glaskörper-Flüssigkeit: Es handelt sich um eine klare, geleeartige Substanz im inneren des Auges (Glaskörper) zwischen der Linse und der Netzhaut.

DAS GEHÖR

Das Gehör ermöglicht uns, alle Töne in unserem Umfeld, ihre Herkunft und ihre Eigenschaften wahrzunehmen. Die Sinneszellen, die sich im Corti-Organ des Innenohrs befinden, müssen deshalb durch Geräusche stimuliert werden. Der Hörsinn liegt im Inneren des Schläfenbeins. Das Ohr setzt sich aus folgenden Teilen zusammen:

Das äußere Ohr besteht aus der Ohrmuschel, die dank ihrer speziellen Form Geräusche gut aufnehmen kann, und aus dem äußeren Gehörgang, der bis zum Trommelfell (Mittelohr) reicht.

Das Mittelohr setzt sich aus folgenden Strukturen zusammen:

aus dem Trommelfell: Es ist eine Membran, die den äußeren Gehörgang gegen das Mittelohr abschließt, und durch die Schallwellen zum Vibrieren gebracht wird.

aus der Paukenhöhle: zwischen äußerem Gehörgang und Innenohr.

aus den Gehörknöchelchen: Es handelt sich um die Knöchelchen, die die Schwingungen des Trommelfells über das ovale Fenster auf die Flüssigkeit des Innenohrs übertragen.

aus der Ohrtrompete (Eustachische Röhre): Sie ist ein Kanal, der die Paukenhöhle mit dem Rachenraum verbindet.

Das Innenohr setzt sich aus zwei Teilen zusammen:

aus der Gehörgangsschnecke: Es hat, wie sein Name bereits verrät, die Form einer Schnecke und ist mit einer Flüssigkeit (Lymphe) angefüllt. Die Vibrationen, die am ovalen Fenster des Mittelohrs ankommen, durchdringen diese Flüssigkeit und gelangen so zum Inneren des Schneckengangs. In seinem Inneren befindet sich der sogenannte Corti-Organ mit Zellen, die durch die Schwingungen der Lymphe gereizt werden. Diese Reize werden zum Hörnerv weitergeleitet und von diesem zum Gehirn, wo sie als tatsächliche Geräusche mit allen ihren Eigenschaften wahrgenommen werden.

aus dem Gleichgewichtsorgan: In ihm befindet sich der Gleichgewichtssinn. Er besteht u. a. aus den drei halbkreisförmigen, mit Lymphe angefüllten Bogengängen. In ihrem Inneren befinden sich Zellen, die alle Lageveränderungen des Körpers registrieren.

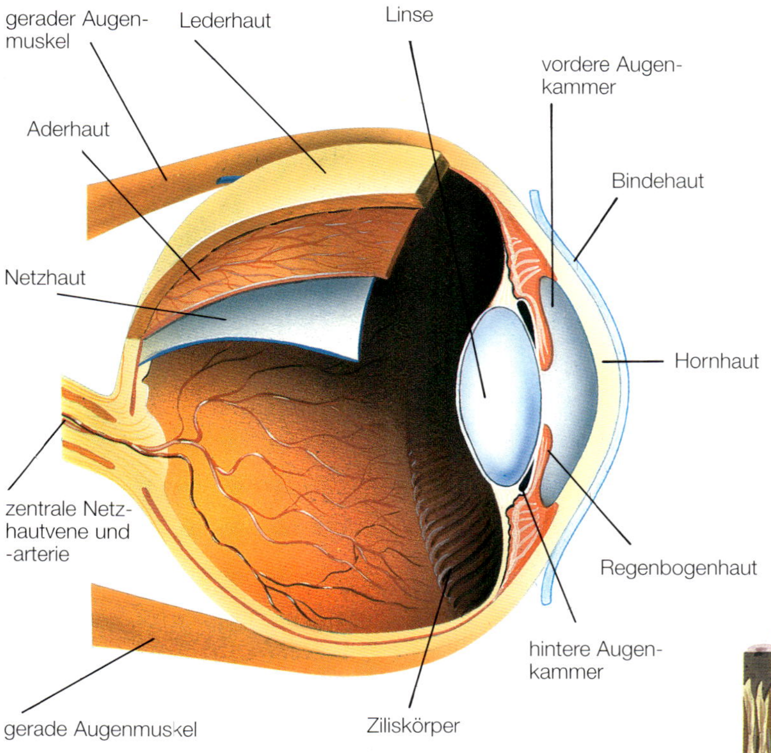

Augapfel

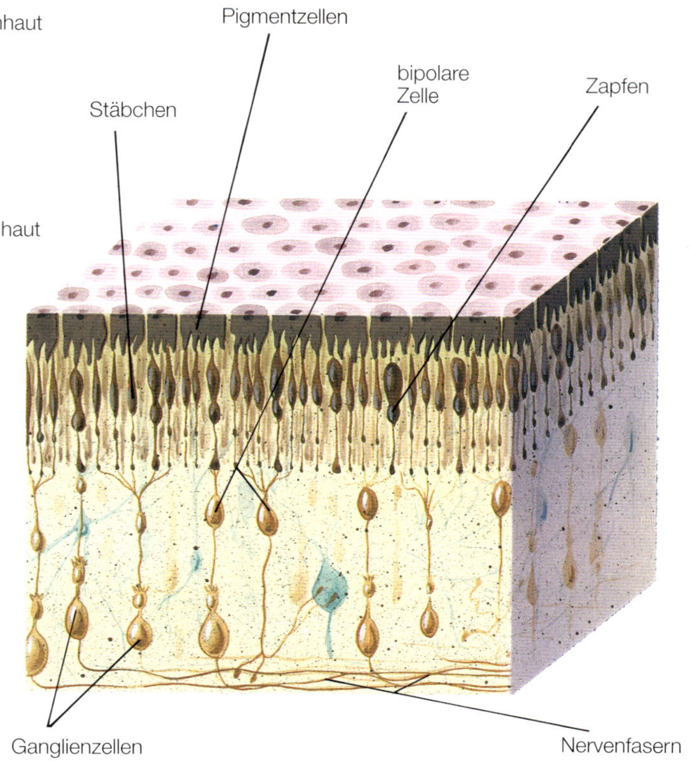

Die Netzhaut

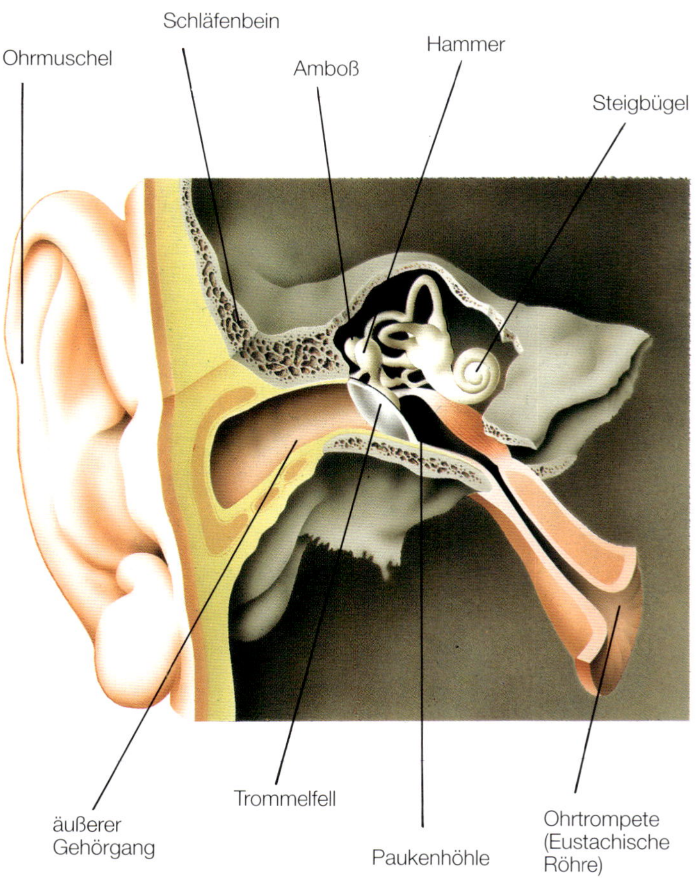

Gehör

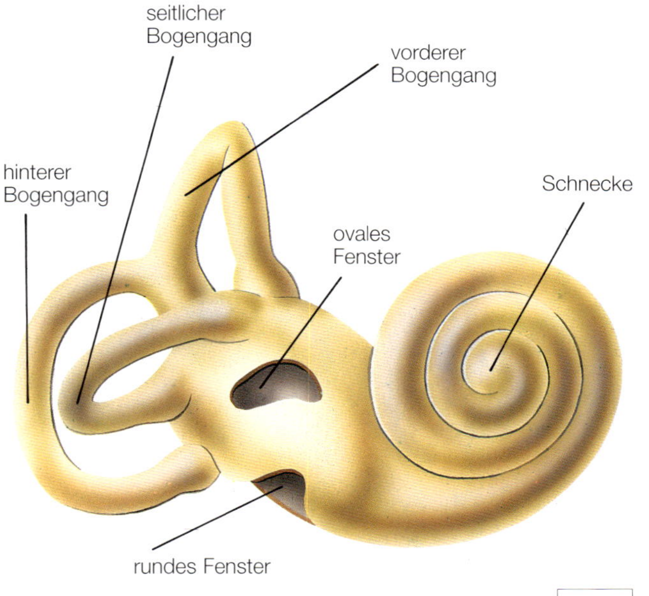

Innenohr

Der Geschmackssinn. Der Tastsinn. Der Geruchssinn

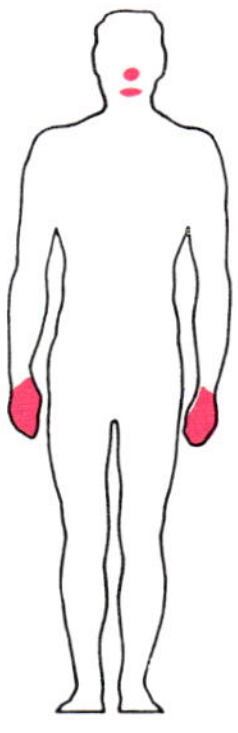

DER GESCHMACKSSINN

Der Geschmackssinn ermöglicht, den unterschiedlichen Geschmack der Nahrungsmittel zu erkennen und zu unterscheiden. Das Erkennen des Geschmacksreizes findet im zentralen Nervensystem statt, die Reizauslösung an den chemischen Geschmacksrezeptoren am Gaumen, im Rachen, vor allem aber auf der Zunge, an den sogenannten Geschmacksknospen. Die Geschmacksknospen können im wesentlichen vier Geschmacksqualitäten unterscheiden: sauer, bitter, salzig und süß. Eine Vermischung der Reize dieser vier Geschmacksqualitäten in dem jeweiligen Verhältnis führt zu den übrigen Geschmäckern.Sie werden nach ihrem Aussehen faden-, pilz- und kelchförmig genannt. Ihre Aufteilung ist im nebenstehenden Schema zu sehen.

DER TASTSINN

Mit Hilfe des Tastsinns können wir einen Gegenstand und seine Eigenschaften erkennen, wenn wir über unsere Haut Kontakt mit ihm aufnehmen. Nicht alle Bereiche unseres Körpers haben die gleiche Tastfähigkeit. Die Zonen, in denen diese Fähigkeit am besten entwickelt ist, sind die Hände, insbesondere die Fingerspitzen. An anderen Körperstellen, wie am Rücken oder an den Beinen, ist dieser Sinn viel weniger entwickelt. Abgesehen von diesen bereits besprochenen Eigenschaften hat der Tastsinn eine weitere wichtige Funktion zu erfüllen: die der Verteidigung oder des Überlebens. Beim Wahrnehmen eines Schmerzreizes von außen reagiert der Körper mit einer automatische Bewegung, um sich von der verletzenden Ursache zu entgehen (Fluchtreflex). Menschen, denen es durch eine Krankheit an diesem Empfindungsvermögen fehlt, erleiden häufig schwere Verletzungen, da sie der Reflex nicht schützt. Die wesentlichen Tastempfindungen, die die verschiedenen Rezeptoren aufnehmen können, sind:

- Wärme- und Kälteempfinden: Beides führt, wenn der Reiz zu stark ist, zu Schmerzen.

- Schmerzempfinden. Tast- und Bewegungsempfinden. Vibrations- und Druckempfinden: Alle diese Empfindungen gehen hauptsächlich von der Haut aus. Es werden jeweils die entsprechenden unterschiedlichen Sinneszellen gereizt, die Korpuskularen Endorgane. Sie werden nach der Struktur ihren Enden Krause-, Meissner-, Ruffini- oder Vater-Pacini-Körperchen genannt und befinden sich in der tieferen Hautschicht. Einige von ihnen haben freie Nervenenden. Werden verschiedene Tastkörperchen mehr gereizt als andere kommt es zu unterschiedlichen Empfindungen (Schmerz, Kälte usw.). Die Rezeptoren der Haut sind die wichtigsten, es gibt aber auch in anderen Körperbereichen Rezeptoren, besonders in den Sehnen und Gelenken. Diese Rezeptoren ermöglichen uns in jedem Augenblick, die Körperposition, das Gewicht, die ausgeführte Ziehkraft usw. zu erkennen.

DER GERUCHSSINN

Der Geruchssinn ermöglicht es, bestimmte Eigenschaften der Geruchsreize zu bestimmen, die von unterschiedlichen Substanzen ausgehen. Die chemischen Rezeptoren dieser Reize sind Sinneszellen, befinden sich in einem kleinen Bezirk im oberen Teil der Nasenhöhlen, in der sogenannten Riechschleimhaut. Beim Menschen ist dieser Sinn relativ schwach. Bei den meisten Tieren ist der Geruchssinn sehr gut ausgebildet, und er ist ein wichtiger Bestandteil ihres Leben, um vor Gefahren fliehen zu können, um sich Nahrung zu verschaffen usw. Damit eine Substanz einen Geruch verströmt, muß sie zumindest einen kleinen Anteil flugfähiger Partikel enthalten, die in die Nasenhöhlen gelangen. Die Rezeptoren für Geruchsreize reagieren relativ schnell auf einen bestimmten Geruch. Die von den Sinneszellen aufgenommenen Geruchsreize werden über dünne Fortsätze, die sich zu den Riechnerven vereinigen durch das Siebbein der Schädelbasis gebildet und ziehen zum sogenannten Geruchsbulbus. Von hier aus werden sie zum entsprechenden Hirnbereich weitergeleitet. Dort werden die Geruchsqualitäten der ankommenden Reize erkannt.

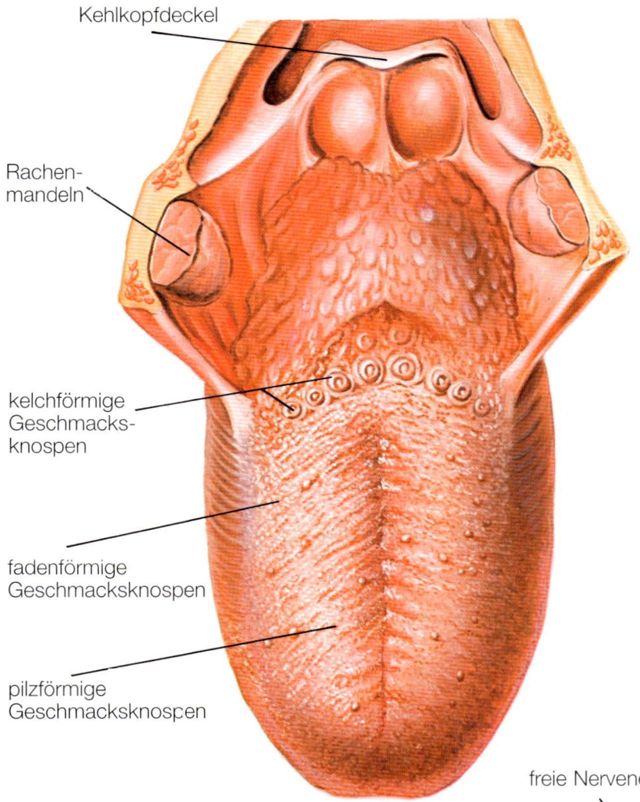

Zunge

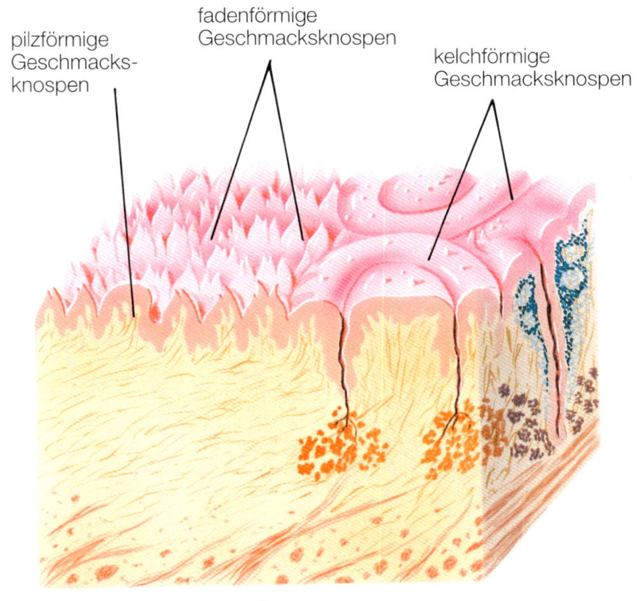

Geschmacksknospen

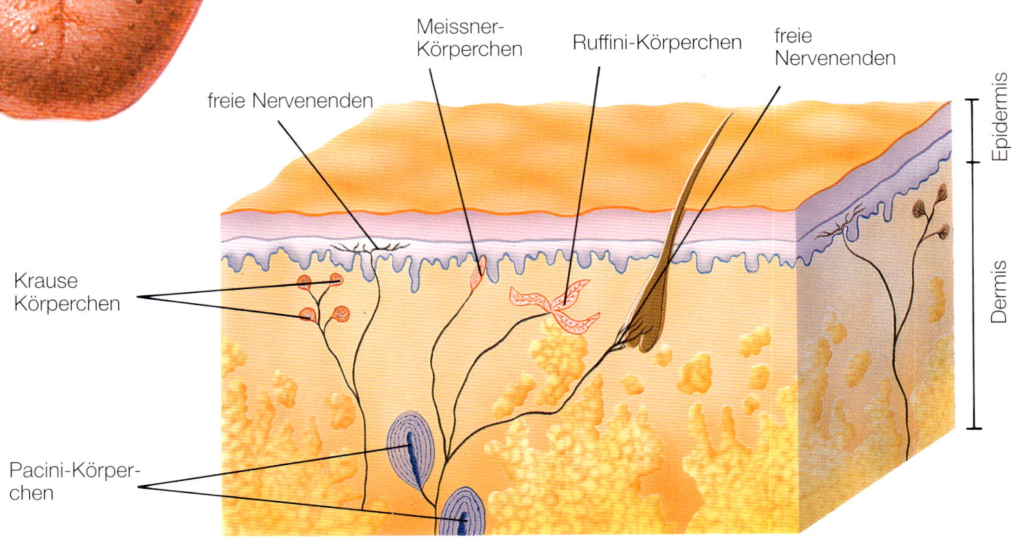

Tastsinn

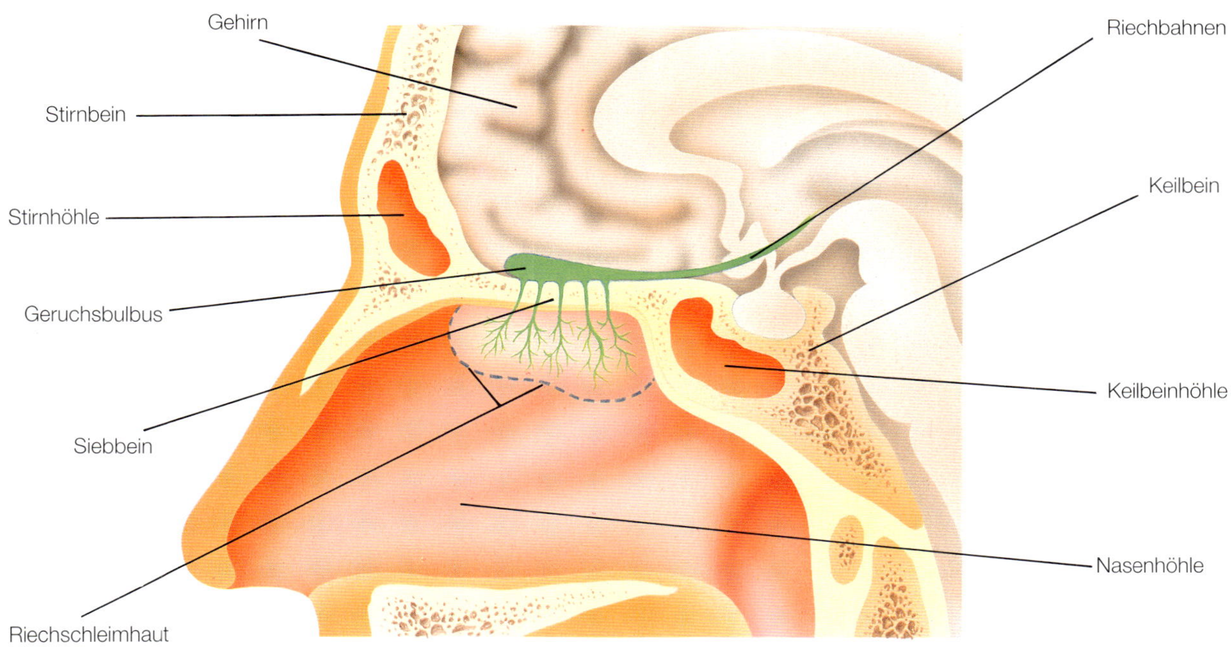

Allgemeine Eigenschaften

Die Haut ist eine mehr oder weniger dehnbare Membranhülle, die die inneren Gewebe des Körpers bedeckt. Ihre Innenseite ist mit den unter ihr liegenden Strukturen in Kontakt, mit den Muskeln, den Faszien (Muskelhüllen) und den Knochen. Zwischen diesen Strukturen und der Haut befindet sich das Unterhautfettgewebe, dessen Dicke vom jeweiligen Individuum und von der jeweiligen Körperstelle abhängt. Bei der Frau ist dieser Fettpolster dicker als beim Mann; ebenso ist es bei dicken Menschen größer als bei normal- oder untergewichtigen.

ANATOMISCHE EIGENSCHAFTEN DER HAUT

Die Haut ist eine dehnbare Hülle, die aus verschiedenen Schichten besteht und die gesamte Körperoberfläche bedeckt.

Die Haut ist an den verschiedenen Körperstellen unterschiedlich dick. An den Handflächen und Fußsohlen ist sie dicker, an den Beugezonen der Gliedmaßen (z. B. Kniekehle) und im Gesicht ist sie dünner.

Die Haut ist an den unter ihr liegenden Schichten über Fasernbündel verbunden. Das Unterhautfett sitzt zwischen der Haut und den Muskeln fest. Es gibt Körperzonen mit dickem (Unterleib, Gesäß) und mit dünnem Fettpolster (Handrücken, Vorderseite der Beine usw.).

Die Haut ist von vielen Blutgefäßen durchzogen. Bis zu 3 Liter Blut pro Minute können durch sie hindurchfließen. Dieser Reichtum an Blutgefäßen erfüllt zwei Funktionen: Er reguliert die Temperatur des Körpers und die Durchblutung nach den jeweiligen Bedürfnissen.

Schließlich weisen wir noch darauf hin, daß die Haut stark mit Nerven durchzogen ist. Sie verfügt über eine Vielzahl von Nervenenden, die verschiedene Funktionen erfüllen: sensitive, die dazu bestimmt sind, Wärme, Schmerz und Berührung wahrzunehmen; trophische, die einen regelmäßigen Zellstoffwechsel gewährleisten; glanduläre, die die Absonderung von Schweiß- und Talgstoffen regulieren; vasomotorische, die die überaus wichtige Funktion erfüllen, den Blutfluß in den zwischen der mittleren und unteren Hautschicht liegenden Gefäßen zu regulieren, usw.

DIE HAUTSCHICHTEN

Die Haut besteht aus drei Schichten: der Oberhaut (Epidermis), der Lederhaut (Dermis) und der Unterhaut (Subcutis).

Die Oberhaut (Epidermis):
Die Epidermis, in der sich die Hautdrüsen, die Nägel und die Haare befinden, besteht aus Epithelzellen und hat keine Blutgefäße.

Die Epidermis hat fünf Schichten. Die drei oberen befinden sich stets in einem Zustand des Absterbens und der Erneuerung. Die Zellen, die absterben, werden automatisch durch neue Zellen ersetzt.

Die Lederhaut (Dermis):
Sie besteht aus einem zusammenhängenden Gewebe. Ihre Dicke ist veränderbar und variiert normalerweise zwischen 1 und 3 mm.

In der Dermis befinden sich zahlreiche Kapillaren, Haarfollikeln, Haarsträubemuskeln sowie Schweiß- und Talgdrüsen. Auch befinden sich in der Dermis spezielle Empfindungsrezeptoren.

Die Unterhaut (Subcutis):
Sie besteht ebenfalls aus einem zusammenhängenden Gewebe. Sie ist je nach Körperstelle und Individuum unterschiedlich dick.

Die Subcutis ist dick, widerstandsfähig und dehnbar. Sie hat eine Schutzfunktion gegen äußere Verletzungen und Temperaturschwankungen.

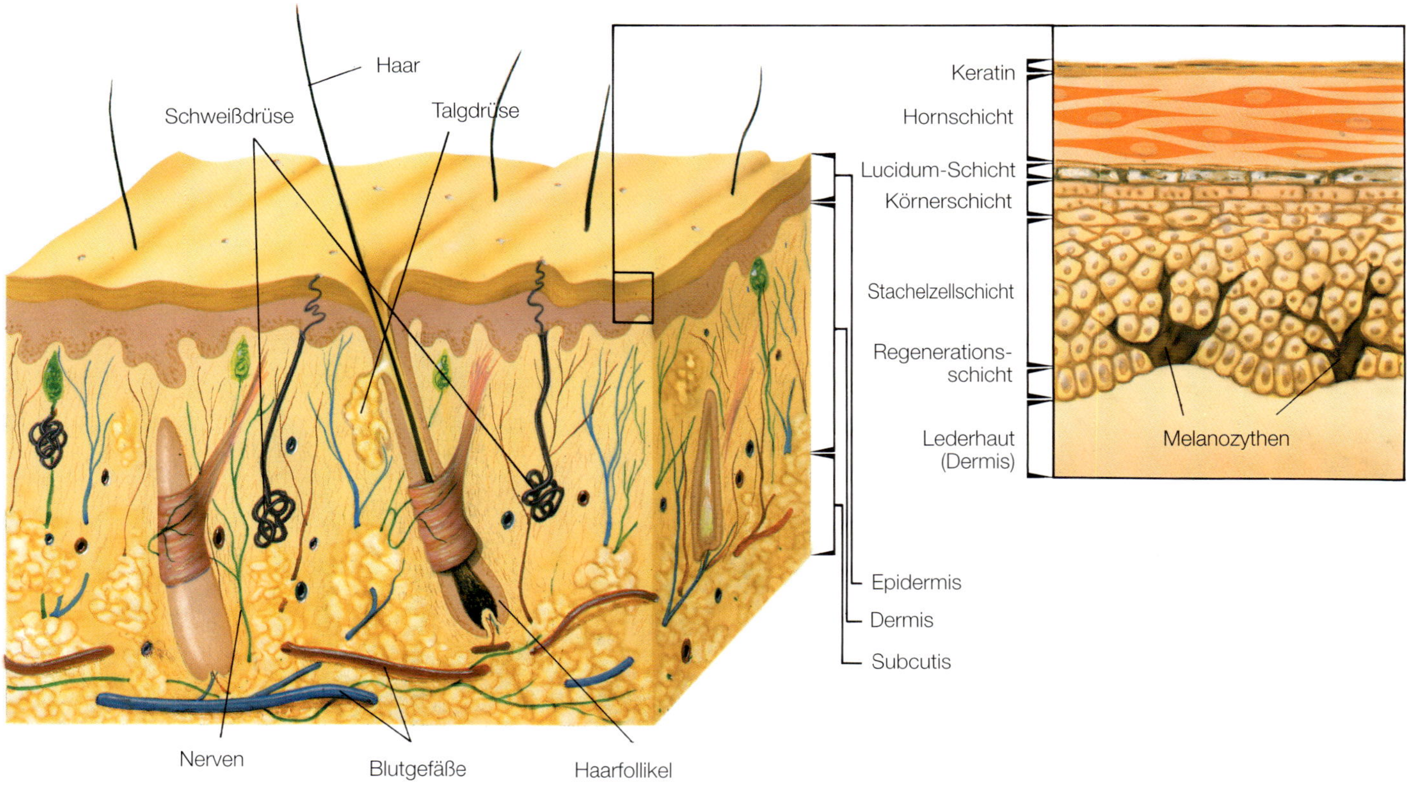

Die Oberhaut, die Epidermis, besteht aus fünf verschiedenen Zellschichten und macht einen ständigen Erneuerungsprozeß durch. Die Zellen der untersten Schicht teilen sich unentwegt und bringen dabei neue Zellen hervor, die allmählich zu den höherliegenden Schichten aufsteigen. Je höher sie steigen, desto mehr Keratin, ein Faserprotein, das die Hautoberfläche schützt, produzieren sie.

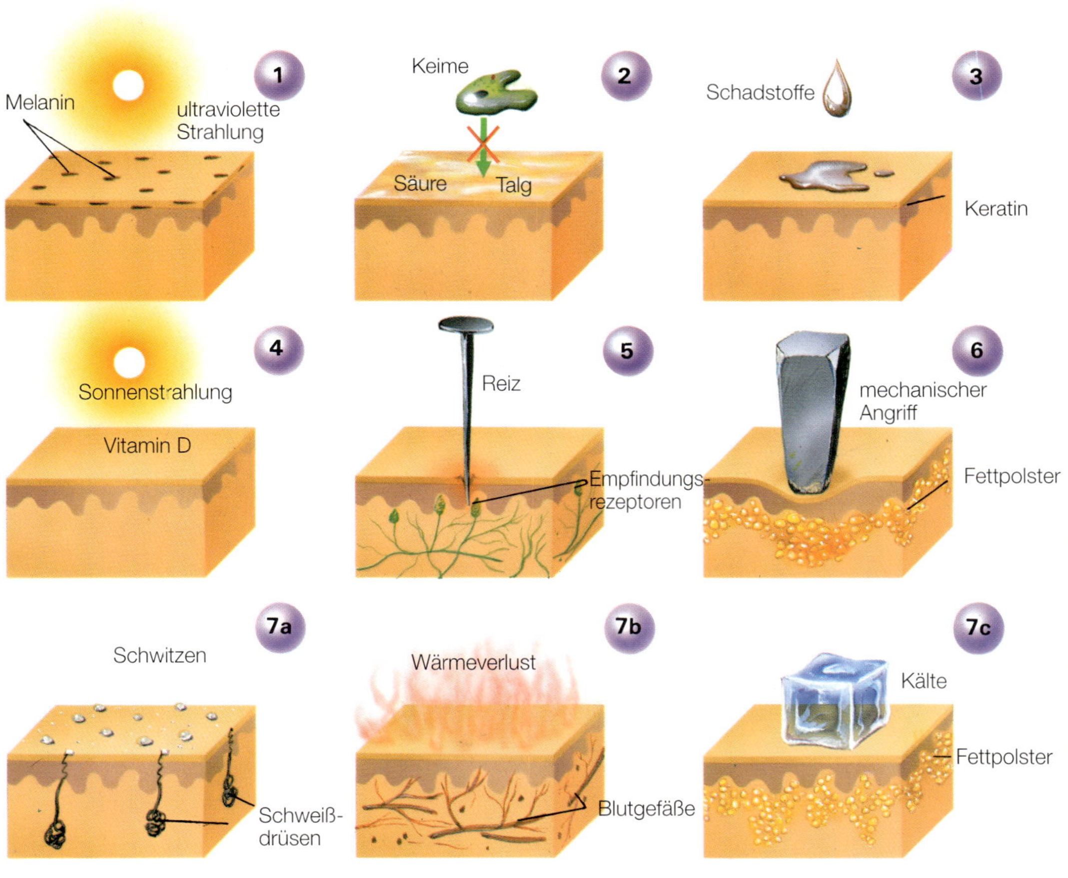

Die Hauptfunktionen der Haut:

1. Schutz vor ultravioletter Strahlung
2. Abtötung von Keimen
3. Neutralisation chemischer Schadstoffe
4. Bildung von Vitamin D unter Sonneneinwirkung
5. Auslösen von Sinnesreizen
6. Dämpfung mechanischer Angriffe
7. Temperaturregulierung
   a. Schweißabsonderung
   b. Gefäßerweiterung
   c. Wärmeisolierung

Inhalt